供护理、助产专业用

主编　侯玉华　季　红　张兆芳

LINCHUANG SHIYONG
HULI JINENG

临床实用护理技能

U0396056

苏州大学出版社
Soochow University Press

内容简介

本教材为响应党的二十大建设现代化国家人才支撑的战略要求，以培养学生护理技能及临床思维能力为目标。在编写体例上，每个模块采用典型病例导入，形成任务链，引导学生思考，将护理技能训练与临床护理岗位需求相对接。全书共有六个模块，内容包括基本护理技能、急救护理技能、内科护理技能、外科护理技能、妇产科护理技能、儿科护理技能。配有融媒体教材资源，辅助学生开展自主学习。

全书内容丰富、贴近临床、可操作性强、注重技能培养与思维训练，适用于高等职业教育护理、助产专业教学。

图书在版编目（CIP）数据

临床实用护理技能 / 侯玉华，季红，张兆芳主编
. 一苏州：苏州大学出版社，2023.7（2025.1重印）
ISBN 978-7-5672-4422-1

Ⅰ. ①临…　Ⅱ. ①侯…　②季…　③张…　Ⅲ. ①护理学
Ⅳ. ① R47

中国国家版本馆 CIP 数据核字（2023）第 095662 号

书　　名：临床实用护理技能	
主　　编：侯玉华　季　红　张兆芳	
责任编辑：赵晓嬿	
装帧设计：吴　钰	
出版发行：苏州大学出版社（Soochow University Press）	
社　　址：苏州市十梓街 1 号　　邮编：215006	
网　　址：www.sudapress.com	
E-mail：sdcbs@suda.edu.cn	
印　　装：广东虎彩云印刷有限公司	
邮购热线：0512-67480030　　销售热线：0512-67481020	
网店地址：https://szdxcbs.tmall.com/（天猫旗舰店）	
开　　本：787 mm × 1 092 mm　1/16　　印张：20.75　　字数：493 千	
版　　次：2023 年 7 月第 1 版	
印　　次：2025 年 1 月第 2 次印刷	
书　　号：ISBN 978-7-5672-4422-1	
定　　价：78.00 元	

凡购本社图书发现印装错误，请与本社联系调换。服务热线：0512-67481020

《临床实用护理技能》编写组

主　编　侯玉华（济南护理职业学院）

　　　　季　红（山东第一医科大学第一附属医院）

　　　　张兆芳（山东大学附属儿童医院）

副主编　张桃艳（济南护理职业学院）

　　　　申世玉（济南护理职业学院）

　　　　高　凤（济南护理职业学院）

　　　　马红蕊（济南护理职业学院）

　　　　杨雪莹（济南护理职业学院）

　　　　张海琴（济南护理职业学院）

编　者　（按姓氏音序排列）

　　　　陈冰洁（济南护理职业学院）

　　　　程　飞（济南护理职业学院）

　　　　丁　芳（济南护理职业学院）

　　　　董嘉锋（济南护理职业学院）

　　　　付增瑞（济南护理职业学院）

　　　　高　凤（济南护理职业学院）

　　　　侯明杰（济南护理职业学院）

　　　　侯玉华（济南护理职业学院）

　　　　季　红（山东第一医科大学第一附属医院）

　　　　冷成香（济南护理职业学院）

　　　　李　博（济南护理职业学院）

　　　　李　丛（济南护理职业学院）

　　　　李　慧（济南护理职业学院）

　　　　李丽娟（济南护理职业学院）

李文娟（济南护理职业学院）

李　尧（山东大学齐鲁医院）

李　贞（济南护理职业学院）

刘　敏（济南护理职业学院）

刘晓涵（济南护理职业学院）

马红蕊（济南护理职业学院）

宁登爱（济南护理职业学院）

潘　慧（济南护理职业学院）

申世玉（济南护理职业学院）

孙玮纯（济南护理职业学院）

唐婷婷（山东大学齐鲁医院）

田　靖（济南护理职业学院）

王小霞（济南护理职业学院）

王玉珍（济南护理职业学院）

王兆艳（济南护理职业学院）

杨潇潇（济南护理职业学院）

杨雪莹（济南护理职业学院）

姚广燕（济南市中心医院）

张海琴（济南护理职业学院）

张海先（山东大学齐鲁医院）

张桃艳（济南护理职业学院）

张兆芳（山东大学附属儿童医院）

周　荃（济南护理职业学院）

周　越（济南护理职业学院）

前言

党的二十大提出，教育、科技、人才是全面建设社会主义现代化国家的基础性、战略性支撑。这就要求加快建设教育强国、科技强国、人才强国，培养造就大批德才兼备的高素质、高技能人才。护理是一门以患者为中心的实践性学科，培养具备高水平专业技能及人文素养的护理人才是高职院校护理专业的重要任务。因此，如何培养学生护理岗位所需的综合能力，突出临床思维能力训练，让学生熟练运用所学知识解决临床问题，并逐渐形成人文关怀意识及能力，是高校护理人才培养中亟须解决的关键问题。基于此，本教材以临床真实病例创设任务情景，引导学生将各学科护理专业知识运用于临床工作，在护理技能训练中达成素质、能力、知识相融合的德才兼备的人才培养目标。

本教材编写团队由院校教师和临床护理专家共同组成，具备丰富的教育教学经验和临床实践经验。以目标为导向，本教材对接临床护理岗位需求，打破传统护理教学框架，针对内科、外科、妇科、儿科、急救等不同专科护理岗位的能力需求及对护士的综合素质要求，以真实病例为核心，提出任务场景，将护理专业必备的核心技能进行有效整合，形成任务链。全书内容包括基本护理技能、急救护理技能、内科护理技能、外科护理技能、妇产科护理技能、儿科护理技能六大模块。以临床护理工作程序为主线，任务设置尽可能贴近真实临床场景，以技能实训模拟临床工作，以案例分析引导学生临床思维能力的培养。将护理技能操作标准对接临床实践标准，尽可能实现实训与实践"零距离"。任务执行过程体现具体问题具体分析的思路，引导学生建立以患者为中心的护理理念，关注患者身心需求，将人文关怀能力的培养渗透于护理技能实训过程。教材内容凝练，将许多复杂的护理操作简明化、程序化、实用化，便于学生理解、记忆和练习。同时，本教材配有大量彩色图片，将重要操作细节或场景真实呈现，并配有线上视频资源，学生扫码后可进行自主学习。

本教材适用于高等职业教育护理、助产专业学生护理技能实训教学。同时，本教材对临床护理工作者护理技能规范化培训亦有指导和参考意义。本书在编写过程中，得到了编者院校领导及同仁的大力支持，参考并借鉴了有关教材和文献资料，在此一并致以最衷心的感谢！尽管我们在教材的编写过程中付出了辛苦和努力，但限于编者能力和水平，书中难免存在疏漏之处，恳请广大读者提出宝贵意见和建议，以便修订完善。

模块六

模块一

基本护理技能

项目一

入出院患者护理技能

 学习目标

1. 具有严谨求实的工作态度，关爱患者，确保患者安全；遵循省时节力原则；具备良好的沟通应变能力及团队协作能力。

2. 掌握铺备用床、暂空床、麻醉床与卧有患者床床单更换，以及患者搬运（轮椅、平车）、生命体征测量的操作目的、要点和注意事项；熟悉操作相关的护理评估、健康宣教。

3. 能够熟练、正确地完成铺备用床、暂空床、麻醉床与卧有患者床床单更换，以及患者搬运（轮椅、平车）、生命体征测量。

【导入案例一】

患者，女，30岁，研究生学历。主诉：2周前体检发现颈部肿物。患者于2周前体检发现颈部肿物，门诊彩超检查显示：左侧甲状腺内可见一个低回声区，大小约为1.9 cm×1.7 cm，边界欠清晰，内部回声不均匀，内可见多个强回声光斑。门诊以"甲状腺肿瘤"收治入院。自起病以来，患者神志清楚，无心悸，消瘦，多汗，烦躁易怒，无声音嘶哑，饮水呛咳，食欲亢进。

体检：生命体征为 T（体温）36.5 ℃，P（脉搏）85 次/min，R（呼吸频率）20 次/min，BP（血压）135/85 mmHg。患者颈软，气管居中。左侧甲状腺触及肿块，质韧，活动度差，边界不清，双侧颈部可触及多个肿大的淋巴结。

入院第2天在局部麻醉下行甲状腺细针穿刺活检，病理结果示甲状腺乳头状癌。入院第3天在全身麻醉下行甲状腺癌根治术加喉返神经探查术，术后患者神志不清，需要为患者准备麻醉床。术毕返回病房，患者带颈部负压引流瓶。术后第2天，患者神志清楚，拔除颈部引流管时，引流液污染被服，需要为患者更换床上用物。术后第5天，患者神志清楚，生命体征稳定，无手足麻木不适，伤口拆线愈合较好，准备出院。患者出院后，病室及床单位消毒处理完毕，需要铺备用床。

【护理评估】

1. 健康史　评估患者病情、诊断、手术方式、手术部位、麻醉方式等。患者患有甲状腺乳头状癌。患者术后第2天，病情稳定，拔除颈部引流管。

2. 身体状况　患者有甲状腺乳头状癌，在全身麻醉下行甲状腺癌根治术加喉返神经探查术。患者术后肢体活动自如，有变换卧位的能力，皮肤完好。拔除颈部引流管时，引流液污染被服，为患者更换床上用物。患者出院后常规消毒处理病室及床单位。

3. 心理及社会状况　患者入院第3天在全身麻醉下行甲状腺癌根治术加喉返神经探查术，神志不清，家属能够配合。术后第2天，患者神志清楚，情绪稳定，能理解更换床单的目的并主动配合。

任务一 铺麻醉床

【主要用物】

床上用物：多功能护理床、床垫、床褥、棉胎或毛毯、枕芯、大单被套、枕套、床旁桌、床旁椅、床刷及床刷套，必要时备消毒小毛巾，另备橡胶中单、中单各两条。

麻醉护理盘：内置开口器、压舌板、舌钳、牙垫、治疗碗、镊子、输氧导管或鼻塞管、吸痰导管、纱布数块；血压计、听诊器、护理记录单和笔、弯盘、棉签、胶布、手电筒、别针等。

备用物品：输液架、吸痰器、氧气筒、胃肠减压器，按需备热水袋、毛毯。

【实施操作】

一、操作流程

具体操作流程见表 1.1.1。

表 1.1.1 铺麻醉床操作流程

简要流程	操 作 要 点	图 示
护士准备	素质要求：着装整洁，洗手、戴口罩	
评估解释	1. 核对解释：核对患者，向家属及其他患者做好解释 2. 评估患者：病情、意识状态、手术部位、麻醉方式等	
操作准备	1. 护士：着装整洁，洗手、戴口罩 2. 用物：备齐用物，放置合理 3. 环境：病室内无患者治疗或进餐，整洁安静，舒适安全，光线适中，通风	
操作过程	1. 备齐用物，推至床旁：备齐并叠好用物，按使用先后顺序放于治疗车上，推至病床边 2. 移开桌椅：移开床旁桌，离床约 20 cm；移开床旁椅至床尾正中，距床约 15 cm，用物放于椅上 3. 翻转床垫：从近侧至远侧翻转床垫 4. 铺平床褥：将床褥从床头至床尾平铺于床上并铺平 5. 铺好大单： （1）展开大单：取大单放在床褥上，正面向上，中线与床的纵中线对齐，分别散开 （2）铺床头角：右手将床头的床垫托起，左手伸过床头中线将大单塞于床垫下，在距床头 30 cm 处向上提起大单边缘，使其与床边垂直呈等腰三角形。以床沿为界，将三角形分为两部分，	

简要流程	操 作 要 点	图　　示
操作过程	上半部分覆盖于床上，下半部分平整塞于床垫下，再将上半部分翻下，塞于床垫下 （3）铺床尾角：至床尾，拉紧大单，左手托起床垫，右手伸过床尾中线握紧大单，同法铺好床尾 （4）铺中间：沿床边拉紧大单中部边缘，将大单塞于床垫下 （5）铺对侧：转至对侧，同法铺好大单 6. 铺橡胶中单和中单： 　（1）铺中间中单：将一套橡胶中单和中单上缘置于距床头45～50 cm处，纵中线与床的纵中线对齐，逐层打开，两单边缘下垂部分一并平整塞于床垫下（图1.1.1） 　（2）铺床头中单：根据患者手术部位，将另一套橡胶中单和中单的纵中线对好床的纵中线，上端齐床头，下端压在中部的橡胶中单和中单上，两单边缘下垂部分一并塞于床垫下（图1.1.2） 7. 转至对侧：分层铺好对侧大单、橡胶中单和中单 8. 套好被套： 　（1）"S"形套被套法：将被套正面向外，对齐中线平铺于床上，开口端上层被套向上拉约1/3。将"S"形折叠的棉胎放入开口处（图1.1.3）。拉棉胎上缘中部至被套头端中部，分别套好床头两角，使棉胎两侧与被套侧缘平齐，于床尾处拉平棉胎及被套，系好带子（图1.1.4） 　（2）卷筒式套被套法：将被套反面向外，对齐中线平铺于床上，开口向床尾。将棉胎铺于被套上，上缘齐床头。将棉胎同被套上层一并由床头卷至床尾，自开口处翻转，拉平棉胎及被套，系好带子 9. 折叠盖被：将盖被两侧边缘向内折叠与床沿齐，尾端向内折叠与床尾齐；将盖被三折于一侧床边，开口向门（图1.1.5） 10. 套枕平放：于床尾套好枕套，使四角充满，外形美观，开口背门，放于床头 11. 移回桌椅：移回床旁桌，椅子置于盖被折叠侧 12. 放麻醉盘：将麻醉护理盘置于床旁桌上，其他用物按需妥善安置	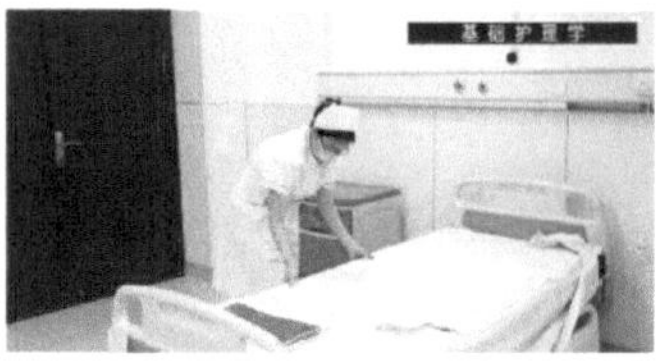 图1.1.1　铺中间中单 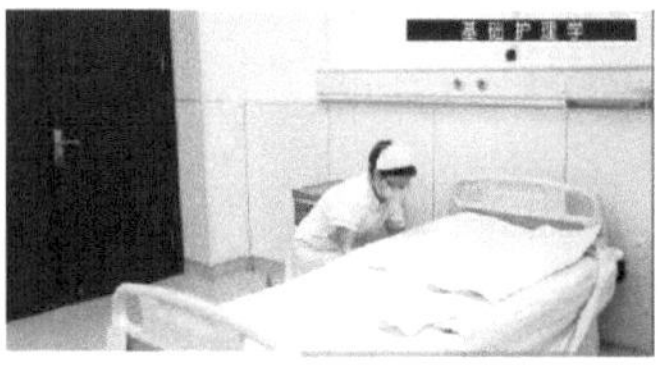 图1.1.2　铺床头中单 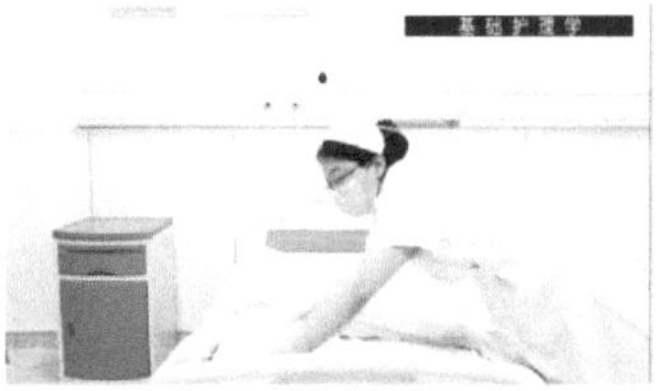 图1.1.3　套好被套（一） 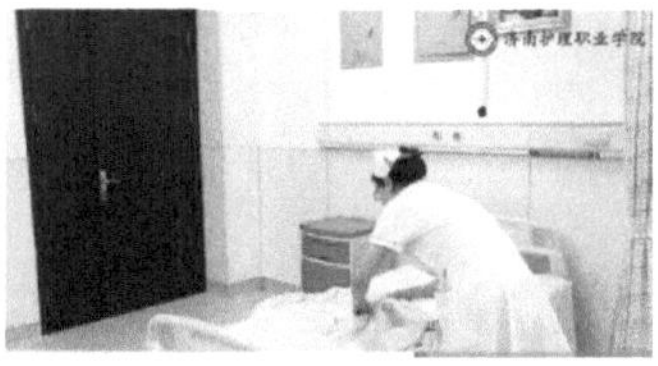 图1.1.4　套好被套（二） 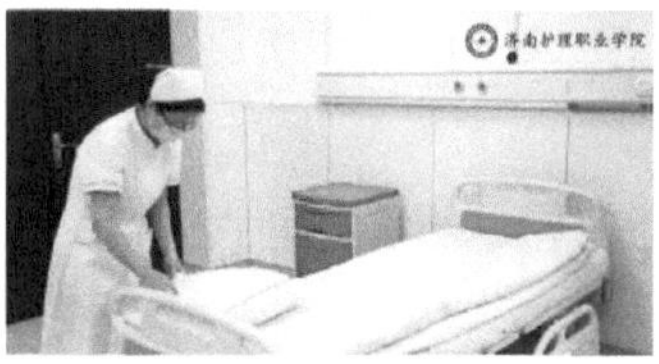 图1.1.5　折叠盖被
操作后	1. 用物处理：按医院规定处理用物 2. 洗手、摘口罩	

二、简要操作流程图

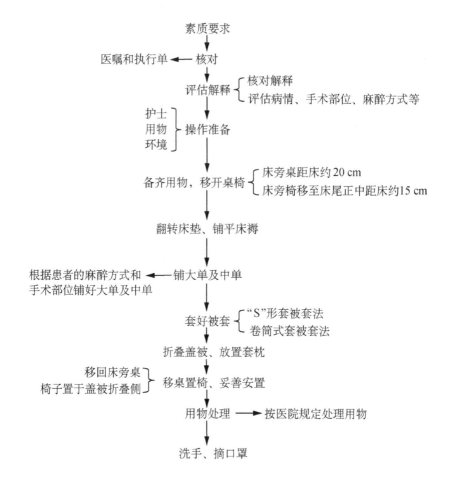

素质要求

医嘱和执行单 ◄—— 核对

评估解释 ⎱ 核对解释
        ⎰ 评估病情、手术部位、麻醉方式等

护士
用物 ⎱—— 操作准备
环境

备齐用物，移开桌椅 ⎱ 床旁桌距床约20 cm
              ⎰ 床旁椅移至床尾正中距床约15 cm

翻转床垫、铺平床褥

根据患者的麻醉方式和 ◄—— 铺大单及中单
手术部位铺好大单及中单

套好被套 ⎱ "S"形套被套法
        ⎰ 卷筒式套被套法

折叠盖被、放置套枕

移回床旁桌 ⎱
椅子置于盖被折叠侧 ⎰—— 移桌置椅、妥善安置

用物处理 ——► 按医院规定处理用物

洗手、摘口罩

三、操作注意事项

（1）备齐用物，折叠正确，按照使用先后顺序放置。

（2）操作中避免无效动作，减少走动次数。铺床时注意节力原则，身体应靠近床边，上身保持直立，两腿前后分开稍屈膝，以扩大支撑面，增加身体稳定性。

（3）铺麻醉床时应更换干净的大单、中单、被套、枕套，保证舒适安全，预防感染。

（4）橡胶中单、中单要根据病情和手术部位放置。中单要完全盖住橡胶中单，避免橡胶中单与皮肤直接接触引起患者不适。

四、健康宣教

1. 解释操作目的及注意事项　向患者或家属解释铺麻醉床的目的，告知其麻醉护理盘的物品不能随意翻动等注意事项。

2. 手术前指导　向患者或家属解释术前、术后的注意事项，以取得配合。

【操作测评】

操作测评内容见表 1.1.2。

表 1.1.2　铺麻醉床操作评分标准

项　目		项目总分	操 作 要 求	标准分数	得分	备注
评估	患者情况	6	1. 核对患者信息 2. 评估患者病情、意识状态、手术部位、麻醉方式等	2 4		
计划	护士准备	2	着装整洁，洗手、戴口罩	2		
	用物准备	4	铺床用物准备齐全，并按使用顺序叠好	4		
	环境准备	3	病室内无患者治疗或进餐，整洁安静，舒适安全，光线适中，通风	3		
实施	移开桌椅	4	携用物至床旁，移开床旁桌、椅，距离正确	4		
	翻转床垫	4	正确翻转床垫	4		
	铺平床褥	4	1. 床褥上缘齐床头，铺床褥方法正确 2. 床褥平整，与床边缘平齐	2 2		
	铺好大单	15	1. 放置正确，中线与床的纵中线对齐 2. 大单打开方法正确，铺大单顺序正确 3. 铺床角方法正确 4. 床面平整、紧实、美观	2 2 6 5		
	铺橡胶中单和中单	8	1. 放置位置正确 2. 铺法正确，外观平整	4 4		
	套好被套	14	1. 套被套方法正确 2. 棉胎上缘与被套封口平齐 3. 中线与床的纵中线对齐 4. 被套头端齐床头，被套平整	8 2 2 2		
	折叠盖被	8	1. 折叠盖被方法正确 2. 被尾与床尾齐，将盖被三折于一侧床边，开口向门	4 4		
	套枕平放	3	套枕套方法正确，枕头横立于床头，开口朝向正确	3		
	移桌置椅	3	床旁桌、椅移位正确，无噪声	3		
	妥善安置	2	麻醉护理盘及其他用品安置妥善	2		
	整理	5	1. 用物处理恰当 2. 洗手、摘口罩方法正确	3 2		
评价	操作质量	5	1. 操作熟练，符合省时节力原则 2. 整体整齐美观，患者舒适	3 2		
	操作时间	5	操作时间＜10 min	5		
	操作态度	5	态度严谨、认真	5		
总分				100		

任务二　卧有患者床床单更换

【主要用物】

被服车、大单、中单、被套、枕套、床刷及床刷套、免洗手消毒剂，必要时备清洁衣裤及便器等。

【实施操作】

一、操作流程

具体操作流程见表 1.1.3。

表 1.1.3　卧有患者床床单更换操作流程

简要流程	操 作 要 点	图　　示
护士准备	素质要求：着装整洁，洗手、戴口罩	
评估解释	1. 核对解释：核对患者，向患者解释操作目的和过程等，以取得配合 2. 评估患者：病情、肢体活动能力、合作程度、身上有无各种导管及伤口等	
操作准备	1. 护士：着装整洁，洗手、戴口罩 2. 用物：备齐用物，放置合理 3. 环境：病室内无患者治疗或进餐，整洁安静，舒适安全，光线适中，通风，调节好室温 4. 患者：了解操作目的，取得患者的配合	
操作过程	1. 核对：携用物至床旁，核对患者 2. 移开桌椅：移开床旁桌，离床约 20 cm，移开床旁椅至床尾，如病情允许，放平床头及床尾，拉起对侧床档 3. 松被翻身：松开床尾盖被，协助患者翻身至对侧，背向护士，枕头和患者的头一起移动，使患者身体靠近对侧床边、体位舒适 4. 松单扫床：松开近侧各层床单，将污中单卷入患者身下（图 1.1.6）；扫净橡胶中单，搭在患者身上；将污大单卷好，塞于患者身下，从床头至床尾扫净褥垫上的渣屑 5. 更换大单：将清洁大单的中线与床的纵中线对齐，展开；将一半大单平整地铺在近侧床面上，另一半塞于患者身下 6. 更换中单：将搭在患者身上的橡胶中单拉下平铺在清洁的大单上面，取清洁的中单对齐中线，一半铺在橡胶单上，另一半塞于患者身下（图 1.1.7）；将铺好的橡胶中单及中单拉平，一并塞于床垫下 7. 变换卧位：协助患者翻身侧卧于铺好的一侧，拉起近侧床档	 图 1.1.6　卷中单 图 1.1.7　铺清洁中单

续表

简要流程	操作要点	图示
操作过程	8. 取出污单：护士转至对侧，放下床档，松开各层床单，取出污中单，放于床尾；扫净橡胶中单，搭在患者身上；将污大单连同污中单污染面一起向内卷好（图1.1.8），放入被服车污物袋内 9. 铺对侧单：扫净床褥上的渣屑，将患者身下的大单展平铺好，同法铺好橡胶中单、中单，枕头移至中间，协助患者平卧 10. 更换被套： 　（1）取出棉胎：松开被筒，解开被套系带。一手从床尾端伸入床头端取出棉胎盖在患者身上 　（2）取清洁被套：取内面向外的清洁被套平铺于棉胎上（图1.1.9） 　（3）换清洁被套：一手伸入清洁被套内，抓住棉胎及被套头端一角，翻转清洁被套，同法翻转另一角，将棉胎套入被套内，整理被头，拉平清洁被套及棉胎，撤出污被套放于被服车污物袋内（图1.1.10） 11. 整理盖被：系好系带，两侧盖被向内折叠与床沿平齐，尾端盖被向内折叠齐床尾（图1.1.11） 12. 更换枕套：一手托起患者头颈部，另一手取出枕头，更换枕套，拍松枕头，置于患者头下，开口背门 13. 移回桌椅：移回床旁桌、椅	图1.1.8　取出污大单 图1.1.9　更换被套（一） 图1.1.10　更换被套（二） 图1.1.11　整理盖被
操作后	1. 整理：协助患者取舒适卧位，整理床单位，询问患者感受及有无其他需要，耐心回答患者的问题，感谢患者的配合 2. 用物处理：按医院规定处理用物 3. 洗手、摘口罩、记录	

二、简要操作流程图

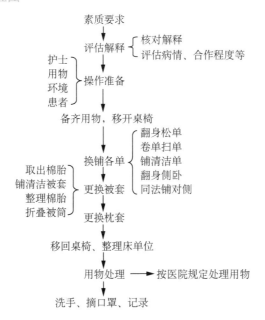

素质要求

评估解释 ┤ 核对解释
评估病情、合作程度等

护士
用物
环境
患者 ┤ 操作准备

备齐用物，移开桌椅

换铺各单 ┤ 翻身松单
卷单扫单
铺清洁单
翻身侧卧
同法铺对侧

取出棉胎
铺清洁被套
整理棉胎
折叠被筒 ├ 更换被套

更换枕套

移回桌椅、整理床单位

用物处理 ⟶ 按医院规定处理用物

洗手、摘口罩、记录

三、操作注意事项

（1）操作时掌握节力原则，若两人配合操作应动作协调。

（2）保证患者安全、舒适，防止患者坠床或各种导管脱落。

（3）操作过程中观察患者病情，如发现患者异常，立即停止操作，报告医生。

（4）及时更换大单、被套等，每周更换1～2次；若其被血液、排泄物等污染，应及时更换。

四、健康宣教

1. 解释操作目的及注意事项　向患者解释更换床单的目的和必要性。变换卧位时，指导患者双手放于胸前，双腿屈膝，鼓励其说出不适感；更换枕套时向患者解释。

2. 预防并发症　根据病情指导患者进行术后功能锻炼，如在床上活动肢体；防止压疮，协助患者取适当的体位，教会预防压疮的措施。

【操作测评】

操作测评内容见表1.1.4。

表1.1.4　卧有患者床床单更换操作评分标准

项　　目		项目总分	操 作 要 求	标准分数	得分	备注
评估	患者情况	4	1. 核对解释 2. 评估患者病情、肢体活动能力、合作程度、身上有无各种导管及伤口等	2 2		
计划	护士准备	3	着装整洁，洗手、戴口罩	3		
	用物准备	4	准备齐全，放置合理	4		
	环境准备	2	病室内无患者治疗或进餐，整洁安静，舒适安全，光线适中，通风，调节好室温	2		
	患者准备	2	肢体活动良好，有变换卧位的能力	2		
实施	核对	2	再次核对患者	2		
	移开桌椅	3	移开床旁桌、椅，无噪声	3		
	安置卧位	3	患者卧位安置正确、安全	3		
	清扫床褥	6	1. 松单、卷单正确 2. 橡胶中单放置正确 3. 扫净橡胶中单、床褥	2 2 2		
	更换大单	8	1. 大单放置、打开方法正确 2. 铺大单方法正确，中线对齐 3. 大单四角平整美观	3 3 2		
	更换中单	8	1. 中单放置、打开方法正确 2. 铺橡胶中单、中单方法正确，中线对齐 3. 橡胶中单、中单平整、紧实	3 2 3		
	变换卧位	3	协助患者侧卧方法正确	3		
	取出污单	4	1. 取出污单方法、放置正确 2. 扫净橡胶中单方法正确	2 2		

项	目	项目总分	操 作 要 求	标准分数	得分	备注
实施	铺对侧单	8	1. 扫净床褥 2. 铺橡胶中单、中单方法正确，中线对齐 3. 铺各层床单，平整、紧实 4. 枕头移至中间，协助患者平卧	2 2 2 2		
	更换被套	10	1. 被套放置、打开方法正确，中线对齐 2. 更换被套方法正确，被头充实、被套平整 3. 撤污被套方法正确	3 4 3		
	整理盖被	3	盖被折叠正确	3		
	更换枕套	4	1. 松枕、套枕套方法正确 2. 枕头四角充实 3. 枕头放置正确，开口朝向正确	2 1 1		
	移回桌椅	3	移回床旁桌、椅，无噪声	3		
	整理记录	5	1. 协助患者取舒适卧位，整理床单位，询问患者并满足其需要 2. 用物处理恰当 3. 洗手、摘口罩方法正确，记录准确	1 2 2		
评价	操作质量	6	1. 操作熟练，符合省时节力原则 2. 整体整齐美观，患者舒适安全	3 3		
	操作时间	3	操作时间＜ 13 min	3		
	操作态度	3	态度严谨、认真	3		
	指导患者	3	护患沟通良好，能对患者进行正确指导	3		
总分				100		

任务三　铺备用床

【主要用物】

多功能护理床、床垫、床褥、棉胎或毛毯、枕芯、大单被套、枕套、床旁桌、床旁椅、床刷及床刷套，必要时备消毒小毛巾。

【实施操作】

一、操作流程

具体操作流程见表 1.1.5。

表 1.1.5　铺备用床操作流程

简要流程	操　作　要　点	图　　　示
护士准备	素质要求：着装整洁，洗手、戴口罩	
评估解释	1. 解释：注意向同病室患者做好解释 2. 评估：病床及床旁设施功能完好；准备铺床用物，并按使用顺序叠好；病室内无患者治疗或进餐，整洁安静，舒适安全，光线适中，通风	
操作准备	1. 护士：着装整洁，洗手、戴口罩 2. 用物：备齐用物，放置合理 3. 环境：病室内无患者治疗或进餐，整洁安静，舒适安全，光线适中，通风	
操作过程	1. 备齐用物，推至床旁：备齐并叠好用物，按使用先后顺序放于治疗车上，推至病床边 2. 移开桌椅：移开床旁桌，离床约 20 cm；移开床旁椅至床尾正中，距床约 15 cm，用物放于椅上 3. 翻转床垫：从近侧至远侧翻转床垫 4. 铺平床褥：将床褥从床头至床尾平铺于床上并铺平 5. 铺好大单： 　（1）展开大单：取大单放在床褥上，正面向上，中线与床的纵中线对齐，分别展开（图 1.1.12） 　（2）铺床头角：右手将床头的床垫托起，左手伸过床头中线将大单塞于床垫下，在距床头 30 cm 处向上提起大单边缘，使其与床边垂直呈等腰三角形。以床沿为界，将三角形分为两部分，上半部分覆盖于床上（图 1.1.13），下半部分平整塞于床垫下，再将上半部分翻下，塞于床垫下（图 1.1.14） 　（3）铺床尾角：至床尾，拉紧大单，左手托起床垫，右手伸过床尾中线握紧大单，同法铺好床尾 　（4）铺中间：沿床边拉紧大单中部边缘，将大单塞于床垫下 　（5）铺对侧：转至对侧，同法铺好大单	图 1.1.12　展开大单 图 1.1.13　铺床头角（一） 图 1.1.14　铺床头角（二）

简要流程	操作要点	图示
操作过程	6. 套好被套： （1）"S"形套被套法：将被套正面向外，对齐中线平铺于床上，开口端上层被套向上拉约 1/3。将"S"形折叠的棉胎放入开口处（图 1.1.15），拉棉胎上端至被套封口处对齐，再将竖折棉被逐层打开，对好两上角，盖被上缘与床头齐，至床尾逐层拉平，系好带子（图 1.1.16） （2）卷筒式套被套法：将被套反面向外，对齐中线平铺于床上，开口向床尾。将棉胎铺于被套上，上缘齐床头。将棉胎同被套上层一并由床头卷至床尾，自开口处翻转，拉平棉胎及被套，系好带子 7. 折叠盖被：将盖被两侧边缘向内折叠与床沿齐，尾端向内折叠与床尾齐（图 1.1.17） 8. 套枕平放：于床尾套好枕套，使四角充满，外形美观，开口背门，放于床头 9. 移回桌椅：移回床旁桌、椅	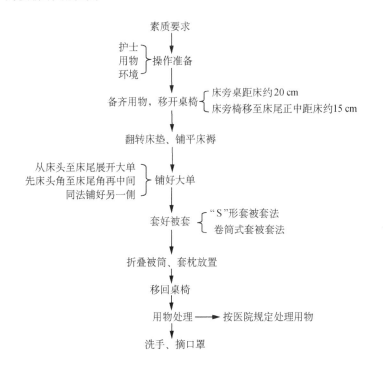 图 1.1.15 "S"形套被套法（一） 图 1.1.16 "S"形套被套法（二） 图 1.1.17 折叠盖被
操作后	1. 用物处理：按医院规定处理用物 2. 洗手、摘口罩	

二、简要操作流程图

```
                            素质要求
                               │
              护士    ┐        │
              用物    ├→ 操作准备
              环境    ┘        │
                               │
                               ▼
              备齐用物，移开桌椅 ─┤ 床旁桌距床约 20 cm
                               └ 床旁椅移至床尾正中距床约 15 cm
                               │
                               ▼
                     翻转床垫、铺平床褥
                               │
      从床头至床尾展开大单   ┐   │
      先床头角至床尾角再中间  ├→ 铺好大单
      同法铺好另一侧        ┘   │
                               ▼
                            套好被套 ─┤ "S"形套被套法
                                    └ 卷筒式套被套法
                               │
                               ▼
                     折叠被筒、套枕放置
                               │
                               ▼
                            移回桌椅
                               │
                               ▼
                     用物处理 ──→ 按医院规定处理用物
                               │
                               ▼
                          洗手、摘口罩
```

临|床|实|用|护|理|技|能
LINCHUANG SHIYONG HULI JINENG

三、操作注意事项

（1）备齐用物，折叠正确，按照使用先后顺序放置。

（2）患者进餐或者接受治疗时应该暂停铺床。

（3）操作中避免无效动作，减少走动次数。铺床时注意节力原则，身体应靠近床边，上身保持直立，两腿前后分开稍屈膝，以扩大支撑面，增加身体稳定性。

四、健康宣教

向同病室患者及家属解释铺备用床的目的。对等待护士铺床的患者，有针对性地进行心理护理和健康教育，并注意收集患者资料。

【操作测评】

操作测评内容见表 1.1.6。

表 1.1.6　铺备用床操作评分标准

项　目		项目总分	操　作　要　求	标准分数	得分	备注
评估	患者情况	2	出院患者为甲状腺乳头状癌，病室及床单位消毒处理完毕	2		
计划	护士准备	3	着装整洁，洗手、戴口罩	3		
	用物准备	5	铺床用物准备齐全，并按使用顺序叠好	5		
	环境准备	5	病室内无患者治疗或进餐，整洁安静，舒适安全，光线适中，通风	5		
实施	移开桌椅	5	携用物至床旁，移开床旁桌、椅，距离正确	5		
	翻转床垫	3	正确翻转床垫	3		
	铺平床褥	4	1. 床褥上缘齐床头，铺床褥方法正确 2. 床褥平整，与床边缘平齐	2 2		
	铺好大单	17	1. 放置正确，中线与床的纵中线对齐 2. 大单打开方法正确，铺大单顺序正确 3. 铺床角法正确 4. 床面平整、紧实、美观	3 3 6 5		
	套好被套	22	1. 套被套方法正确 2. 棉胎上缘与被套封口平齐 3. 中线与床的纵中线对齐 4. 被套头端齐床头，被套平整	8 4 4 6		
	折叠盖被	6	1. 盖被两侧边缘向内折叠与床沿齐 2. 被尾向内折叠与床尾齐	4 2		
	套枕平放	5	套枕套方法正确，开口朝向正确	5		
	移回桌椅	3	移回床旁桌、椅，无噪声	3		
	整理	5	1. 用物处理恰当 2. 洗手、摘口罩方法正确	3 2		
评价	操作质量	5	操作熟练，符合省时节力原则	5		
	操作时间	5	操作时间 < 7 min	5		
	操作态度	5	态度严谨、认真	5		
总分				100		

/014

【导入案例二】

患者，男，89 岁，初中学历。主诉：反复胸闷、胸痛 3 年余，近 3 天加重。患者 3 年来反复出现活动后胸闷，胸骨后疼痛放射至肩背部，发作时左手有麻木感，持续 5～10 min 后可自行缓解，3 天前因活动后胸痛加重，伴有心悸、气促、乏力，在家中口服"硝酸甘油"后数分钟胸痛、胸闷症状稍缓解，现为求进一步治疗就诊，门诊以"冠状动脉粥样硬化性心脏病"收治入院。接到住院处通知，需要准备患者床单位，将备用床改为暂空床。患者进入病区后，需要为患者测量生命体征等。患者入院当天做超声心动图、X 线胸片、心电图等检查，根据患者病情选用轮椅护送患者做相关检查。

【护理评估】

1. 健康史　患者既往健康状况一般，患有冠状动脉粥样硬化性心脏病 3 年余，3 天前因活动后胸痛加重，伴有心悸、气促、乏力。

2. 身体状况　新入院患者患有冠状动脉粥样硬化性心脏病，神志清楚，无伤口及引流等情况。患者活动后胸闷，胸骨后疼痛放射至肩背部，发作时左手有麻木感，持续 5～10 min 后可自行缓解。经检查肢体活动正常，腋下皮肤完好。患者可以坐起，但活动受限。

3. 心理及社会状况　患者神志清楚，对操作目的明确，可以主动配合。

任务四 铺暂空床

【主要用物】

同备用床，必要时备橡胶中单和中单（或一次性中单）。

【实施操作】

一、操作流程

具体操作流程见表1.1.7。

表 1.1.7 铺暂空床操作流程

简要流程	操作要点	图示
护士准备	**素质要求**：着装整洁，洗手、戴口罩	
评估解释	1. 解释：注意向同病室患者做好解释 2. 评估：病床及床旁设施功能完好；准备铺床用物，并按使用顺序叠好；环境整洁安静，舒适安全，光线适中，无异味；同病室无患者治疗或进餐	
操作准备	1. 护士：着装整洁，洗手、戴口罩 2. 用物：备齐用物，放置合理 3. 环境：病室内无患者治疗或进餐，整洁安静，舒适安全，光线适中，通风	
操作过程	1. 备齐用物，推至床旁：备齐并叠好用物，按使用先后顺序放于治疗车上，推至病床边 2. 移开桌椅：移开床旁桌，离床约20 cm；移开床旁椅至床尾正中，距床约15 cm，用物放于椅上 3. 折叠盖被：将备用床的盖被上端向内折，然后以扇形三折于床尾，使之与床尾平齐（图1.1.18） 4. 铺橡胶中单和中单（视病情需要）：将橡胶中单和中单的纵中线与床的纵中线对齐，上缘距离床头45～50 cm放于床面上（图1.1.19），逐层打开，两单边缘下垂部分一并塞于床垫下（图1.1.20）。转至对侧，分别将橡胶中单和中单边缘下垂部分拉紧塞于床垫下 5. 移回桌椅：移回床旁桌、椅	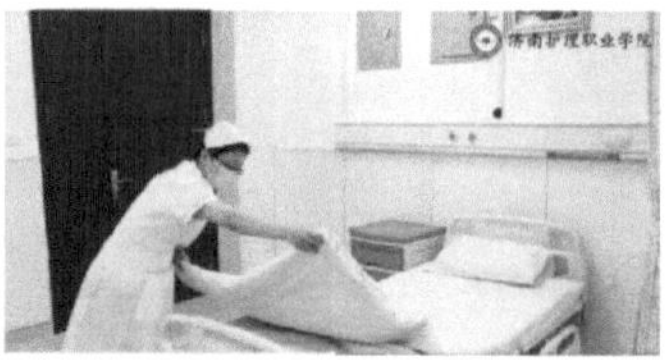 图1.1.18 折叠盖被 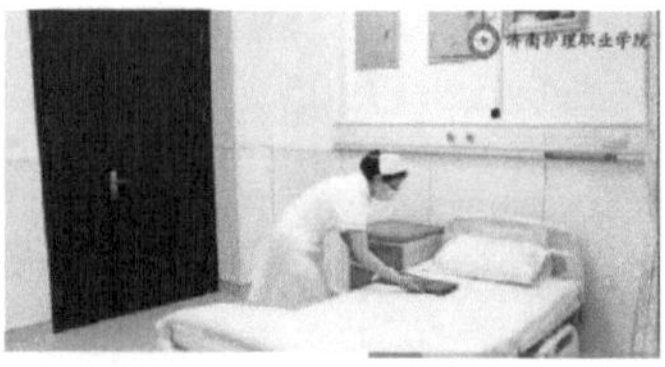 图1.1.19 铺橡胶中单 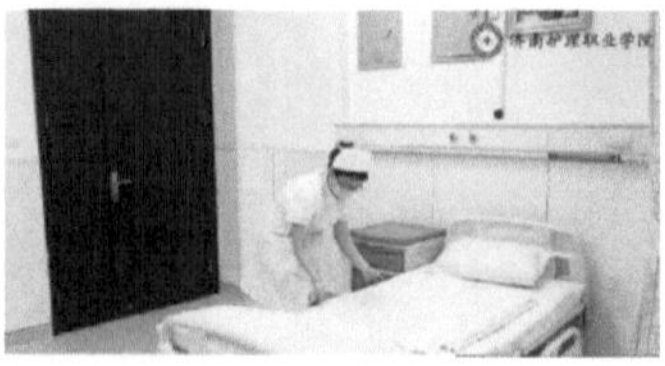 图1.1.20 铺中单

简要流程	操 作 要 点	图 示
操作后	1. 用物处理：按医院规定处理用物 2. 洗手、摘口罩	

二、简要操作流程图

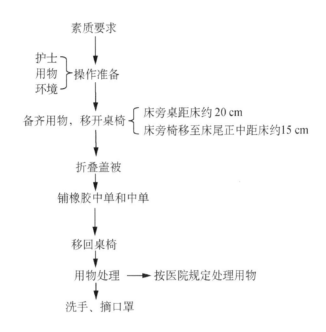

三、操作注意事项

（1）备齐用物，折叠正确，按照使用先后顺序放置。

（2）患者进餐或者接受治疗时应该暂停铺床。

（3）操作中避免无效动作，减少走动次数。铺床时注意节力原则，身体应靠近床边，上身保持直立，两腿前后分开稍屈膝，以扩大支撑面，增加身体稳定性。

四、健康宣教

向同病室患者及家属解释铺暂空床的目的。对等待护士铺床的患者，有针对性地进行心理护理和健康教育，并注意收集患者资料。

【操作测评】

操作测评内容见表 1.1.8。

表 1.1.8　铺暂空床操作评分标准

项　目		项目总分	操 作 要 求	标准分数	得分	备注
评估	患者情况	2	新入院患者患有冠状动脉粥样硬化性心脏病，神志清楚，无伤口及引流等情况	2		

续表

项 目		项目总分	操 作 要 求	标准分数	得分	备注
计划	护士准备	3	着装整洁，洗手、戴口罩	3		
	用物准备	5	铺床用物准备齐全，并按使用顺序叠好	5		
	环境准备	5	病室内无患者治疗或进餐，整洁安静，舒适安全，光线适中，通风	5		
实施	移开桌椅	10	携物至床旁，移开床旁桌、椅，距离正确	10		
	折叠盖被	15	盖被上端向内折，以扇形三折于床尾，使之与床尾平齐	15		
	铺橡胶中单和中单	25	1. 放置位置正确 2. 铺法正确 3. 外观平整、耐用	8 9 8		
	移回桌椅	10	移回床旁桌、椅，无噪声	10		
	整理	10	1. 用物处理恰当 2. 洗手、摘口罩方法正确	5 5		
评价	操作质量	5	操作熟练，符合省时节力原则	5		
	操作时间	5	操作时间＜3 min	5		
	操作态度	5	态度严谨、认真	5		
总分				100		

任务五　生命体征的测量

【主要用物】

治疗车上层：治疗盘、带盖方盘（盛放已消毒的体温计）、血压计、听诊器、纱布、记录单、医嘱单、笔、表（带秒针）、免洗手消毒剂。

治疗车下层：带盖方盘（内盛 75% 的乙醇）、医疗垃圾桶、生活垃圾桶、锐器盒。

【实施操作】

一、操作流程

具体操作流程见表 1.1.9。

表 1.1.9　生命体征的测量操作流程

简要流程	操作要点	图　　示
护士准备	1. 素质要求：着装整洁，洗手、戴口罩 2. 核对：核对患者信息	
评估解释	1. 核对解释：核对患者床号、姓名、腕带；解释操作目的、方法、注意事项，以取得配合 2. 评估患者：评估患者病情、身心状况、治疗情况、意识状态、肢体活动、腋下及上臂皮肤情况、配合程度，以及有无影响测量结果的因素	
操作准备	1. 护士：着装整洁，洗手、戴口罩 2. 用物：准备齐全、放置合理，体温计读数在 35 ℃以下，血压计、听诊器各部件性能良好 3. 环境：环境整洁，光线适中 4. 患者：理解生命体征测量的目的、意义，主动配合，无影响测量结果的因素	
操作过程	1. 核对：再次核对患者床号、姓名、腕带 2. 安置体位，选择测量部位：协助患者取坐位或平卧位，根据病情和治疗情况选择合适的测量部位 3. 测量体温（以腋温为例）：再次检查体温计读数是否在 35 ℃以下。擦拭腋窝汗液后，将体温计水银端紧贴腋窝深处，嘱患者夹紧并屈肘过胸，测量 10 min（图 1.1.21） 4. 测量脉搏：取卧位或坐位，腕部伸展。护士以示指、中指、无名指指端按压在桡动脉处，测量脉搏搏动，按压力度适中。计数 30 s，乘以 2，脉搏异常者测	 图 1.1.21　测量体温

简要流程	操 作 要 点	图 示
操作过程	1 min（图 1.1.22） 5. 测量呼吸：护士保持测量脉搏的姿势，眼睛观察患者胸腹部起伏情况（一起一伏为 1 次呼吸），正常呼吸测 30 s，乘以 2，呼吸异常者测 1 min 6. 测量血压： （1）安置体位：坐位或仰卧位 （2）测量部位：根据病情和治疗情况选择合适的测量部位，最常用部位为肱动脉 （3）手臂：卷袖露臂，肘部伸直，手掌向上外展 45° （4）放置血压计：手臂位置和血压计汞柱零点、心脏处于同一水平线 （5）开启血压计：放平血压计，打开盒盖和水银槽开关 （6）缠袖带：驱尽袖带内空气，平整置于患者上臂中部，袖带下缘距肘窝 2～3 cm，松紧以能放入一根手指为宜（图 1.1.23） （7）放置听诊器：触摸肱动脉搏动，将听诊器胸件置于肱动脉搏动最明显处，一手固定 （8）充气放气：另一手握加压气球，关气门，均匀充气至肱动脉搏动音消失再使水银柱升高 20～30 mmHg，松开气门缓慢放气，速度以水银柱下降 4 mmHg/s 为宜，注意水银刻度和肱动脉声音变化（图 1.1.24） （9）判读数值：当从听诊器听到第一声搏动音时，水银柱所指刻度即为收缩压；当搏动音突然变弱或消失时，水银柱所指刻度即为舒张压 7. 整理血压计：解开袖带，驱尽袖带内空气，整理后放入盒内，右倾 45° 关闭水银槽开关，盖上盒盖，平稳放置于治疗车下层 8. 读取体温：取出体温计，读取体温数值后放于治疗车下层方盘中浸泡消毒	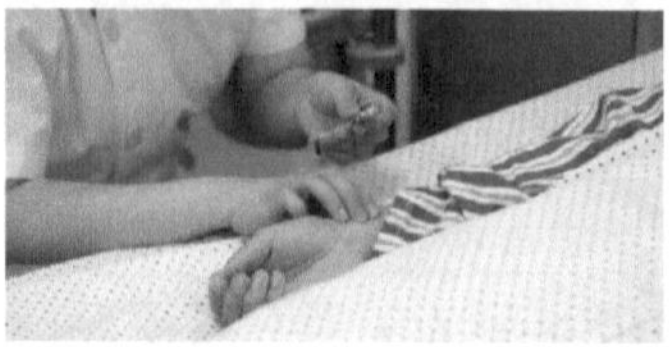 图 1.1.22 测量脉搏 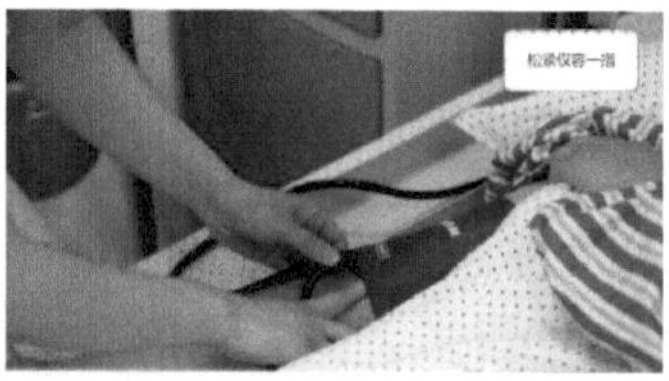 图 1.1.23 缠袖带 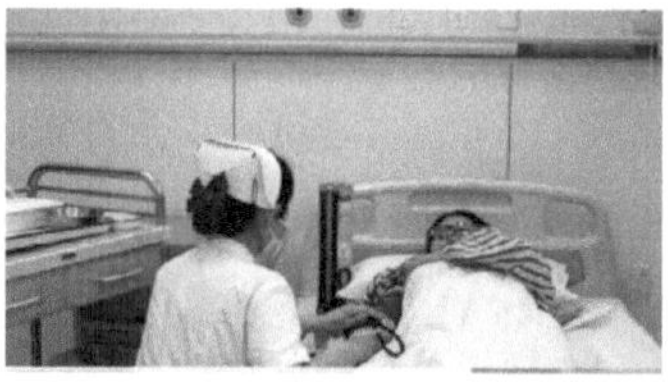 图 1.1.24 充气放气
操作后	1. 整理：协助患者取舒适卧位，整理床单位 2. 告知、记录：告知患者所测体温、脉搏、呼吸、血压值，记录并绘制于体温单上 3. 用物处理：整理用物，垃圾分类处理，体温计浸泡 30 min 后用清水冲净，擦干后甩至 35 ℃以下，放于清洁方盘中备用 4. 洗手、摘口罩	

二、简要操作流程图

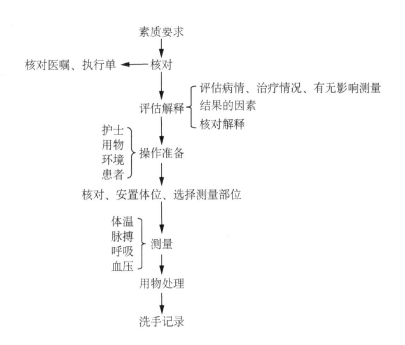

素质要求

核对医嘱、执行单 ← 核对

评估解释 ┤ 评估病情、治疗情况、有无影响测量结果的因素
核对解释

护士
用物
环境
患者 ┤ 操作准备

核对、安置体位、选择测量部位

体温
脉搏
呼吸
血压 ┤ 测量

用物处理

洗手记录

三、操作注意事项

1. 选择测量部位时的注意事项　根据患者病情和治疗情况选择适宜的测量部位，偏瘫或术后患者应选择健侧肢体测量体温、脉搏和血压。

2. 测量体温时的注意事项

（1）婴幼儿、意识障碍、口腔疾患和不合作的患者不宜测量口温，可测量腋温或肛温。

（2）腋下有创伤、极度消瘦、有炎症、出汗较多的患者不宜测量腋温。

（3）洗胃、灌肠或腹泻的患者禁忌测量肛温，心肌梗死的患者不宜测量肛温，以防刺激肛门引起迷走神经反射，导致心动过缓。

3. 测量脉搏时的注意事项

（1）勿用拇指测脉搏，防止拇指小动脉搏动与患者脉搏混淆。

（2）注意脉搏的频率、强弱、节律等，脉搏异常者和婴幼儿测量 1 min。

（3）若发现脉搏短绌，由两人同时测量，1 人测脉率，1 人听心率，由听心率者发出"起"和"停"的口令，计时 1 min，记录方式为：心率 / 脉率 /min。

4. 测量呼吸时的注意事项

（1）呼吸受意识影响，因此测量呼吸时仍保持测量脉搏的姿势，勿告知患者，以免影响测量结果。

（2）危重患者呼吸微弱，不易观察时，可用少许棉丝置于患者鼻孔前，观察棉丝被吹动的次数，计时 1 min。

5. 测量血压时的注意事项

（1）血压计要定期检测、校对。根据患者的年龄、上臂围等指标选择合适的袖带。

（2）发现血压听不清或异常时需要重复测量，先驱净袖带内空气，待水银柱降至零点，稍等片刻后再测量。

（3）排除影响测量结果的人为因素。① 袖带松紧：若袖带过松，则测得数值偏高；若袖带过紧，则测得数值偏低。② 袖带宽窄：若袖带过窄，则测得数值偏高；若袖带过宽，则测得数值偏低。③ 血压计零点和肱动脉位置高低：若血压计零点和肱动脉位置高于心脏水平，则测得数值偏低；若其低于心脏水平，则测得数值偏高。④ 视线高低：若视线高于水银柱平面，则读数偏低；若视线低于水银柱平面，则读数偏高。

（4）需要持续监测血压者，应遵循"四定"，即定时间、定部位、定体位、定血压计。

6. 告知解释　将测量数值告知患者，并给予合理解释，发现测量数值与病情不符时，应重复测量。

四、健康宣教

1. 解释操作目的及注意事项　向患者解释生命体征测量的操作目的和注意事项，以取得患者的配合。

2. 测量指导

（1）向患者解释体温监测的重要性，学会正确测量体温的方法，保证测量结果准确。

（2）指导患者正确使用血压计并测量血压，帮助患者创造在家中自测血压的条件，以便患者能够及时掌握自己血压的动态变化。

【操作测评】

操作测评内容见表 1.1.10。

表 1.1.10　生命体征的测量操作评分标准

项目		项目总分	操作要求	标准分数	得分	备注
评估	患者情况	7	1. 核对患者信息正确 2. 评估患者病情、治疗情况、意识情况、配合程度等，评估全面 3. 解释操作目的、意义及配合技巧准确	2 3 2		
计划	护士准备	2	着装整洁，洗手、戴口罩方法正确	2		
	用物准备	2	准备齐全、放置合理	2		
	环境准备	2	环境整洁，光线适中	2		
	患者准备	2	无影响测量结果的因素，主动配合	2		
实施	再次核对	3	再次核对床号、姓名、腕带	3		
	安置体位测量部位	4	1. 患者取舒适体位 2. 测量部位选择正确	2 2		
	测量体温	14	1. 擦拭腋窝汗液 2. 检查体温计读数 3. 体温计放置位置准确，测量方法正确 4. 时间规范、正确，读数准确	2 2 6 4		

项 目		项目总分	操 作 要 求	标准分数	得分	备注
实施	测量脉搏	12	1. 按压桡动脉部位准确，力度适中 2. 测量方法正确，计数准确 3. 时间符合要求	4 5 3		
	测量呼吸	10	1. 测量部位正确 2. 保持诊脉姿势 3. 测量时间符合要求，数值准确	4 3 3		
	测量血压	21	1. 患者体位适宜，血压计放置符合要求 2. 测量部位正确，袖带松紧适宜 3. 放置听诊器胸件位置、方法正确 4. 充气、放气方法规范，速度均匀平稳 5. 读数方法正确，判读数值准确	3 5 4 5 4		
	整理	6	1. 协助患者取舒适卧位，床单位整洁 2. 告知患者测量数值，测量数值准确并正确记录 3. 用物处置妥当 4. 洗手、摘口罩方法正确	2 1 2 1		
评价	操作质量	6	1. 操作熟练、准确、安全 2. 查对到位，沟通有效	3 3		
	操作时间	3	操作时间＜ 7 min	3		
	操作态度	3	态度严谨、认真	3		
	指导患者	3	关爱患者，治疗性沟通有效，能对患者进行正确指导	3		
总分				100		

任务六　患者搬运（轮椅、平车）

【主要用物】

轮椅运送：轮椅，天冷时备毛毯、别针，免洗手消毒剂，根据患者的需要备软枕。

平车运送：平车（车上置大单包好的垫子和枕头），根据患者需要备毛毯或棉被、木板、布中单。

【实施操作】

一、操作流程

具体操作流程见表 1.1.11 和表 1.1.12。

表 1.1.11　轮椅运送操作流程

简要流程	操 作 要 点	图　　示
护士准备	1. 素质要求：着装整洁，洗手、戴口罩 2. 核对：两人核对医嘱和执行单	
评估解释	1. 核对解释：核对患者床号、姓名、腕带；解释轮椅运送的目的、方法、注意事项，以取得配合 2. 评估患者：评估患者病情、身心状况、躯体活动能力、理解配合程度、各种管路情况	
操作准备	1. 护士：着装整洁，洗手、戴口罩 2. 用物：备齐用物，轮椅各部件性能良好（图 1.1.25） 3. 环境：环境宽敞，无障碍物，地面平坦、干燥 4. 患者：理解轮椅运送的目的、方法和注意事项，主动配合	 图 1.1.25　检查轮椅性能
操作过程	1. 核对：再次核对患者床号、姓名、腕带 2. 运送患者： （1）上轮椅 　① 安置导管：安置好患者身上导管等 　② 放置轮椅：使椅背与床尾平齐，面向床头，将车闸制动，翻起脚踏板（图 1.1.26） 　③ 协助坐起：协助患者坐于床边，嘱患者以手掌撑在床面上，协助其穿好衣服和鞋袜 　④ 协助上轮椅：嘱患者双手置于护士肩上，护士双手环抱患者腰部，协助其下床（图 1.1.27），协助患者转身移向轮椅，嘱患者扶住轮椅把手，转身坐入轮椅（图 1.1.28），翻下脚踏板，协助患者将双足放于脚踏板上。天冷外出时，将毛毯上端围在患者颈部，用别针固定，两侧围裹	 图 1.1.26　放置轮椅 图 1.1.27　协助下床

简要流程	操作要点	图示
操作过程	患者双臂，先用别针固定，再用毛毯围裹上身，并将下肢和双足围裹好，防止患者受凉 ⑤ 整理床单位：铺暂空床 （2）运送患者：运送患者至目的地 （3）下轮椅： ① 固定轮椅：将轮椅推于床尾，使椅背与床尾平齐，患者面向床头，扳制动闸，翻起脚踏板。解除患者身上固定毛毯、别针 ② 协助回床：护士面对患者，双脚前后分开，嘱患者双手置于护士肩上，协助患者站起、转身，坐于床沿，脱去鞋袜和外衣，协助患者取舒适卧位	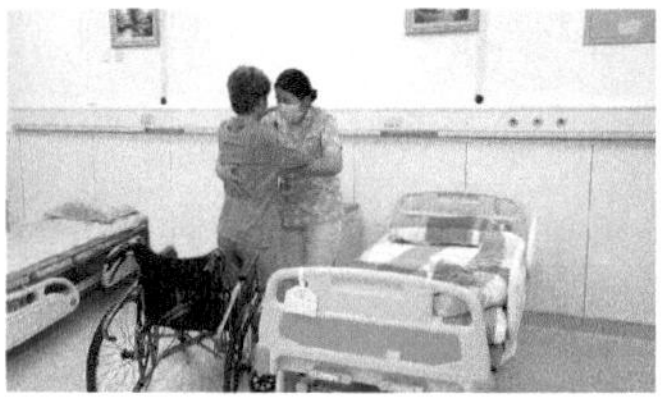 图 1.1.28　协助上轮椅
操作后	1. 整理：整理床单位 2. 用物处理：轮椅推回原处 3. 洗手、摘口罩、记录	

表 1.1.12　平车运送操作流程

简要流程	操作要点	图示
护士准备	1. 素质要求：着装整洁，洗手、戴口罩 2. 核对：两人核对医嘱和执行单	
评估解释	1. 核对解释：核对患者床号、姓名、腕带；解释平车运送的目的、方法、注意事项，以取得配合 2. 评估患者：评估患者病情、身心状况、体重、躯体活动能力、理解配合程度、各种管路情况	
操作准备	1. 护士：着装整洁，洗手、戴口罩 2. 用物：备齐用物，平车各部件性能良好 3. 环境：环境宽敞，无障碍物，地面平坦、干燥 4. 患者：理解平车运送的目的、方法和注意事项，主动配合	
操作过程	1. 核对：再次核对患者床号、姓名、腕带 2. 安置导管：安置好患者身上导管等 3. 搬运患者：根据患者评估结果选择搬运方法 （1）挪动法： ① 放置平车：推平车置于患者床旁，移开床旁桌椅，松开盖被，平车纵向紧靠床沿，大轮靠近床头，制动车闸，调整平车高度，使其与床高度一致 ② 移动患者：协助患者移至床边 ③ 协助上车：使患者头部枕于大轮端，协助患者将上半身、臀部、下半身挪向平车 ④ 包裹患者：协助患者在平车上躺好，用被单或包被包裹患者 （2）一人搬运法： ① 放置平车：推平车至患者床旁，移开床旁桌椅，大轮端靠近床尾，使平车与床成钝角（图 1.1.29），	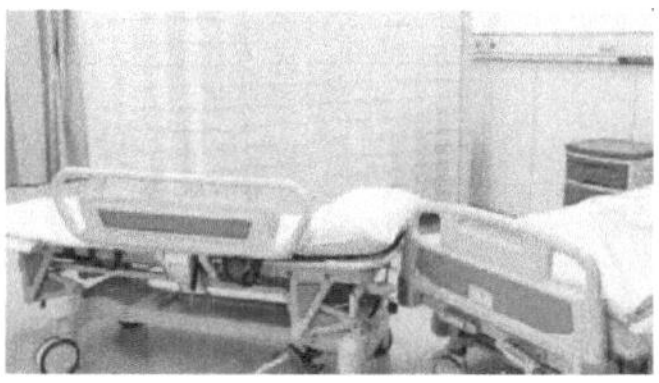 图 1.1.29　放置平车（钝角）

简要流程	操 作 要 点	图 示
操作过程	拉起车闸，松开盖被，协助患者穿好衣服 ② 搬运患者：护士双脚前后分开，略屈膝屈髋，一臂自患者近侧腋下伸至对侧肩部，另一臂伸至患者大腿下；患者双手交叉于护士颈部，护士抱起患者，稳步移动将患者放于平车中央，盖好盖被（图1.1.30） （3）二人搬运法： ① 放置平车：同一人搬运法 ② 搬运患者：护士甲、乙二人站在患者同侧床旁，协助患者将上肢交叉于胸前，移患者至床边 ③ 搬移患者：甲一手托住患者头、颈、肩部，另一手托住患者腰部；乙一手托住患者臀部，另一手托住患者腘窝。两人同时抬起患者向平车处移动，放于平车中央，盖好盖被（图1.1.31） （4）三人搬运法： ① 放置平车：同一人搬运法 ② 搬运患者：护士甲、乙、丙三人站在患者同侧床旁，协助患者将上肢交叉于胸前，移患者至床边 ③ 搬移患者：甲双手托住患者头、颈、肩部，乙双手托住腰部、臀部，丙双手托住腘窝、小腿。三人同时抬起患者，稳步向平车处移动，放于平车中央，盖好盖被（图1.1.32） （5）四人搬运法： ① 安置患者：在患者腰、臀部下垫布中单 ② 放置平车：同一人搬运法 ③ 搬运患者：护士甲站于床头，双手托住患者头、颈、肩部；乙站于床尾托住双腿；丙、丁分别站于病床和平车的两侧，抓住中单的四角。四人同时抬起患者向平车处移动，放于平车中央，盖好盖被（图1.1.33） （6）整理床单位：铺暂空床 （7）运送患者：松开平车制动闸，运送患者至目的地 （8）搬运回床：将平车推至床边，制动车闸，协助患者将下肢、臀部、上身挪回病床，或抬起移至床中央	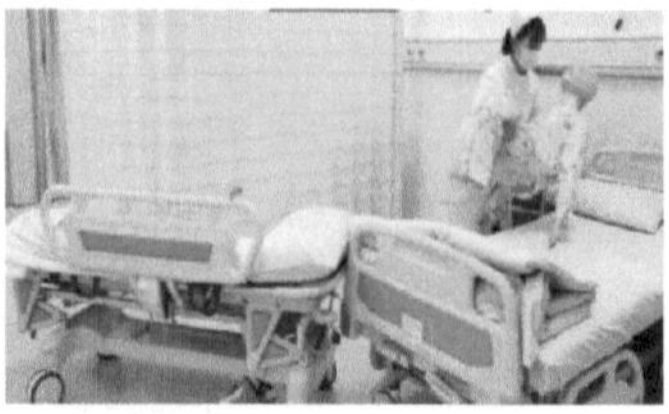 图1.1.30 一人搬运法 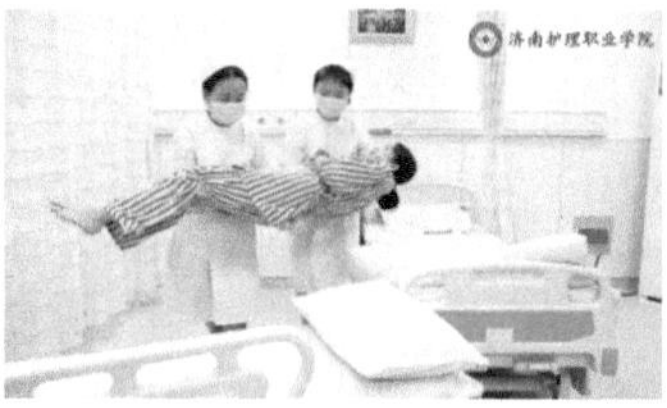 图1.1.31 二人搬运法 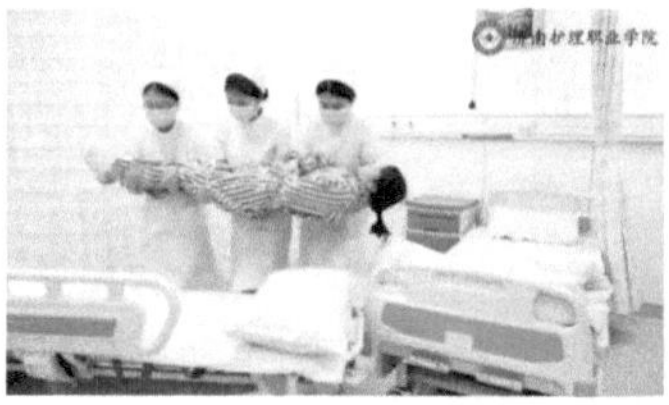 图1.1.32 三人搬运法 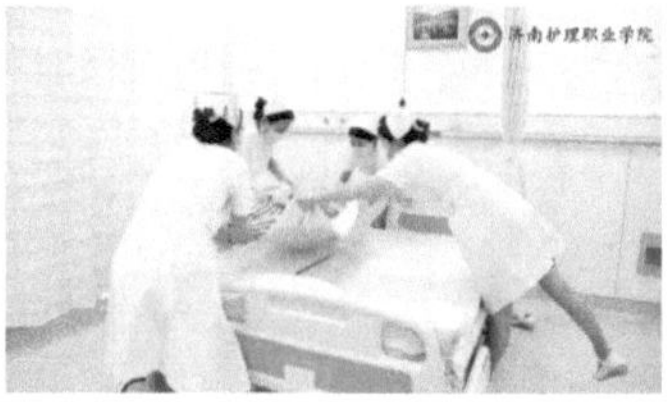 图1.1.33 四人搬运法
操作后	1. 整理：协助患者取舒适卧位，整理床单位 2. 用物处理：平车推回原处 3. 洗手、摘口罩、记录	

二、简要操作流程图

（一）轮椅运送

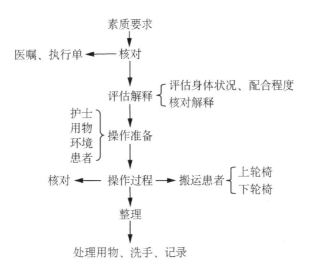

（二）平车运送

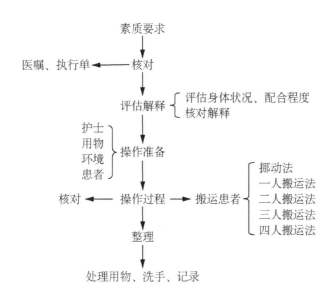

三、操作注意事项

1. 注意检查　使用前须仔细检查轮椅和平车各部件性能，确保性能完好。

2. 注意动作　搬运时注意动作协调、轻稳，运送时速度适宜，保证患者安全、舒适。

3. 注意病情变化　搬运和运送过程中要注意患者的病情变化，避免引起并发症。

4. 注意保暖　天冷时注意保暖，避免受凉。

5. 轮椅运送的注意事项

（1）能合作的患者，可嘱其双手握轮椅扶手，自行坐入轮椅。

（2）嘱患者坐入轮椅后，身体尽量向后靠，勿向前倾，以保证安全。

（3）下坡时使轮椅减速，并调转轮椅方向，使后轮在前。过门槛时，翘起前轮，嘱患者身体向后靠，抓紧扶手，保持平衡。

6. 平车运送的注意事项

（1）运送过程中，患者头部应卧于大轮端，护士应位于患者头部；推行时，小轮端在前；上下坡时，患者头部应处于高位，以减轻不适感；进出门时，先将门打开，避免碰撞房门。

（2）搬运骨折患者时，平车上放置木板，固定好骨折部位。搬运颈椎损伤的患者时，须保持其头部中立位；搬运颅脑损伤、昏迷和颌面部外伤的患者时，须将其头部偏向一侧。

四、健康宣教

向患者解释搬运的目的、配合方法与注意事项，告知患者在搬运过程中如有不适，立即向护士说明，以免发生意外。

【操作测评】

操作测评内容见表 1.1.13 和表 1.1.14。

表 1.1.13 轮椅运送操作评分标准

项	目	项目总分	操 作 要 求	标准分数	得分	备注
评估	患者情况	5	1. 评估患者病情、身心状况、躯体活动能力、体重 2. 核对解释正确	3 2		
计划	护士准备	3	着装整洁，洗手、戴口罩方法正确	3		
	用物准备	2	准备齐全、放置合理	2		
	环境准备	2	环境宽敞，无障碍物，地面平坦、干燥	2		
	患者准备	3	理解运送的目的、意义，主动配合	3		
实施	核对解释	7	1. 核对患者信息正确 2. 向患者解释操作目的、意义，取得其配合	3 4		
	上轮椅	23	1. 轮椅放于床旁位置正确，制动车闸，翻起脚踏板 2. 导管安置妥当 3. 搬运方法正确 4. 患者安全、舒适	6 2 10 5		
	运送患者	10	患者安全到达目的地	10		
	下轮椅	20	1. 轮椅放置位置正确，固定好车闸，翻起脚踏板 2. 松解患者身上的毛毯、别针 3. 搬运回床方法正确 4. 患者安全，协助患者脱去外衣、鞋，取舒适卧位	4 3 8 5		
	整理	10	1. 整理床单位 2. 轮椅推回原处，用物处理恰当 3. 洗手、摘口罩方法正确，记录准确	3 4 3		

项	目	项目总分	操 作 要 求	标准分数	得分	备注
评价	操作质量	6	1. 患者安全、舒适 2. 动作轻稳、准确	3 3		
	操作时间	3	操作时间 < 10 min	3		
	操作态度	3	态度严谨、认真	3		
	指导患者	3	关爱患者，能对患者进行正确指导	3		
总分				100		

表 1.1.14　平车运送操作评分标准

项	目	项目总分	操 作 要 求	标准分数	得分	备注
评估	患者情况	5	1. 评估患者病情、身心状况、躯体活动能力、体重 2. 核对解释正确	3 2		
计划	护士准备	3	着装整洁，洗手、戴口罩方法正确	3		
	用物准备	2	准备齐全、放置合理	2		
	环境准备	2	环境宽敞，无障碍物，地面平坦、干燥	2		
	患者准备	3	理解运送的目的、意义，主动配合	3		
实施	核对解释	7	1. 核对患者信息正确 2. 向患者解释操作目的、意义，取得其配合	3 4		
	上平车	23	1. 平车放于床旁位置正确，制动车闸 2. 导管安置妥当 3. 搬运方法正确 4. 患者安全、舒适，整理床单位	6 2 10 5		
	运送患者	10	患者安全到达目的地	10		
	下平车	20	1. 平车放置位置正确，制动车闸 2. 搬运回床方法正确 3. 患者安全	4 10 6		
	整理	10	1. 协助患者取舒适卧位，整理床单位 2. 平车推回原处，用物处理恰当 3. 洗手、摘口罩方法正确，记录准确	3 4 3		
评价	操作质量	6	1. 患者安全、舒适 2. 动作轻稳、准确	3 3		
	操作时间	3	操作时间 < 10 min	3		
	操作态度	3	态度严谨、认真	3		
	指导患者	3	关爱患者，能对患者进行正确指导	3		
总分				100		

医院感染的预防与控制技能

 学习目标

1. 严格遵守无菌操作原则和隔离消毒原则，具有自我保护意识，工作严谨、慎独。
2. 掌握卫生手消毒、无菌技能操作和基本隔离技术操作；熟悉操作相关的护理评估、健康宣教。
3. 能够规范完成卫生手消毒、各项无菌技能操作和隔离技术操作。

【导入案例】

张某，女，9岁，小学学历。主诉：颜面部、颈部、双手及前臂双侧被火焰烧伤，疼痛难忍，睁眼困难。1 h前患者在玩耍时不慎跌倒后被火焰烧伤，全身疼痛不适，立即来我院就诊。

体检：生命体征为 T 36.4 ℃，P 102 次 /min，R 25 次 /min，BP 115/70 mmHg。患者神志清楚，瞳孔等大等圆，对光反射正常，颜面部、颈部、双手及前臂双侧皮肤潮红、肿胀，双手、前臂左侧可见部分皮肤破损及水疱，部分水疱有淡黄色液体流出。患者眉毛、睫毛、鼻毛均有部分烧焦，结膜无水肿，口腔及鼻黏膜无水肿，耳部未烧伤。诊断：中度烧伤（Ⅰ度～浅Ⅱ度，面积17%），收治入院。

医嘱：实行卫生手消毒，采取保护性隔离，给予复方桐叶烧伤油换药 st 等。

【护理评估】

根据提供的病例，评估该患者本次入院相关的身体状况、心理及社会状况；评估须进行保护性隔离时的环境状况等。

1. 身体状况　患者颜面部、颈部、双手及前臂双侧皮肤潮红、肿胀，双手、前臂左侧可见部分皮肤破损及水疱，部分水疱有淡黄色液体流出。

2. 心理及社会状况　患者小学学历，心理状态良好，神志清楚，可以主动配合治疗。

3. 环境状况　患者诊断为中度烧伤（Ⅰ度～浅Ⅱ度，面积17%），须进行保护性隔离。换药前评估操作环境，应整洁、宽敞明亮、安全，符合无菌操作要求。穿脱隔离衣时评估隔离衣状况，应大小合适、无破损、无潮湿。

任务一　卫生手消毒

【主要用物】

手消毒剂。

【实施操作】

一、操作流程

具体操作流程见表 1.2.1。

表 1.2.1　卫生手消毒操作流程

简要流程	操 作 要 点	图　　　示
护士准备	1. 素质要求：服装鞋帽整洁 2. 核对：核对医嘱和执行单	
评估解释	1. 核对解释：核对患者床号、姓名、腕带；解释操作目的、方法、注意事项，以取得配合 2. 评估患者：病情、心理状态及配合度	
操作准备	1. 护士：着装整洁，修剪指甲，戴口罩 2. 用物：在有效期内，放置合理 3. 环境：环境整洁，符合无菌操作要求，光线适中	
操作过程	1. 取手消毒剂：取手消毒剂于掌心，均匀涂抹至整个手掌、手指、手背，必要时增加手腕及腕上 10 cm 2. 揉搓双手（七步洗手法） （1）洗手掌：掌心相对、手指并拢，相互揉搓（图 1.2.1） （2）洗背侧指缝：一手掌心对另一手掌背，沿指缝相互揉搓；双手交换进行揉搓（图 1.2.2） （3）洗掌侧指缝：掌心相对、双手交叉，沿指缝相互揉搓（图 1.2.3）	 图 1.2.1　洗手掌 图 1.2.2　洗背侧指缝 图 1.2.3　洗掌侧指缝

续表

简要流程	操 作 要 点	图 示
操作过程	（4）洗指背：弯曲手指关节，呈半握拳状，放于另一手掌心旋转揉搓；双手交换进行揉搓（图1.2.4） （5）洗拇指：一手握另一手大拇指旋转揉搓；双手交换进行揉搓（图1.2.5） （6）洗指尖：一手五指尖合拢在另一手掌心旋转揉搓；双手交换进行揉搓（图1.2.6） （7）洗手腕、手臂：揉搓手腕、手臂，双手交换进行揉搓（图1.2.7） 3.揉搓待干：按照以上揉搓步骤，直至手部干燥	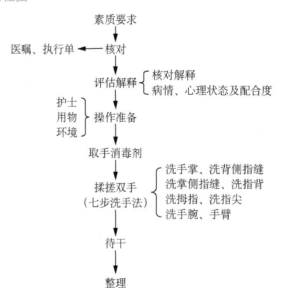 图1.2.4　洗指背 图1.2.5　洗拇指 图1.2.6　洗指尖 图1.2.7　洗手腕、手臂
操作后	按要求整理用物	

二、简要操作流程图

素质要求

医嘱、执行单 ← 核对

评估解释 ⎰ 核对解释
　　　　　 ⎱ 病情、心理状态及配合度

护士 ⎫
用物 ⎬ 操作准备
环境 ⎭

取手消毒剂

揉搓双手 ⎰ 洗手掌、洗背侧指缝
（七步洗手法）⎬ 洗掌侧指缝、洗指背
　　　　　　　 ⎱ 洗拇指、洗指尖
　　　　　　　　 洗手腕、手臂

待干

整理

三、操作注意事项

揉搓双手时，保证消毒剂完全覆盖手、手臂皮肤，揉搓时间至少 15 s，然后自然干燥。

四、健康宣教

向患者解释卫生手消毒的目的、方法。

【操作测评】

操作测评内容见表 1.2.2。

表 1.2.2　卫生手消毒操作评分标准

项　　目		项目总分	操　作　要　求	标准分数	得分	备注
评估	患者情况	5	1. 核对解释 2. 评估病情、心理状态及配合度	3 2		
计划	护士准备	4	1. 服装鞋帽整洁，戴口罩，修剪指甲，取下手表 2. 核对医嘱和执行单	2 2		
	用物准备	4	在有效期内，放置合理	4		
	环境准备	2	环境整洁、宽敞、干燥、安全	2		
实施	取手消毒剂	5	取手消毒剂于掌心，均匀涂抹至整个手掌、手指、手背，必要时增加手腕及腕上 10 cm	5		
	揉搓双手	60	1. 七步洗手法顺序、方法正确 2. 每个部位揉搓用时合理 3. 双手交替完成准确	35 15 10		
	整理	5	按要求整理用物	5		
评价	操作质量	5	1. 操作熟练、正确、动作连贯 2. 操作无污染	2 3		
	操作时间	5	操作时间 < 15 s	5		
	操作态度	5	态度严谨、认真	5		
总分				100		

任务二 无菌技能操作（铺换药盘）

【主要用物】

治疗车上层：治疗盘、无菌持物钳及容器、无菌包（内有无菌治疗巾2块）、无菌贮槽（无菌止血钳、无菌镊子、无菌治疗碗、无菌弯盘）、无菌换药碗包、无菌敷料缸（无菌纱布）、无菌敷料缸（无菌干棉球）、无菌敷料缸（消毒液棉球）、无菌溶液（复方桐叶烧伤油）、免洗手消毒剂、清洁纱布1~2块、医嘱单、执行单等。

治疗车下层：医疗垃圾桶、生活垃圾桶。

【实施操作】

一、操作流程

具体操作流程见表1.2.3。

表1.2.3 无菌技能操作（铺换药盘）流程

简要流程	操 作 要 点	图 示
护士准备	1. 素质要求：服装鞋帽整洁，举止端庄 2. 核对：两人核对医嘱和执行单	
评估解释	1. 核对解释：核对患者床号、姓名、腕带；解释操作目的、方法、注意事项，以取得患者配合 2. 评估患者：评估患者病情、心理状态及配合度	
操作准备	1. 护士：着装整洁，无长指甲，洗手、戴口罩 2. 用物：备齐用物，放置合理 3. 环境：环境整洁、宽敞明亮，操作台平坦、清洁干燥，符合无菌操作要求	
操作过程	1. 擦治疗盘：用清洁纱布擦拭治疗盘底部及四边（呈"Z"字形） 2. 打开无菌包： （1）检查：检查无菌包外化学指示胶带有无变色，检查无菌包的有效期及无菌包有无破损、潮湿 （2）松解：将无菌包放于清洁干燥、平坦的操作台上，解开无菌包系带，放于包布下 （3）打开：用手依次打开无菌包外层包布的外角及左右角，最后打开内角（图1.2.8） （4）取无菌持物钳：检查灭菌指示卡（图1.2.9） （5）取无菌治疗巾：用无菌持物钳夹取无菌治疗巾一块并放于治疗盘内	 图1.2.8 打开无菌包 图1.2.9 取无菌持物钳

简要流程	操 作 要 点	图　　示
操作过程	3. 还原无菌包： （1）还原包布的内角，无菌持物钳放回无菌容器内 （2）用手依次还原包布的左右角及外角 （3）系"一"字结包好无菌包 （4）注明开包日期、时间，24 h 内有效 4. 铺无菌盘： （1）双手捏住无菌治疗巾外面的两角，轻轻散开无菌治疗巾，并双折铺于治疗盘内 （2）双手捏住无菌治疗巾上层外面的两角，轻轻打开并呈扇形折叠边缘向外，无菌治疗巾内面构成无菌区（图 1.2.10） 5. 取、放无菌物品：用无菌持物钳依次从无菌容器内取出治疗碗、止血钳、镊子、弯盘、无菌纱布 2 块、无菌干棉球、消毒液棉球，并放于无菌盘内适当位置 6. 放无菌换药碗： （1）检查无菌换药碗的名称、灭菌标识、有效期及包布有无破损或潮湿 （2）将无菌换药碗包托在手上并打开，再用另一只手将包布四角抓住，后将无菌治疗碗轻轻放于无菌盘内 7. 倒无菌溶液（复方桐叶烧伤油）： （1）检查无菌溶液（名称、剂量、有效期，瓶口有无松动，瓶身、瓶底有无裂痕，对光检查液体质量） （2）手持瓶身，瓶签朝向掌心，打开瓶盖，旋转倒出少量无菌溶液于弯盘内冲洗瓶口 （3）倒适量无菌溶液（复方桐叶烧伤油）于换药碗内，盖瓶盖 （4）剩余溶液如需再用，在瓶签上注明开瓶日期、时间 8. 整理无菌盘：双手捏住无菌治疗巾上半层外面，边缘对齐盖好 9. 记录：注明无菌盘名称及铺盘日期、时间，签名	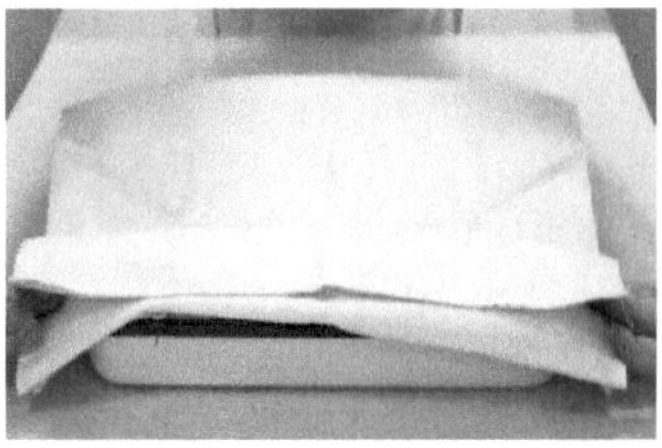 图 1.2.10　铺无菌盘
操作后	1. 用物处理：整理用物、垃圾分类处理 2. 洗手、摘口罩	

二、简要操作流程图

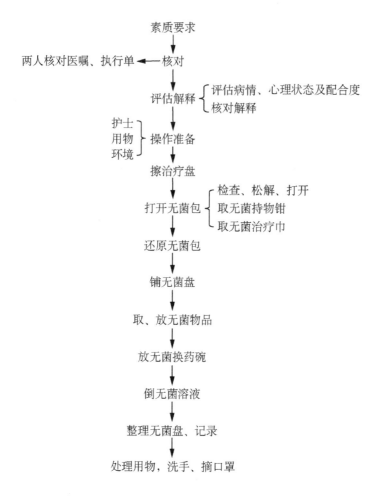

素质要求

两人核对医嘱、执行单 ◄── 核对

评估解释 ┤评估病情、心理状态及配合度
　　　　　└核对解释

护士┐
用物├ 操作准备
环境┘

擦治疗盘

打开无菌包 ┤检查、松解、打开
　　　　　├取无菌持物钳
　　　　　└取无菌治疗巾

还原无菌包

铺无菌盘

取、放无菌物品

放无菌换药碗

倒无菌溶液

整理无菌盘、记录

处理用物，洗手、摘口罩

三、操作注意事项

（1）严格遵循无菌操作原则。

（2）打开无菌包时，手只能接触包布四角的外面，严禁触及包布内面，不可跨越无菌区。

（3）无菌包内物品未用完，应按原折痕包好，系"一"字形包好，注明开包日期、时间，24 h 内有效。

（4）使用无菌持物钳时，钳端始终保持向下，就地使用；取用远处物品时，应携容器一起移至操作处。

（5）取放无菌持物钳时应闭合钳端，不可触及容器口边缘。

（6）倒无菌溶液时，高度要适宜，勿使瓶口接触容器口边缘。

（7）铺好的无菌盘应尽早使用，4 h 内有效。

【操作测评】

操作测评内容见表 1.2.4。

表 1.2.4　无菌技能操作（铺换药盘）评分标准

项　　目		项目总分	操 作 要 求	标准分数	得分	备注
评估	患者情况	6	1. 评估患者病情、心理状态及配合度 2. 核对解释	3 3		
计划	护士准备	3	1. 着装整洁，仪表端庄 2. 洗手、戴口罩方法正确	3		
	用物准备	3	准备齐全、放置合理	3		
	环境准备	3	环境整洁、宽敞明亮，操作台平坦、清洁干燥，符合无菌操作要求	3		
实施	擦治疗盘	3	用清洁纱布擦拭治疗盘底部及四边（"Z"字形）	3		
	打开无菌包	14	1. 检查无菌包外化学指示胶带有无变色，检查无菌包的有效期及无菌包有无破损、潮湿 2. 松解无菌包正确 3. 用手依次打开无菌包正确 4. 取无菌持物钳，检查灭菌指示卡正确 5. 取无菌治疗巾正确	3 2 3 3 3		
	还原无菌包	9	1. 还原包布的内角，无菌持物钳放回无菌容器内 2. 依次还原包布的左右角及外角 3. 系"一"字结包好无菌包 4. 注明开包日期、时间，24 h 内有效	2 3 2 2		
	铺无菌盘	10	1. 捏住无菌治疗巾外面的两角，轻轻散开无菌治疗巾，双折铺于治疗盘内 2. 捏住无菌治疗巾上层外面的两角，轻轻打开并呈扇形折叠边缘向外，无菌治疗巾内面构成无菌区	5 5		
	取、放无菌物品	8	用无菌持物钳依次从无菌容器内取出治疗碗、止血钳、镊子、弯盘、无菌纱布 2 块、无菌干棉球、消毒液棉球，并放于无菌盘内适当位置	8		
	放无菌换药碗	7	1. 正确检查无菌换药碗 2. 正确打开无菌换药碗包，正确放置换药碗	3 4		
	倒无菌溶液（复方桐叶烧伤油）	10	1. 检查无菌溶液（名称、剂量、有效期，瓶口有无松动，瓶身、瓶底有无裂痕，对光检查液体质量） 2. 打开瓶盖，旋转倒出少量无菌溶液于弯盘内冲洗瓶口 3. 倒适量无菌溶液（复方桐叶烧伤油）于换药碗内，盖瓶盖 4. 剩余溶液如需再用，在瓶签上注明开瓶日期、时间	3 2 3 2		

项　　目		项目总分	操　作　要　求	标准分数	得分	备注
实施	整理无菌盘、记录	6	1. 双手捏住无菌治疗巾上半层外面，边缘对齐盖好	3		
			2. 注明无菌盘名称及铺盘日期、时间，签名	3		
	整理洗手	3	1. 用物处理正确	1		
			2. 洗手、摘口罩方法正确	2		
评价	操作质量	9	1. 操作熟练、正确、动作连贯	4		
			2. 查对到位，无菌原则强、操作无污染	5		
	操作时间	3	操作时间 < 15 min	3		
	操作态度	3	态度严谨、认真	3		
总分				100		

附　无菌技能操作（铺导尿盘）

【主要用物】

治疗车上层：治疗盘、无菌持物钳及容器、无菌包（内有无菌治疗巾2块）、无菌治疗碗包、无菌敷料缸（无菌纱布）、无菌敷料缸（无菌干棉球）、无菌敷料缸（碘伏棉球）、无菌器械盒（无菌导尿管2根、无菌止血钳、无菌镊子、无菌小药杯）、无菌手套、无菌洞巾包、无菌液体石蜡、弯盘、免洗手消毒剂、清洁纱布1～2块等。

治疗车下层：医疗垃圾桶、生活垃圾桶。

【实施操作】

一、操作流程

具体操作流程见表1.2.5。

表1.2.5　无菌技能操作（铺导尿盘）流程

简要流程	操作要点	图　示
操作前	1. 素质要求：服装鞋帽整洁，举止端庄 2. 评估：患者病情，导尿管型号及完整性等 3. 准备： 　（1）护士：着装整洁，无长指甲，洗手、戴口罩 　（2）用物：备齐用物（无菌包无破损、无潮湿，其他用物准备齐全，均在有效期内），放置合理 　（3）环境：环境整洁、宽敞明亮，操作台平坦、清洁干燥，符合无菌操作要求	
操作过程	1. 擦治疗盘：用清洁纱布擦拭治疗盘底部及四边（呈"Z"字形） 2. 打开无菌包： 　（1）检查：检查无菌包外化学指示胶带有无变色，检查无菌包的有效期及无菌包有无破损、潮湿 　（2）松解：将无菌包放于清洁干燥、平坦的操作台上，解开无菌包系带，放于包布下 　（3）打开：用手依次打开无菌包外层包布的外角及左右角，最后打开内角 　（4）取无菌持物钳：检查灭菌指示卡 　（5）取无菌治疗巾：用无菌持物钳夹取无菌治疗巾一块并放于治疗盘内（图1.2.11）	 图1.2.11　取无菌治疗巾

简要流程	操 作 要 点	图　　示
操作过程	3. 还原无菌包： （1）还原包布的内角，无菌持物钳放回无菌容器内 （2）用手依次还原包布的左右角及外角 （3）系"一"字结包好无菌包 （4）注明开包日期、时间，24 h 内有效 4. 铺无菌盘： （1）双手捏住无菌治疗巾外面的两角，轻轻散开无菌治疗巾，并双折铺于治疗盘内 （2）双手捏住无菌治疗巾上层外面的两角，轻轻打开并呈扇形折叠边缘向外，无菌治疗巾内面构成无菌区 5. 取、放无菌物品：用无菌持物钳依次从无菌容器内取出治疗碗、无菌纱布 2 块、导尿管 2 根、止血钳、镊子、小药杯、干棉球 2 个、碘伏棉球 4 个，并放于无菌盘内适当位置 6. 倒无菌液体石蜡： （1）检查无菌液体石蜡（名称、有效期，瓶口有无松动，瓶身、瓶底有无裂痕，对光检查液体质量） （2）手持瓶身，瓶签朝向掌心，打开瓶盖，旋转倒出少量液体石蜡于弯盘内冲洗瓶口（图 1.2.12） （3）倒适量无菌液体石蜡于干棉球上，盖瓶盖 （4）剩余液体石蜡如需再用，在瓶签上注明开瓶日期、时间 7. 抛洞巾： （1）检查无菌洞巾包的名称、灭菌标识、有效期及包布有无破损或潮湿 （2）将无菌洞巾包托在手上并打开，再用另一只手将包布四角抓住，后将洞巾轻轻抛进无菌盘内（图 1.2.13） 8. 整理无菌盘： （1）用无菌持物钳整理无菌盘内的无菌物品，摆放合理 （2）双手捏住无菌治疗巾上半层外面，边缘对齐盖好 9. 记录：注明无菌盘名称及铺盘日期、时间，签名	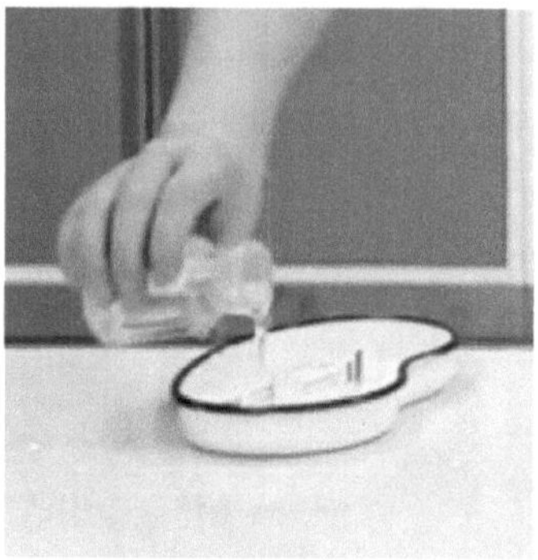 图 1.2.12　倒无菌液体石蜡冲洗瓶口 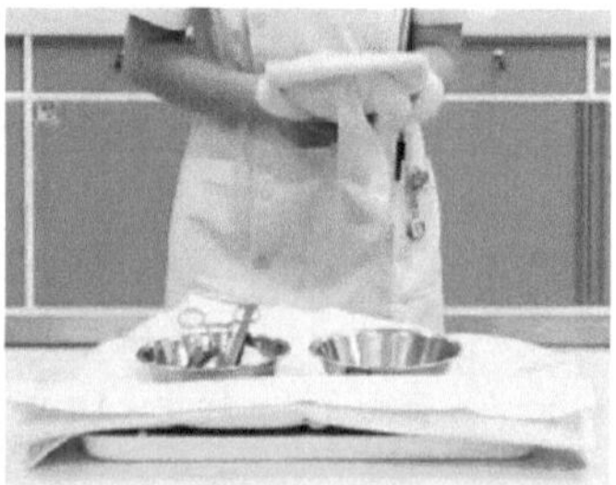 图 1.2.13　抛洞巾
操作后	1. 用物处理：整理用物、垃圾分类处理 2. 洗手、摘口罩	

二、简要操作流程图

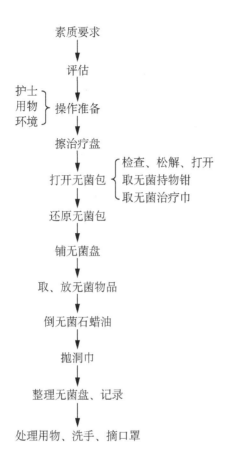

素质要求

↓

评估

↓

护士
用物 }操作准备
环境

↓

擦治疗盘

↓

打开无菌包 { 检查、松解、打开
取无菌持物钳
取无菌治疗巾

↓

还原无菌包

↓

铺无菌盘

↓

取、放无菌物品

↓

倒无菌石蜡油

↓

抛洞巾

↓

整理无菌盘、记录

↓

处理用物、洗手、摘口罩

三、操作注意事项

（1）严格遵循无菌操作原则。

（2）打开无菌包时，手只能接触包布四角的外面，严禁触及包布内面，不可跨越无菌区。

（3）无菌包内物品未用完，应按原折痕包好，系"一"字形包好，注明开包日期、时间，24 h 内有效。

（4）使用无菌持物钳时，钳端始终保持向下，就地使用；取用远处物品时，应携容器一起移至操作处。

（5）取放无菌持物钳时应闭合钳端，不可触及容器口边缘。

（6）倒无菌溶液时，高度要适宜，勿使瓶口接触容器口边缘。

（7）铺好的无菌盘应尽早使用，4 h 内有效。

（8）已打开的无菌包，如未污染有效期为 24 h；已打开的无菌溶液，如未污染有效期为 24 h。

【操作测评】

操作测评内容见表 1.2.6。

表 1.2.6 无菌技能操作（铺导尿盘）评分标准

项 目		项目总分	操 作 要 求	标准分数	得分	备注
评估	患者情况	5	评估患者病情、膀胱充盈情况、会阴皮肤黏膜完整性	5		
计划	护士准备	4	1. 着装整洁，仪表端庄，无长指甲 2. 洗手、戴口罩方法正确	2 2		
	用物准备	3	准备齐全、放置合理	3		
	环境准备	3	环境整洁、宽敞明亮，操作台平坦、清洁干燥，符合无菌操作要求	3		
实施	擦治疗盘	3	用清洁纱布擦拭治疗盘底部及四边（"Z"字形）	3		
	打开无菌包	14	1. 检查无菌包外化学指示胶带有无变色，检查无菌包的有效期及无菌包有无破损、潮湿 2. 松解无菌包正确 3. 用手依次打开无菌包正确 4. 取无菌持物钳，检查灭菌指示卡正确 5. 取无菌治疗巾正确	3 2 3 3 3		
	还原无菌包	9	1. 还原包布的内角，无菌持物钳放回无菌容器内 2. 依次还原包布的左右角及外角 3. 系"一"字结包好无菌包 4. 注明开包日期、时间，24 h 内有效	2 3 2 2		
	铺无菌盘	10	1. 捏住无菌治疗巾外面的两角，轻轻散开无菌治疗巾，双折铺于治疗盘内 2. 捏住无菌治疗巾上层外面的两角，轻轻打开并呈扇形折叠边缘向外，无菌治疗巾内面构成无菌区	5 5		
	取、放无菌物品	6	用无菌持物钳依次从无菌容器内取出治疗碗、无菌纱布 2 块、导尿管 2 根、止血钳、镊子、小药杯、干棉球 2 个、碘伏棉球 4 个，并放于无菌盘内适当位置	6		
	倒无菌液体石蜡	10	1. 检查无菌液体石蜡（名称、有效期，瓶口有无松动，瓶身、瓶底有无裂痕、对光检查液体质量） 2. 手持瓶身，瓶签朝向掌心，打开瓶盖，旋转倒出少量液体石蜡于弯盘内冲洗瓶口 3. 倒适量无菌液体石蜡于干棉球上，盖瓶盖 4. 剩余液体石蜡如需再用，在瓶签上注明开瓶日期及时间	3 3 2 2		
	抛洞巾	8	1. 正确检查无菌洞巾包 2. 正确抛无菌洞巾	3 5		

项	目	项目总分	操 作 要 求	标准分数	得分	备注
实施	整理无菌盘、记录	7	1. 用无菌持物钳整理无菌盘内的无菌物品，摆放合理	2		
			2. 双手捏住无菌治疗巾上半层外面，边缘对齐盖好	2		
			3. 注明无菌盘名称及铺盘日期、时间，签名	3		
	整理洗手	3	1. 用物处理正确	1		
			2. 洗手、摘口罩方法正确	2		
评价	操作质量	9	1. 操作熟练、正确、动作连贯	4		
			2. 查对到位，无菌原则强、操作无污染	5		
	操作时间	3	操作时间 < 15 min	3		
	操作态度	3	态度严谨、认真	3		
总分				100		

任务三　基本隔离技术操作（穿脱隔离衣）

【主要用物】

隔离衣、挂衣架、消毒液或无菌皂液、手刷、流动水洗手池设备、消毒小毛巾或一次性纸巾、污物袋等。

【实施操作】

一、操作流程

具体操作流程见表 1.2.7。

表 1.2.7　基本隔离技术操作（穿脱隔离衣）流程

简要流程	操 作 要 点	图　　示
操作前	1. 评估：患者病情、隔离种类；隔离衣型号、完整性及挂放方式 2. 准备： （1）护士准备：服装鞋帽整洁，仪表端庄，卷袖过肘，洗手、戴口罩 （2）用物准备：备齐用物（隔离衣、挂衣架、消毒液等），放置合理 （3）环境准备：宽敞、安全	
操作过程	1. 穿隔离衣： （1）检查取衣：检查隔离衣有无破损，大小、型号是否合适。手持衣领取下隔离衣，两手分别捏住衣领两端打开隔离衣，使清洁面朝向自己，露出肩袖内口 （2）穿好衣袖：右手持衣领，左手伸入袖内，右手将衣领向上拉，露出左手；换左手持衣领，同法穿右手衣袖，露出右手（图 1.2.14），双手抖袖，露出手腕 （3）系好衣领：两手持衣领，由衣领中央沿着衣领边缘向后扣好领扣（系好带子） （4）扣好袖口：分别扣好左、右袖口（系袖口带子） （5）系好腰带：将隔离衣的一边（腰带下约 5 cm 处）向前拉，直至触到边缘则捏住隔离衣外面边缘（图 1.2.15），同法捏住另一侧边缘；双手在背后将两侧边缘对齐，向一侧折叠，一手按住折叠处，另一手解开腰带活结，将腰带拉至背后折叠处，将腰带在背后交叉，再回到前面打一活结系好 2. 脱隔离衣： （1）解开腰带：解开腰带，在身前打一活结	 图 1.2.14　穿衣袖 图 1.2.15　系腰带

简要流程	操 作 要 点	图 示
操作过程	（2）解开袖口：解开两袖口，将衣袖向上拉至肘部，将部分衣袖塞入上臂工作服衣袖内，充分暴露前臂和双手（图1.2.16） （3）消毒双手：用手刷蘸消毒液或无菌皂液，按照前臂、腕部、手背、手掌、手指、指缝、指甲的顺序进行刷洗（每侧手臂刷30 s），用流水冲净，再重复刷洗一遍，共2 min；最后用消毒小毛巾或一次性纸巾擦干 （4）解开衣领：解开领扣（带子） （5）脱掉衣袖：一手伸入另一手衣袖内拉下衣袖过手（遮住手），再用被衣袖遮盖着的手在衣袖外面拉下另一手衣袖过手（图1.2.17），双手交替拉下衣袖，双臂逐渐退出 （6）整理挂放：双手持衣领，对齐肩缝，挂于衣架上（挂在半污染区清洁面朝外，挂在污染区污染面朝外）	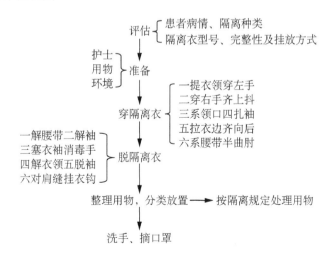 图 1.2.16　塞衣袖 图 1.2.17　脱衣袖
操作后	1. 整理用物，分类放置：按隔离规定处理用物（须更换的隔离衣，脱下后清洁面向外，卷好投入污物袋中） 2. 洗手、摘口罩	

二、简要操作流程图

```
                  评估 ┤ 患者病情、隔离种类
                       └ 隔离衣型号、完整性及挂放方式
                            ↓
      护士 ┐
      用物 ├ 准备
      环境 ┘
                            ↓
                                  ┌ 一提衣领穿左手
                                  │ 二穿右手齐上抖
                       穿隔离衣 ┤ 三系领口四扎袖
                                  │ 五拉衣边齐向后
                                  └ 六系腰带半曲肘
                            ↓
  一解腰带二解袖 ┐
  三塞衣袖消毒手 │
  四解衣领五脱袖 ├ 脱隔离衣
  六对肩缝挂衣钩 ┘
                            ↓
       整理用物，分类放置 ⟶ 按隔离规定处理用物
                            ↓
                       洗手、摘口罩
```

三、操作注意事项

（1）隔离衣大小要合适，须全部遮盖工作服，有破损时不可使用。

（2）隔离衣应每日更换，接触不同病种的患者时应更换，如有潮湿或污染，应立即更换。

（3）穿脱隔离衣过程中，始终保持隔离衣内面及衣领的清洁。

（4）穿好隔离衣后，不得进入清洁区，只能在规定区域内活动。

（5）衣袖勿触及操作者的面部、衣领和帽子。

（6）消毒手时不能沾湿隔离衣，隔离衣也不可触及其他物品。

（7）脱下的隔离衣，如挂在半污染区，清洁面向外；如挂在污染区，则污染面向外。

四、健康宣教

向患者及家属解释采取隔离措施的目的及隔离的方法、注意事项，教会家属探视时穿隔离衣，以防发生交叉感染。

【操作测评】

操作测评内容见表 1.2.8。

表 1.2.8　基本隔离技术操作（穿脱隔离衣）评分标准

项　　目		项目总分	操　作　要　求	标准分数	得分	备注
评估	患者、隔离衣情况	4	1. 评估患者病情、隔离种类	2		
			2. 隔离衣大小是否合适，有无破损、潮湿及挂放方式	2		
计划	护士准备	4	1. 服装鞋帽整洁，仪表端庄	2		
			2. 洗手、戴口罩，卷袖过肘	2		
	用物准备	5	准备齐全，放置合理	5		
	环境准备	2	整洁、宽敞、干燥、安全	2		
实施	穿隔离衣	30	1. 手持衣领从衣架上取下隔离衣，清洁面方向正确	3		
			2. 穿衣袖方法正确，无污染	3		
			3. 系领口方法正确，未污染头面部	5		
			4. 系袖口方法正确	5		
			5. 系腰带方法正确	5		
			6. 隔离衣后背覆盖符合要求	3		
			7. 穿衣时未污染面部、口罩和帽子	6		
	脱隔离衣	35	1. 解腰带方法正确	2		
			2. 卷袖高度符合要求	2		
			3. 消毒双手方法、顺序正确	10		
			4. 解领口方法正确，无污染	5		
			5. 脱衣袖方法正确，无污染	5		
			6. 挂隔离衣方法正确，符合环境要求	5		
			7. 脱隔离衣无污染	6		
	整理	5	1. 用物处理恰当	3		
			2. 洗手、摘口罩方法正确	2		
评价	操作质量	5	1. 操作熟练、正确、动作连贯	3		
			2. 隔离概念清晰，操作无污染	2		
	操作时间	5	操作时间＜ 5 min	5		
	操作态度	5	态度严谨、认真	5		
总分				100		

附 基本隔离技术操作（穿脱防护服）

【主要用物】

速干手消毒剂、医用防护口罩、一次性帽子、防护服、护目镜 / 防护面屏、鞋套、靴套、无菌手套、穿衣镜。

【实施操作】

一、操作流程

具体操作流程见表 1.2.9。

表 1.2.9　基本隔离技术操作（穿脱防护服）流程

简要流程	操作要点	图示
操作前	1. 评估： （1）患者的病情、隔离的种类及措施 （2）防护服：大小是否合适，有无潮湿、破损、污染 2. 准备： （1）护士准备：服装鞋帽整洁，修剪指甲 （2）用物准备：备齐用物，放置合理 （3）环境准备：干净、宽敞、安全	
操作过程	【穿防护服】 1. 按七步洗手法进行手消毒（每步揉搓时间应大于 15 s，应注意清洗双手所有皮肤） 2. 戴医用防护口罩： （1）检查口罩的完整性（有无破损、系带是否牢固） （2）口罩罩住口鼻及下巴，鼻夹部向上紧贴面部，先拉下方系带，再拉上方系带，戴好后调整系带至舒适位置 （3）双手指尖放在金属鼻夹上，根据鼻梁的形状塑造鼻夹（从鼻夹中间位置用手指向内按鼻夹，并从中间位置分别向两侧移动、按压） （4）双手捂住口罩快速呼气或吸气 2 次，检查口罩的密闭性（如果有漏气应重新塑造鼻夹或调整系带，调整到不漏气为止）（图 1.2.18） 3. 戴一次性帽子：将帽子由额前置于脑后，罩住头部，避免头发外露 4. 穿防护服： （1）选择适合型号的防护服，检查有效期、外包装密闭性，打开防护服检查完整性 （2）一手将拉链全部拉开，防护服不可触及地面 （3）遵循先穿下衣、再穿上衣、最后戴帽子（防护服帽子要完全盖住一次性帽子）的原则 （4）将拉链全部拉上，进行密封条密封（图 1.2.19）	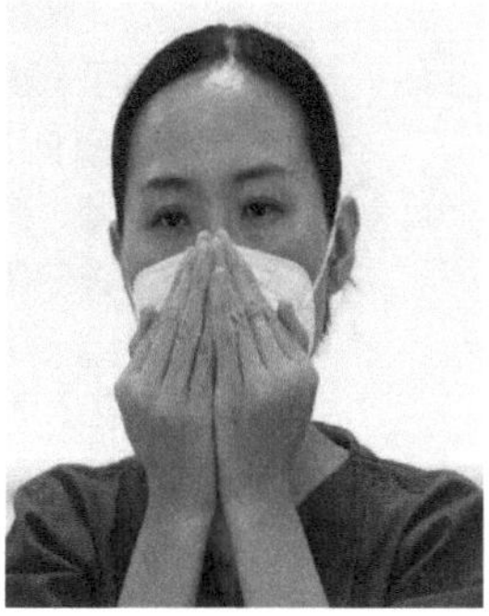 图 1.2.18　检查密闭性 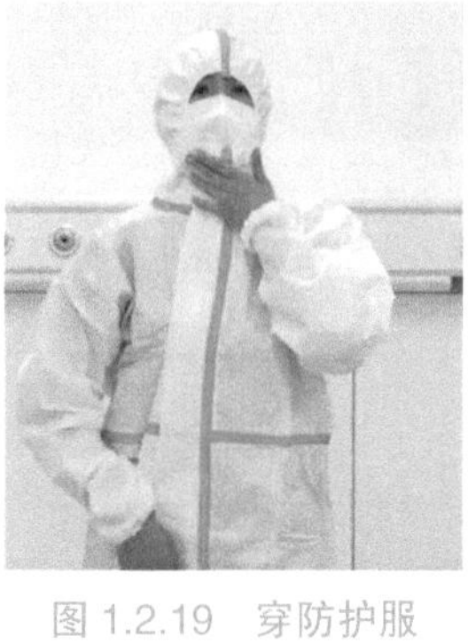 图 1.2.19　穿防护服

简要流程	操 作 要 点	图 示
操作过程	5. 戴护目镜／防护面屏：佩戴前检查有无破损、系带是否牢固，将护目镜／防护面屏置于眼部或头部合适部位，调节松紧度，并检查有无戴牢 6. 戴手套：打开手套包装，检查手套密闭性，佩戴手套（戴手套时，将防护服袖口稍拉向手掌部并固定，用手套把防护服袖口完全包裹） 7. 穿靴套：将靴套包裹住防护服裤腿，系带系紧 8. 对镜检查：对镜全面检查防护用品穿戴情况，确保穿戴符合规范要求。 9. 按七步洗手法进行手消毒（每步揉搓时间应大于15 s，应注意清洗双手所有皮肤） 【脱防护服】 进入一脱间： 1. 按七步洗手法进行手消毒（每步揉搓时间应大于15 s，应注意清洗双手所有皮肤） 2. 摘护目镜／防护面屏：摘除护目镜／双手提拉防护面屏后侧系带摘除防护面屏，手避免碰触护目镜／防护面屏屏面 3. 按七步洗手法进行手消毒（每步揉搓时间应大于15 s，应注意清洗双手所有皮肤） 4. 脱防护服、手套、靴套： （1）解开密封胶条，拉开拉链，向上提拉帽子部分，使帽子脱离头部 （2）双手从内向外向下反卷防护服，边脱边卷，污染面向里，动作轻柔（图1.2.20），防护服、手套、靴套一并脱除 （3）脱去的防护服等放入医疗垃圾桶 5. 按七步洗手法进行手消毒（每步揉搓时间应大于15 s，应注意清洗双手所有皮肤） 进入二脱间： 1. 摘一次性帽子放入医疗垃圾桶 2. 按七步洗手法进行手消毒（每步揉搓时间应大于15 s，应注意清洗双手所有皮肤） 3. 摘医用防护口罩：弯腰抬头，先摘下颈后系带，再摘下耳后系带（摘除过程中手避免碰触口罩污染面，避免口罩碰触身体）（图1.2.21），用手仅捏住口罩的系带丢至医疗垃圾桶 4. 按七步洗手法进行手消毒（每步揉搓时间应大于15 s，应注意清洗双手所有皮肤） 5. 戴一次性医用外科口罩（戴近视眼镜者清洁或消毒眼镜）	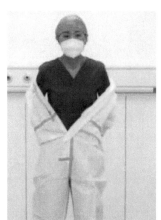 图 1.2.20　脱防护服 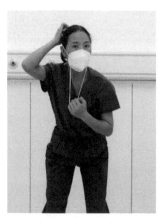 图 1.2.21　摘口罩

二、简要操作流程图

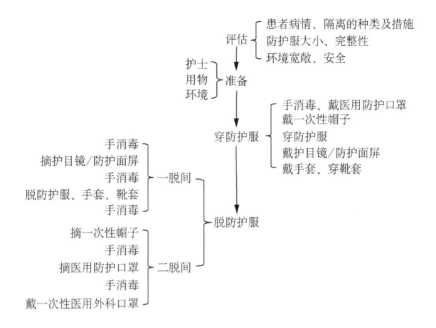

三、操作注意事项

（1）一次性医用外科口罩、医用防护口罩、防护服等防护用品被患者血液、体液、分泌物等污染或发生破损时，应当立即更换。

（2）脱防护服应严格按照区域划分流程，切勿在污染区摘口罩、帽子。

（3）摘护目镜/防护面屏，摘帽子瞬间尽量闭眼。

（4）脱防护服时动作尽量轻柔、熟练，符合操作原则，确保没有未穿戴个人防护用品的人员在场。

四、健康宣教

向患者及家属解释采取隔离措施的目的及隔离的方法、注意事项，以防发生交叉感染。

【操作测评】

操作测评内容见表 1.2.10。

表 1.2.10　基本隔离技术操作（穿脱防护服）评分标准

项　　目		项目总分	操　作　要　求	标准分数	得分	备注
评估	患者、防护服情况	4	1. 评估患者病情、隔离种类及措施 2. 防护服大小是否合适，有无破损、潮湿、污染	2 2		
计划	护士准备	4	1. 服装鞋帽整洁 2. 修剪指甲，取下腕表	2 2		
	用物准备	5	准备齐全，放置合理	5		
	环境准备	2	整洁、宽敞、干燥、安全	2		

项 目		项目总分	操 作 要 求	标准分数	得分	备注
实施	穿防护服	30	1. 手消毒 2. 戴医用防护口罩，密闭性测试 3. 戴一次性帽子 4. 穿防护服 5. 戴护目镜／防护面屏 6. 戴手套、靴套	3 4 3 12 5 3		
	脱防护服	35	一脱间： 手消毒 摘护目镜／防护面屏 手消毒 脱防护服、手套、靴套 手消毒 二脱间： 摘一次性帽子 手消毒、摘医用防护口罩 手消毒、戴一次性医用外科口罩	3 5 3 8 3 3 5 5		
	整理	5	1. 用物处理恰当 2. 洗手、摘口罩方法正确	3 2		
评价	操作质量	5	1. 操作熟练、正确、动作连贯 2. 隔离概念清晰，操作无污染	3 2		
	操作时间	5	操作时间＜5 min	5		
	操作态度	5	态度严谨、认真	5		
总分				100		

生活支持护理技能

 学习目标

1. 具有严谨求实的工作态度，严格遵守无菌操作原则和查对制度，有爱伤观念，确保患者安全。

2. 掌握留置导尿、鼻饲、温水或乙醇拭浴、口腔护理、大量不保留灌肠的操作目的、方法和注意事项。

3. 能够正确、熟练地为患者实施留置导尿、鼻饲、温水或乙醇拭浴、口腔护理、大量不保留灌肠。

【导入案例】

张某，女，60岁，初中学历，农民，于4 h前无明显诱因突然出现左侧肢体无力，站立不能，活动受限，跌倒在地，神志不清，并出现口角歪斜，小便失禁。既往体健，否认高血压、糖尿病、精神疾病史，无肝炎、结核、疟疾病史及密切接触史，无其他手术、外伤、输血史，否认药物、食物过敏史，预防接种史不详。门诊以"脑梗死"收治入院。入院2天后出现发热，体温最高可达39.5 ℃，患者家属述患者5天未排便，触诊腹部较硬实且紧张，可触及包块。

体检：生命体征为T 39.5 ℃，P 85次/min，R 23次/min，BP 183/111 mmHg。患者全身皮肤黏膜无黄染，无出血点。头颅无畸形，额纹对称，双侧眼睑无水肿，结膜无苍白充血，双侧瞳孔等大等圆，直径约2.0 mm，对光反射迟钝，呈浅昏迷状。听诊双肺呼吸音粗，可闻及少许痰鸣音。头颅MR：右侧大脑半球额、颞、顶、枕叶大面积新发脑梗死。诊断：脑梗死，收治入院。

医嘱：予溶栓、抗感染化痰等对症治疗，留置导尿术、鼻饲q4 h、物理降温st、口腔护理bid、大量不保留灌肠st。

【护理评估】

根据提供的病例，评估该患者本次入院相关的病史、身体状况、心理及社会状况等。

1. 健康史　患者4 h前无明显诱因突然出现左侧肢体无力，站立不能，活动受限，跌倒在地，神志不清，并出现口角歪斜，小便失禁。

2. 身体状况　患者既往体健，全身皮肤黏膜完整。口腔状况良好、鼻黏膜完整、无活动性义齿。会阴部、肛周部皮肤黏膜完好。

3. 心理及社会状况　患者初中学历，农民，经济收入不高，既往心理状态良好。现今患者神志不清，不能主动配合治疗。

任务一　留置导尿

【主要用物】

一次性垫巾、弯盘、导管固定贴、一次性导尿包（包内有初次消毒用物：一次性弯盘、镊子1把、碘伏消毒棉球、单只手套；导尿用物：球囊导尿管、导管夹子、镊子2把、碘伏消毒棉球、纱布、洞巾、外包治疗巾、无菌手套、无菌注射器、润滑剂、集尿袋、一次性弯盘）、治疗盘外备大浴巾、手消毒剂。

其他用物：便盆及便盆巾，生活垃圾桶，医疗垃圾桶。

【实施操作】

一、操作流程

具体操作流程见表1.3.1。

表 1.3.1　留置导尿操作流程

简要流程	操　作　要　点	图　　示
护士准备	1. 素质要求：着装整洁，举止端庄 2. 核对：医嘱和执行单	
评估解释	1. 核对解释：核对患者床号、姓名、腕带；解释操作目的、方法、注意事项，以取得配合 2. 评估患者：患者生命体征、意识状态、自理能力、心理状态、对导尿的认知和合作程度、膀胱充盈程度、会阴部皮肤黏膜情况	
操作准备	1. 护士：着装整洁，洗手、戴口罩 2. 用物：备齐用物，放置合理 3. 环境：环境安静、清洁，关闭门窗，遮挡屏风 4. 患者： （1）能自理的患者，嘱其自行洗净会阴；不能自理者应给予协助 （2）协助患者屈膝取仰卧位，两腿外展，注意保护患者隐私，注意患者的心理反应	
操作过程	1. 暴露会阴部： （1）移床旁椅至床尾，将便盆放在床旁椅上 （2）松开盖被，协助患者脱去对侧裤腿，盖在近侧腿部，并盖上浴巾，上身及对侧腿用盖被遮盖 2. 垫巾开包：臀下垫一次性垫巾，弯盘置于会阴处；打开导尿包，取初次消毒用物，将消毒液棉球放入一次性弯盘中	

简要流程	操 作 要 点	图　　示
操作过程	3. 消毒： （1）初步消毒： 　① 左手戴手套，右手持镊子夹消毒棉球依次消毒阴阜、双侧大阴唇 　② 戴手套的手分开大阴唇，消毒双侧小阴唇、尿道口、尿道口至肛门部位，污染棉球置于弯盘内（图 1.3.1） 　③ 消毒完毕，脱下手套置于弯盘内，将弯盘移至床尾处 （2）开包铺巾： 　① 洗手，在患者两腿之间打开导尿包 　② 戴无菌手套，铺洞巾，暴露会阴，使洞巾与治疗巾内层形成一片无菌区域 （3）润滑导尿管：按操作顺序排列好用物，检查导尿管气囊，并将导尿管和集尿袋相连接，润滑导尿管前端（图 1.3.2） （4）再次消毒： 　① 将一次性弯盘贴近外阴，左手拇指与示指分开并固定小阴唇，右手用镊子夹消毒棉球，依次消毒尿道口、双侧小阴唇、尿道口 　② 将污染棉球、一次性弯盘及镊子置于床尾弯盘内 4. 插入导尿管：嘱患者深呼吸（适时给予鼓励），左手继续固定小阴唇，右手将一次性弯盘置于洞巾口旁，更换镊子，夹持导尿管对准尿道口轻轻插入 4～6 cm，见尿液后再进 7～10 cm（图 1.3.3），确认通畅后，气囊内注入无菌生理盐水 10～15 mL 并固定（图 1.3.4）。轻拉导尿管有阻力感，确保固定有效 5. 撤去洞巾：排出尿液后，夹住导尿管尾端，移去洞巾，擦净外阴，脱去无菌手套 6. 固定引流：用安全别针将集尿袋固定于大单上，集尿袋固定位置低于膀胱高度，开放导尿管，观察导出尿液的性状、颜色及量，注意询问患者感受 7. 标识：导尿管末端贴标识，注明置管时间	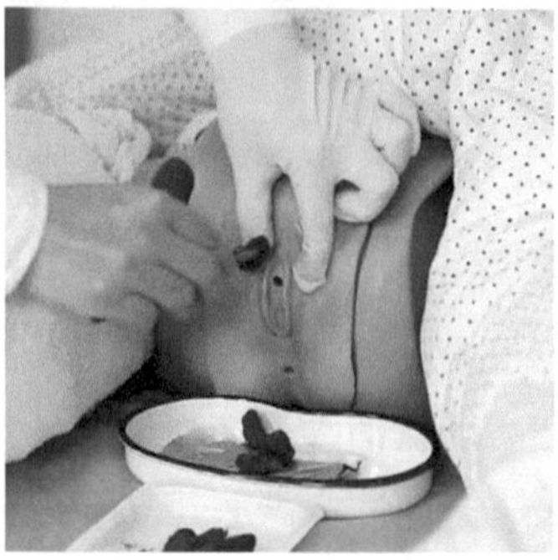 图 1.3.1　初步消毒 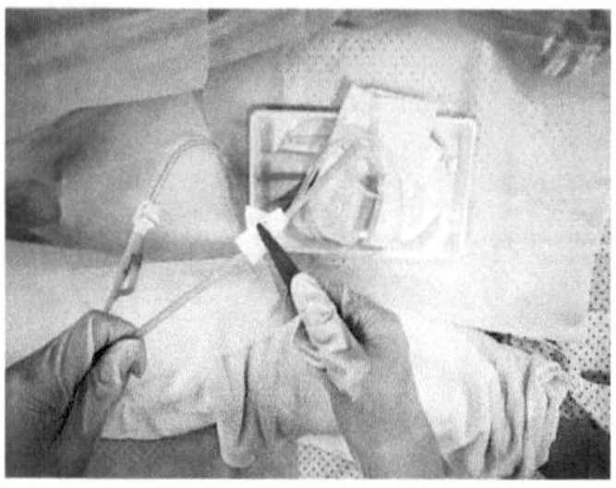 图 1.3.2　润滑导尿管 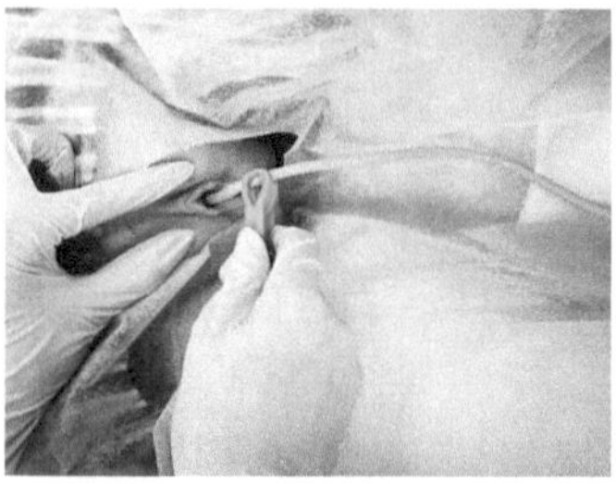 图 1.3.3　插入导尿管 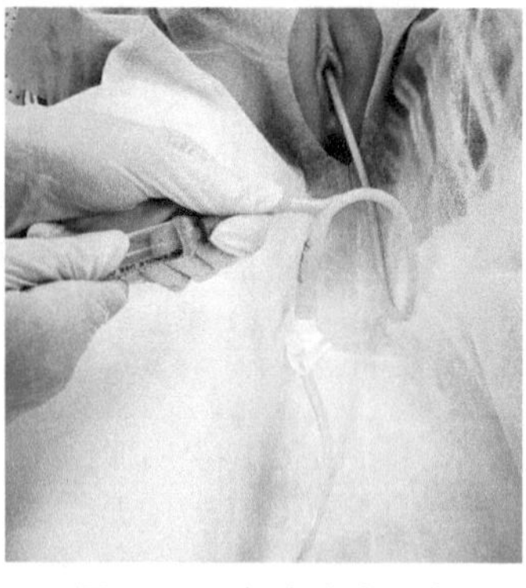 图 1.3.4　气囊注水固定
操作后	1. 整理：协助患者整理衣裤、床单位，恢复舒适体位 2. 用物处理：按规定处理用物 3. 洗手、摘口罩、记录	

二、简要操作流程图

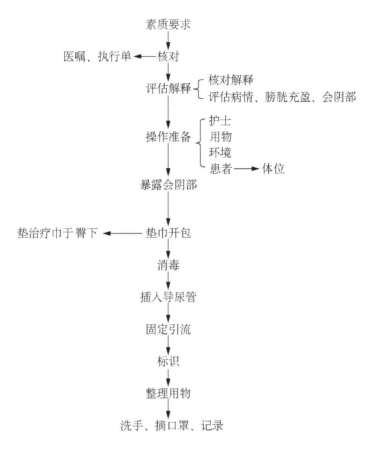

三、操作注意事项

（1）严格执行无菌操作原则，预防泌尿系统感染。导尿过程中，若导尿管触及尿道口以外区域，应重新更换导尿管。

（2）导尿过程中注意保护患者隐私，男患者取仰卧位，两腿外展。

（3）为女患者导尿时，如导尿管误入阴道，应立即拔出，更换无菌导尿管，并重新消毒尿道口再插入。

（4）男女患者插入导尿管长度不同，男患者导尿管对准尿道口插入尿道 20～22 cm，见尿液流出后再插入 1～2 cm；若为留置导尿，需要见尿液流出后再插入 5～7 cm。

（5）尿潴留患者一次导尿量不可超过 1 000 mL，以防出现虚脱和血尿。

（6）保持引流通畅，避免导尿管受压、扭曲、堵塞等导致泌尿系统的感染。

（7）气囊导尿管固定时要注意不能过度牵拉导尿管，以防膨胀的气囊卡在尿道内口，压迫膀胱壁或尿道，导致黏膜组织损伤。

（8）患者离床活动时，应用导管固定贴将导尿管远端妥善固定在大腿上，以防导尿管脱出。集尿袋不得超过膀胱高度并避免挤压，以防尿液反流，导致感染的发生。

四、健康宣教

1. 解释操作目的及注意事项　向患者及家属解释采取留置导尿的目的及注意事项。

2. 导尿知识指导　向患者及家属解释留置导尿管的护理方法，导尿期间尿袋的位置低于膀胱，防止尿液逆流造成感染。协助患者翻身的过程中注意避免管路脱出。

【操作测评】

操作测评内容见表 1.3.2。

表 1.3.2　留置导尿操作评分标准

项　　目		项目总分	操　作　要　求	标准分数	得分	备注
评估	患者情况	5	1. 理解、配合 2. 会阴部皮肤黏膜情况 3. 核对解释	1 2 2		
计划	护士准备	3	1. 洗手、戴口罩方法正确 2. 着装整洁	2 1		
	用物准备	3	1. 准备齐全 2. 放置合理	2 1		
	环境准备	2	遮挡屏风	2		
	患者准备	2	体位安置正确	2		
实施	暴露会阴	5	保暖措施得当，保护隐私	5		
	垫巾开包	3	1. 垫治疗巾 2. 放置弯盘 3. 洗手	1 1 1		
	消毒	35	1. 初次消毒顺序正确 2. 手分开大阴唇 3. 污染棉球位置摆放正确 4. 无菌操作严格 5. 消毒手 6. 导尿包打开方法正确 7. 正确戴手套 8. 洞巾放置正确 9. 铺洞巾方法正确 10. 润滑导尿管 11. 正确连接集尿袋 12. 再次消毒顺序正确 13. 未跨越无菌区 14. 掰开小阴唇再次消毒 15. 无菌物品位置摆放合理	4 2 1 2 2 2 5 2 2 2 2 4 2 1 2		
	插入导尿管	12	1. 用手固定小阴唇 2. 正确插入尿道 3. 插入长度正确 4. 留置导尿气囊注水固定	2 5 2 3		
	撤去洞巾	2	1. 撤洞巾 2. 擦净外阴	1 1		
	固定引流	9	1. 固定导尿管方法正确 2. 操作中未跨越无菌区、无污染 3. 尿袋位置固定正确	3 3 3		

项	目	项目总分	操 作 要 求	标准分数	得分	备注
实施	标识	2	1. 标识贴位置正确 2. 注明置管时间	1 1		
	整理记录	2	1. 患者体位舒适，整理床单位 2. 洗手、摘口罩方法正确，记录准确	1 1		
评价	操作质量	5	1. 动作熟练、步骤正确、连贯 2. 查对规范、操作无污染	3 2		
	操作时间	3	操作时间 < 12 min	3		
	操作态度	5	态度严谨、认真	5		
	指导患者	2	与患者沟通有效，能对患者进行正确指导	2		
总分				100		

任务二 鼻饲

【主要用物】

插管用物：无菌巾内为治疗碗、普通胃管或硅胶胃管、50 mL 注射器、20 mL 注射器、压舌板、镊子、纱布；无菌巾外为治疗巾、液体石蜡、棉签、胶布、夹子或橡胶圈、别针、纸巾、弯盘、听诊器、适量温开水、鼻饲液 200 mL（38～40 ℃）、水温计、手套、手消毒剂。

拔管用物：治疗碗、纱布、治疗巾、弯盘、松节油、棉签、一次性手套等，根据患者情况准备漱口液或口腔护理用物、手消毒剂。

【实施操作】

一、操作流程

具体操作流程见表 1.3.3。

表 1.3.3 鼻饲操作流程

简要流程	操作要点	图示
护士准备	1. 素质要求：着装整洁，举止端庄 2. 核对：医嘱和执行单	
评估解释	1. 核对解释：核对患者床号、姓名、腕带；向患者及家属解释操作目的、过程及配合方法 2. 评估患者：意识状态、配合能力、鼻黏膜情况	
操作准备	1. 护士：着装整洁，洗手、戴口罩 2. 用物：备齐用物，放置合理 3. 环境：整洁、宽敞、干燥、安全 4. 患者：根据病情协助患者取合适体位	
操作过程	【插管法】 1. 核对：备齐用物至床旁，核对患者床号、姓名、住院号、腕带 2. 取下义齿：有活动性义齿者取下活动义齿 3. 安置体位：根据病情协助患者取坐位、半坐卧位或仰卧位；病情较重者可采取右侧卧位；昏迷患者取去枕仰卧位，头向后仰 4. 铺巾放盘：将治疗巾铺于患者颌下，弯盘置于口角旁，备好胶布 5. 清洁鼻腔：观察鼻腔情况，选择通畅一侧，用湿棉签清洁鼻腔 6. 测长标记：取出胃管，用 20 mL 注射器抽取少量空气注入胃管中，检查胃管是否通畅。测量插管长度，成人为前额发际至剑突的距离或鼻尖经耳垂至剑突的距离，测量好长度后做好标记或参照胃管上的刻度（图 1.3.5）	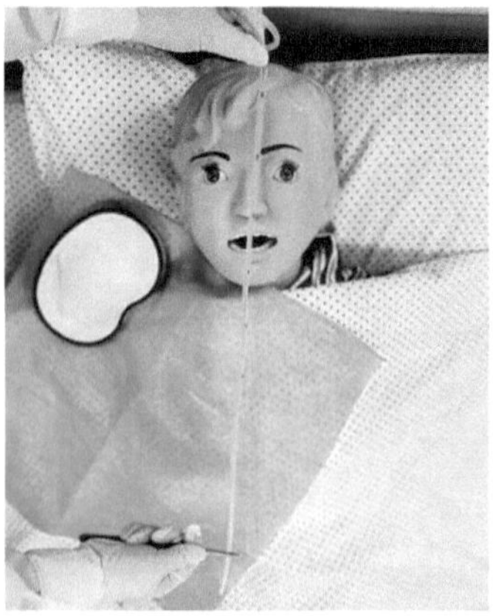 图 1.3.5 测长标记

简要流程	操作要点	图示
操作过程	7. 润滑胃管：将少许液体石蜡倒在纱布上，润滑胃管前端 10～20 cm 8. 规范插管：一手持纱布托住胃管，一手持镊子夹住胃管前端沿一侧鼻孔先稍向上平行，再向后下缓缓插入（图 1.3.6），插入 10～15 cm（清醒患者）时嘱患者做吞咽动作，顺势将胃管插入胃内。昏迷患者应先取去枕仰卧位，头向后仰，当胃管插入 10～15 cm 时，托起患者头部，使下颌靠近胸骨柄慢慢插入至所需长度 9. 确认入胃：确认胃管在胃内的方法有三种。① 用注射器连接胃管末端，回抽出胃液；② 将听诊器放于胃部，用注射器快速注入 10 mL 空气，听到气过水声；③ 将胃管末端放入盛水的治疗碗中无气泡溢出 10. 固定胃管：用胶布固定胃管于鼻翼及一侧面颊部 11. 注入食物：先注入少量温开水，然后灌注流质饮食或药物，再注入少量温开水（每次注入量小于 200 mL，间隔时间大于 2 h） 12. 反折固定：将胃管末端反折并用纱布包好，再用橡皮圈扎紧（或用夹子夹紧），最后用别针固定于患者衣领、大单或枕旁 13. 整理记录：整理用物、床单位，嘱患者维持原卧位 20 min，防止呕吐。洗手，记录鼻饲时间、鼻饲液的种类和量、患者的反应，签名 【拔管法】 1. 核对解释：携用物至床旁，核对患者无误后将治疗巾铺于患者颌下，弯盘置于口角旁，夹紧胃管末端置于弯盘内，揭去胶布 2. 拔出胃管：用纱布包裹近鼻孔处胃管（图 1.3.7），嘱患者深呼吸，在患者呼气时，一手反折胃管拔出，边拔管边用纱布擦胃管，到咽喉处迅速拔出	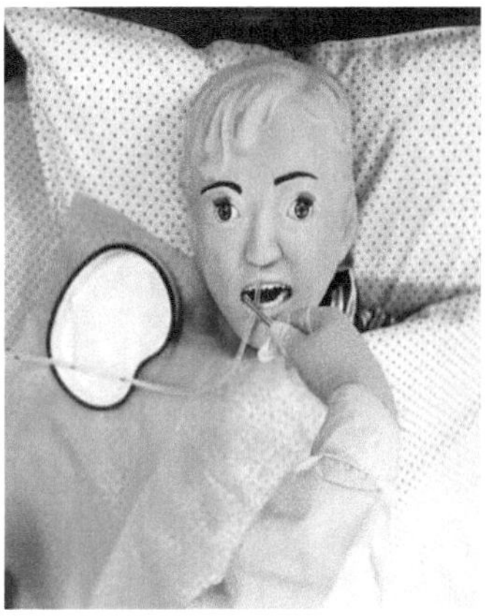 图 1.3.6　规范插管 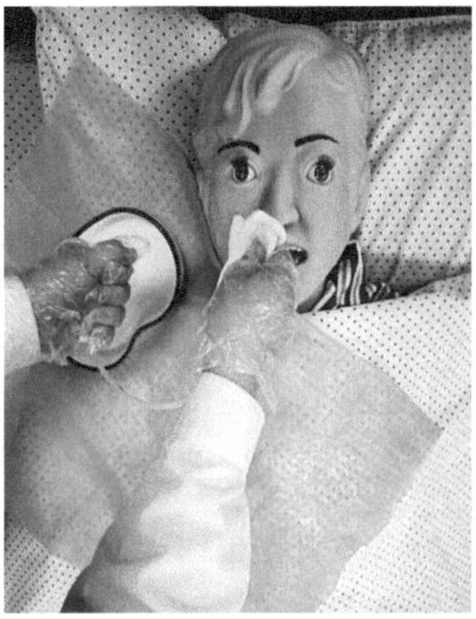 图 1.3.7　拔出胃管
操作后	1. 整理：脱手套，擦净患者面部，擦去胶布痕迹，询问其感受，协助患者取舒适卧位，向其交代注意事项；整理床单位，清理用物，洗手，记录拔管时间及患者反应，签名 2. 用物处理：正确处理用物 3. 洗手、摘口罩、记录	

二、简要操作流程图

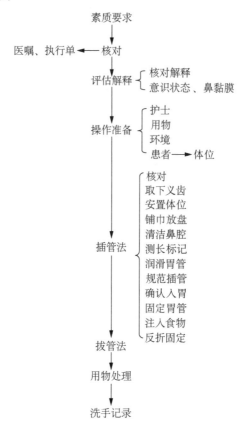

素质要求

医嘱、执行单 ← 核对

评估解释 { 核对解释
意识状态、鼻黏膜 }

操作准备 { 护士
用物
环境
患者 → 体位 }

插管法 { 核对
取下义齿
安置体位
铺巾放盘
清洁鼻腔
测长标记
润滑胃管
规范插管
确认入胃
固定胃管
注入食物
反折固定 }

拔管法

用物处理

洗手记录

三、操作注意事项

（1）插管动作轻柔，尤其是通过食管 3 个狭窄部位（环状软骨水平处、平气管分叉处、食管通过膈肌处）时，避免损伤食管黏膜。同时应避免镊子尖端碰及患者鼻黏膜，以免造成疼痛和损伤。

（2）昏迷患者因吞咽和咳嗽反射消失不能合作，为提高插管的成功率，在插管前将患者头后仰，当插至 10～15 cm 时，用一手将患者头部托起，使下颌靠近胸骨柄以增加咽喉部通道的弧度，便于胃管顺利通过会厌部。

（3）插管过程中如果患者出现恶心、呕吐，可暂停片刻，嘱患者做深呼吸，待缓解后再插入；患者出现呛咳、呼吸困难、发绀，表示胃管误入气管，应立即拔管，休息片刻后再重新插入。插管过程中出现插入不畅，将胃管抽出少许，再小心向前推进或检查患者咽部，了解胃管是否盘曲在口咽部，不得强行插入，以免损伤黏膜。

（4）每次灌食前应先确认胃管是否在胃内，检查胃管插入的深度，确认无误后，方可灌食。每次鼻饲量不超过 200 mL，间隔时间不少于 2 h，鼻饲液的温度应保持在 38～40 ℃。注入鼻饲液的速度不宜过快或过慢，以免引起患者不适。

（5）药物须研碎并充分溶解后注入；新鲜果汁和奶液应分别注入，防止产生凝块。

（6）长期鼻饲者应每天进行口腔护理，普通胃管每周更换一次，硅胶胃管每月更换一次，晚间末次喂食后拔出，翌晨从另一侧鼻孔插入。

（7）食管静脉、胃底静脉曲张，食管癌和食管梗阻的患者禁忌鼻饲。

四、健康宣教

1. 解释操作目的及注意事项 向患者及家属解释鼻饲法的目的、配合方法及注意事项，告知患者及家属勿用手自行拔出胃管，防止患者大幅度翻身、活动，避免胃管受压、脱落。

2. 鼻饲知识指导 向患者及家属讲解注入食物的温度、量及时间间隔，遇到阻塞时家属不可自行处理。

【操作测评】

操作测评内容见表 1.3.4。

表 1.3.4 鼻饲操作评分标准

项 目		项目总分	操 作 要 求	标准分数	得分	备注
评估	患者情况	5	1. 评估患者病情、鼻黏膜情况 2. 核对解释	3 2		
计划	护士准备	3	着装整洁，洗手、戴口罩	3		
	用物准备	3	1. 用物准备齐全 2. 鼻饲管包装完整，无破损，在有效期内	1 2		
	环境准备	2	整洁、宽敞、干燥、安全	2		
	患者准备	2	安置合适体位	2		
实施	插管	50	1. 取下活动义齿 2. 放置治疗巾或弯盘方法正确 3. 备好胶布 4. 检查胃管通畅性 5. 正确测量胃管长度 6. 正确插管，嘱患者做吞咽动作 7. 昏迷患者托起头部 8. 验证方法准确（任选择一种） 9. 正确灌注食物（少量温开水、流质饮食或药物、少量温开水） 10. 注食完毕胃管末端反折 11. 胃管固定在合适位置	3 3 2 6 5 6 5 6 7 4 3		
	拔管	15	1. 正确放置弯盘、治疗巾 2. 拔管让患者深呼吸 3. 在咽喉处迅速拔出 4. 为患者清洁面部、鼻部	2 5 5 3		
	整理	5	1. 用物处理恰当 2. 洗手、摘口罩方法正确	3 2		
评价	操作质量	5	1. 操作熟练、正确，动作连贯 2. 隔离概念清晰，操作无污染	3 2		
	操作时间	5	操作时间＜ 15 min	5		
	操作态度	3	态度严谨、认真	3		
	指导患者	2	护患沟通良好，能对患者进行正确指导	2		
总分				100		

任务三　温水或乙醇拭浴

【主要用物】

大毛巾、小毛巾 2 块、热水袋及布套、冰袋或冰帽、脸盆内盛 32～34 ℃温水 200～300 mL，水温计、手消毒剂、治疗车。酌情准备干净衣裤、屏风、便器。

乙醇拭浴者需要另备 25%～35% 乙醇 200～300 mL，温度 32～34 ℃。

【实施操作】

一、操作流程

具体操作流程见表 1.3.5。

表 1.3.5　温水或乙醇拭浴操作流程

简要流程	操 作 要 点	图　　　示
护士准备	1. 素质要求：着装整洁，举止端庄 2. 核对：医嘱和执行单	
评估解释	1. 核对解释：核对患者床号、姓名、腕带；向家属解释操作目的、方法、注意事项，以取得配合 2. 评估患者：意识状态、自理能力、心理状态、皮肤完整性、对操作的认知合作程度，有无便意	
操作准备	1. 护士：修剪指甲，着装整洁，洗手、戴口罩 2. 用物： （1）备热水袋：内置 50 ℃热水，量为容积的 1/2～2/3，排尽空气，旋紧塞子，擦干外壁，倒提热水袋检查有无漏水，套好布套 （2）备冰袋：将冰块装入冰袋，至容积的 1/2～2/3，其余准备方法同热水袋。也可选用医用冰袋 （3）脸盆内盛 32～34 ℃温水 200～300 mL（或备 25%～35% 乙醇 200～300 mL，32～34 ℃） 3. 环境：温湿度适宜，关闭门窗，遮挡屏风 4. 患者：体位舒适、安全，保护患者隐私	
操作过程	1. 核对：患者床号、姓名、腕带 2. 置冰袋、热水袋：冰袋或冰帽置于头顶部，热水袋置于足底部 3. 脱衣：松开床尾盖被，松解裤带，暴露擦拭部位，大毛巾垫于拭浴部位下 4. 拭浴： （1）方法：将小毛巾浸入温水（或乙醇）中，拧至半干，缠于手上成手套状，以离心方向拭浴；拭浴毕，用大毛巾擦干皮肤，擦拭过程中注意询问患者感受，尽量减少暴露，防止着凉 （2）顺序（先擦拭近侧再擦拭远侧，乙醇法为拍拭）：① 双上肢：患者取仰卧位，脱去上衣。擦拭顺序：颈外侧→肩部→上臂外侧→前臂外侧→手背；侧胸→腋窝→上臂内侧→肘窝→前臂内侧→手心（图 1.3.8）	 图 1.3.8　擦拭近侧上肢

简要流程	操 作 要 点	图 示
操作过程	② 腰背部：患者取侧卧位，暴露背部。擦拭顺序：颈下肩部→背部→臀部（图 1.3.9）。擦拭完毕，穿好上衣 ③ 双下肢：患者取仰卧位，脱裤露出一侧下肢（图 1.3.10） 擦拭顺序： 外侧：髂部→下肢外侧→足背 内侧：腹股沟→下肢内侧→内踝 后侧：臀下→大腿后侧→腘窝→足跟 （3）时间：每侧（四肢、腰背部）3 min，全过程20 min 以内，擦拭完毕，协助患者穿好衣裤 5. 观察告知：撤热水袋，协助患者取舒适体位，观察局部皮肤及其反应，向家属交代注意事项	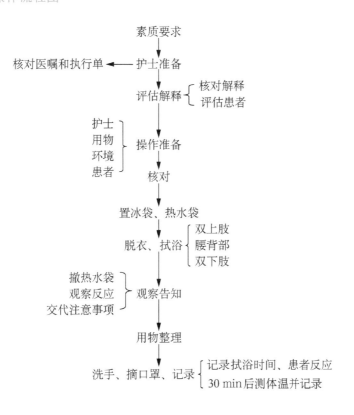 图 1.3.9　擦拭腰背部 图 1.3.10　擦拭近侧下肢
操作后	1. 用物整理：整理床单位，将毛巾、浴巾、热水袋及冰袋布套放入容器中待清洗或消毒 2. 洗手、摘口罩、记录：记录拭浴时间及患者反应，30 min 后复测体温并记录。若体温降至 39 ℃以下，撤去冰袋	

二、简要操作流程图

```
                            素质要求
                               │
                               ▼
          核对医嘱和执行单 ◄──── 护士准备
                               │
                               ▼                ┌ 核对解释
                            评估解释  ───────────┤
                               │                └ 评估患者
           护士 ┐              ▼
           用物 │            操作准备
           环境 │              │
           患者 ┘              ▼
                             核对
                               │
                               ▼
                         置冰袋、热水袋
                               │
                               ▼                ┌ 双上肢
                          脱衣、拭浴  ──────────┤ 腰背部
                               │                └ 双下肢
          撤热水袋 ┐           ▼
          观察反应 │         观察告知
        交代注意事项 ┘          │
                               ▼
                            用物整理
                               │
                               ▼                ┌ 记录拭浴时间、患者反应
                     洗手、摘口罩、记录 ─────────┤
                                                └ 30 min 后测体温并记录
```

三、操作注意事项

（1）观察患者皮肤情况，严格执行交接班制度，避免烫伤或冻伤患者。

（2）随时检查热水袋、冰袋有无破损漏水现象，布套潮湿后应当立即更换。冰融化后应当立即更换。

（3）拭浴过程中注意观察患者反应，如发现面色苍白、打寒战、呼吸及脉搏异常等，应立即停止，并报告医生给予相应处理。若患者有留置管路，翻身及拭浴过程防止管路脱出。

（4）在颈外侧、腋窝、肘窝、掌心、腹股沟、腘窝等大血管表浅处，应稍延长擦拭或拍拭时间，以促进散热。

（5）物理降温时，应当避开患者胸前区、腹部、后颈、耳廓、足底等，以免引起不良反应。

（6）乙醇拭浴时以拍拭的方式进行，避免摩擦方式生热。乙醇拭浴不宜用于新生儿、有出血倾向的患者及乙醇过敏者。

（7）用冰帽时，应当保护患者耳部，防止发生冻伤。

四、健康宣教

1. 解释操作目的及注意事项　向患者及家属解释温水或乙醇拭浴是为了降低患者的体温，在拭浴过程中密切观察患者反应，如患者出现不适，立即停止，并通知医生给予相应处理。

2. 知识指导　向患者及家属讲解温水或乙醇拭浴时在颈外侧、腋窝、肘窝、掌心、腹股沟、腘窝等大血管表浅处，稍延长擦拭或拍拭时间，可以促进散热。

【操作测评】

操作测评内容见表 1.3.6。

表 1.3.6　温水或乙醇拭浴操作评分标准

项　　目		项目总分	操　作　要　求	标准分数	得分	备注
评估	患者情况	6	1. 意识状态、自理能力、心理状态、皮肤完整性、对操作的认知及合作程度，是否有便意 2. 核对解释	4 2		
计划	护士准备	2	着装整洁，修剪指甲，洗手、戴口罩	2		
	用物准备	3	1. 准备齐全，放置合理 2. 温水或乙醇温度适宜	2 1		
	环境准备	2	温湿度适宜，关闭门窗，用床帘或屏风遮挡	2		
	患者准备	2	体位舒适，按需排尿	2		
实施	擦拭上肢	19	1. 核对准确 2. 头顶部放置冰袋或戴冰帽，足底部放置热水袋。 3. 安置患者，松解裤带 4. 擦拭双上肢手法正确，动作轻柔，擦拭顺序：颈外侧→肩部→上臂外侧→前臂外侧→手背；侧胸→腋窝→上臂内侧→肘窝→前臂内侧→手心	2 4 3 5 5		

项 目		项目总分	操 作 要 求	标准分数	得分	备注
实施	擦拭腰背	9	1. 患者取侧卧位，擦拭顺序：颈下肩部→背部→臀部 2. 擦拭完毕，穿好上衣	5 4		
	擦拭下肢	28	1. 暴露一侧下肢，先近侧后对侧，擦拭顺序： 　外侧：髂部→下肢外侧→足背 　内侧：腹股沟→下肢内侧→内踝 　后侧：臀下→大腿后侧→腘窝→足跟 2. 为患者穿裤 3. 擦拭完毕，取下热水袋 4. 安置患者，取舒适体位	 5 5 5 5 5 3		
	整理	14	1. 用物处理正确 2. 洗手、摘口罩方法正确 3. 准确记录拭浴时间、效果、患者的反应	5 4 5		
评价	操作质量	6	1. 操作熟练、轻柔，查对规范 2. 注意保护患者隐私、关心患者 3. 操作中注意观察患者变化	2 2 2		
	操作时间	3	操作时间＜25 min	3		
	操作态度	3	态度严谨、认真	3		
	指导患者	3	与患者沟通有效，能对患者进行正确指导	3		
总分				100		

任务四　口腔护理

【主要用物】

治疗车上层：治疗盘内备治疗碗 2 个（一个盛温水，另一个盛漱口溶液浸湿的无菌棉球、弯血管钳、镊子）、压舌板、吸水管、纱布、弯盘、手电筒、治疗巾、液体石蜡、棉签，必要时备开口器。治疗盘外备手消毒剂，根据患者情况备口腔外用药、漱口溶液。

治疗车下层：生活垃圾桶、医疗垃圾桶。

【实施操作】

一、操作流程

具体操作流程见表 1.3.7。

表 1.3.7　口腔护理操作流程

简要流程	操作要点	图示
护士准备	1. 素质要求：着装整洁，仪表端庄 2. 核对：双人核对医嘱和执行单	
评估解释	1. 核对解释：核对患者床号、姓名、腕带；解释操作目的、过程及配合方法 2. 评估患者：病情、意识状态、心理状况、有无佩戴义齿，以及患者口唇、牙齿、牙龈、口腔黏膜和口腔气味等情况	
操作准备	1. 护士：着装整洁，洗手、戴口罩 2. 用物：各用物已备齐，均在有效期内，放置合理 3. 环境：宽敞、明亮、整洁 4. 患者：根据病情协助患者取舒适体位，让患者及家属了解口腔护理的目的、方法、注意事项及配合要点	
操作过程	1. 核对：携用物至床旁，核对患者床号、姓名、腕带 2. 安置体位：协助患者取侧卧、仰卧或半坐卧位，头偏向护士 3. 铺巾置盘：患者颌下铺治疗巾，弯盘放于口角旁 4. 湿润口唇：用棉签蘸取温水湿润患者口唇、口角 5. 观察口腔：嘱患者张口（昏迷患者或牙关紧闭者可用开口器），护士一手拿手电筒，另一手用压舌板轻轻撑开颊部，观察口腔情况（有无出血、炎症、溃疡等）；有活动性义齿者取下义齿，将义齿浸泡于清水中（图 1.3.11） 6. 协助漱口：协助患者（清醒）漱口（昏迷者禁忌漱口） 7. 擦洗口腔： （1）清点棉球个数 （2）牙外侧面：嘱患者咬合上、下齿，用压舌板撑开左侧颊部，用弯血管钳夹取棉球沿牙缝由上至下、由臼齿至门齿纵向擦洗；同法擦洗右侧牙外侧面（图 1.3.12）	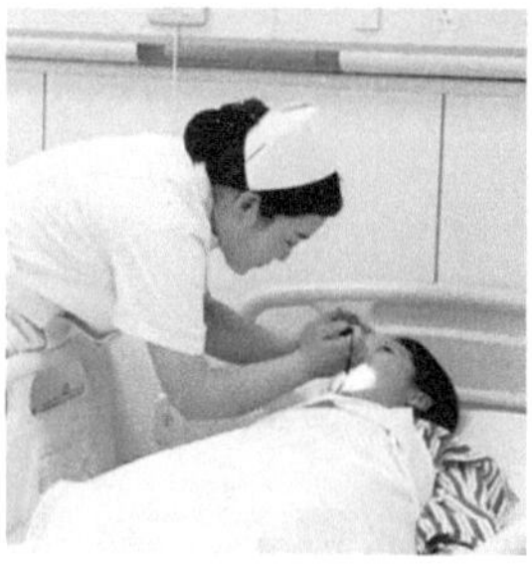 图 1.3.11　观察口腔 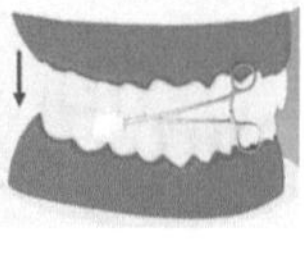 图 1.3.12　擦洗牙外侧面

简要流程	操作要点	图示
操作过程	（3）牙内侧面、咬合面：嘱患者张开上、下齿，依次擦洗左侧牙齿的上内侧面、上咬合面、下内侧面、下咬合面，弧形擦洗左侧牙齿的颊部。同法擦洗右侧（图1.3.13） （4）硬腭、舌面及舌下：由内向外擦洗硬腭、舌面（图1.3.14）及舌下，勿触及咽部，以免引起患者恶心 8. 漱口撤盘：协助患者漱口，用纱布擦净口唇周围水渍，撤去弯盘，清点棉球个数 9. 观察涂药：用手电筒观察口腔情况（是否擦洗干净），口腔黏膜如有溃疡、真菌感染等，将外用药涂于患处，口唇干裂者可涂液体石蜡	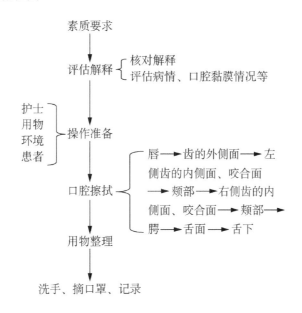 图 1.3.13 擦洗牙内侧面 图 1.3.14 擦洗舌面
操作后	1. 整理：撤下治疗巾，协助患者取舒适卧位，交代注意事项、整理床单位 2. 用物处理：按规定处理用物 3. 洗手、摘口罩、记录	

二、简要操作流程图

素质要求

评估解释 { 核对解释
           评估病情、口腔黏膜情况等

护士
用物 } 操作准备
环境
患者

口腔擦拭 { 唇 → 齿的外侧面 → 左
           侧齿的内侧面、咬合面
           → 颊部 → 右侧齿的内
           侧面、咬合面 → 颊部 →
           腭 → 舌面 → 舌下

用物整理

洗手、摘口罩、记录

三、操作注意事项

（1）擦洗过程中动作轻柔，特别是对凝血功能障碍者，防止碰伤口腔黏膜及牙龈。

（2）昏迷患者禁忌漱口；需要用张口器时，应从白齿处放入，注意用力不可过猛。

（3）擦洗时棉球不可过湿，以防患者将溶液吸入呼吸道；棉球应用血管钳夹紧，每次一个，防止遗留在口腔内。

（4）操作前后应正确清点棉球数量，操作前后棉球数量应一致。

（5）有活动性义齿者应取下义齿，用清水刷洗干净，漱口后带上；暂时不用时可浸泡于清水中，每日更换清水。

（6）传染病患者使用后的用物须按消毒隔离原则处理。

四、健康宣教

1. 解释操作目的及配合方法　向患者及家属解释口腔护理的操作目的及配合方法。

2. 口腔知识指导　向患者及家属讲解口腔卫生的注意事项，及时观察口腔情况。

【操作测评】

操作测评内容见表 1.3.8。

表 1.3.8　口腔护理操作评分标准

项　目		项目总分	操　作　要　求	标准分数	得分	备注
评估	患者情况	4	1. 核对解释 2. 评估患者病情、隔离措施及局部伤口等情况	2 2		
计划	护士准备	2	着装整洁，洗手、戴口罩	2		
	用物准备	5	准备齐全，放置合理	5		
	环境准备	2	整洁、宽敞、干燥、安全	2		
	患者准备	2	患者理解并配合	2		
实施	核对	5	核对患者床号、姓名、腕带	5		
	安置体位	10	1. 患者体位舒适正确 2. 取义齿方法正确	5 5		
	铺巾置盘	5	治疗巾及弯盘放置正确	5		
	检查	5	检查口腔方法正确	5		
	擦拭	35	1. 正确擦洗外侧面 2. 正确擦洗内侧面 3. 正确擦洗咬合面 4. 正确擦洗颊部 5. 正确擦洗硬腭 6. 正确擦洗舌面 7. 正确擦洗舌下	5 5 5 5 5 5 5		
	整理	10	1. 患者体位舒适，整理床单位 2. 垃圾分类处理，用物处理正确 3. 洗手、摘口罩方法正确	3 3 4		
评价	操作质量	5	操作熟练、正确、动作连贯	5		
	操作时间	4	操作时间 < 10 min	4		
	操作态度	3	态度严谨、认真	3		
	指导患者	3	护患沟通良好，正确指导患者	3		
总分				100		

任务五　大量不保留灌肠

【主要用物】

治疗盘、灌肠溶液（大量杯内盛 0.1%~0.2% 肥皂水 500~1 000 mL，或按医嘱准备）、一次性灌肠袋、弯盘、润滑剂、棉签、卫生纸、治疗巾、手套、水温计、便盆及便盆巾、医疗垃圾桶、生活垃圾桶；另备输液架。

【实施操作】

一、操作流程

具体操作流程见表 1.3.9。

表 1.3.9　大量不保留灌肠操作流程

简要流程	操 作 要 点	图　　　　示
护士准备	1. 素质要求：着装整洁、举止端庄 2. 核对：医嘱和执行单	
评估解释	1. 核对解释：核对患者床号、姓名、腕带；解释操作目的、过程及配合方法 2. 评估患者：患者生命体征、心理状态、自理能力、对灌肠的认知和合作程度，有无灌肠禁忌证，肛周皮肤、黏膜完好	
操作准备	1. 护士：着装整洁，洗手、戴口罩 2. 用物：备齐用物，放置合理 3. 环境：整洁、宽敞、干燥、安全 4. 患者：让患者及家属了解大量不保留灌肠的目的、方法、注意事项及配合要点	
操作过程	1. 核对：核对患者床号、姓名、腕带 2. 安置体位：协助患者取左侧卧位，双膝屈曲，褪裤至膝部，臀齐床沿，注意保暖及保护患者的隐私 3. 垫巾、挂灌肠袋： 　（1）将治疗巾铺于患者臀下，弯盘放于臀边 　（2）检查并打开灌肠袋，关闭灌肠器引流管上的开关，将测量好温度的灌肠液倒入灌肠袋内，并挂于输液架上，液面距肛门 40～60 cm，暴露臀部（图 1.3.15） 4. 润管排气：戴手套，用液体石蜡润滑肛管前段，排尽肛管内空气，夹管 5. 插管灌液： 　（1）一手垫纸巾分开肛门，暴露肛门，嘱患者深呼吸，另一手将肛管轻轻插入直肠 7～10 cm（图 1.3.16），小儿插入深度为 4～7 cm 　（2）固定肛管，打开引流管开关，使液体缓缓流入	 图 1.3.15　垫巾、挂灌肠袋

简要流程	操 作 要 点	图 示
操作过程	6. 观察处理：观察袋内液面下降情况，并随时询问患者感受，根据患者反应控制灌肠液流速 7. 拔出肛管：等待溶液流尽时，夹住肛管，用纸巾包住肛管轻轻拔出，将肛管放入医疗垃圾桶，擦净肛门，脱手套	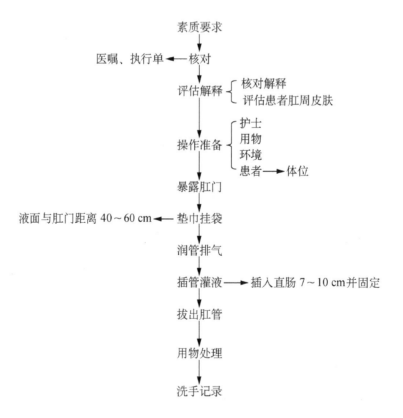 图 1.3.16　插管灌液
操作后	1. 整理：协助患者穿裤，取舒适体位，整理床单位，嘱其尽可能保留 5～10 min 后再排便 2. 用物处理：按规定处理用物 3. 洗手、摘口罩、记录	

二、简要操作流程图

素质要求

医嘱、执行单 ◀—— 核对

评估解释 { 核对解释 / 评估患者肛周皮肤

操作准备 { 护士 / 用物 / 环境 / 患者 ——▶ 体位

暴露肛门

液面与肛门距离 40～60 cm ◀—— 垫巾挂袋

润管排气

插管灌液 ——▶ 插入直肠 7～10 cm 并固定

拔出肛管

用物处理

洗手记录

三、注意事项

（1）妊娠、急腹症、消化道出血和严重心血管疾病的患者禁忌灌肠。

（2）为伤寒患者灌肠时，溶液量不得超过 500 mL，压力要低（液面距肛门高度不超过 30 cm）。

（3）肝性脑病患者禁用肥皂水灌肠，减少氨的产生和吸收，以免加重中毒程度；充血性心力衰竭和水钠潴留的患者禁用生理盐水灌肠，以免加重体液潴留，增加心脏负担。

（4）准确把握灌肠液的温度、浓度、流速、压力和溶液的量。

（5）插管时避免过度用力，以免损伤肠黏膜。

（6）液面下降过慢或停止多是因为肛管前端孔道被阻塞，可移动肛管或挤捏肛管，使堵塞管孔粪便脱落。

（7）密切观察患者的反应：如患者有腹胀或便意，应嘱其做深呼吸，同时适当降低灌肠袋的高度，以减轻不适。若出现面色苍白、出冷汗、脉速、剧烈腹痛、心慌气急等症状，应立即停止灌肠，并通知医生进行处理。

四、健康宣教

1. 疾病知识指导　向患者及家属讲解维持正常排便习惯的重要性，指导患者及家属保持健康习惯以维持正常排便。

2. 灌肠知识指导　向患者及家属说明灌肠前应先排尿，以免灌肠过程中膀胱充盈，产生尿意，灌肠过程中如有便意，可深呼吸。灌肠后尽可能保留 5～10 min 再排便。

【操作测评】

操作测评内容见表 1.3.10。

表 1.3.10　大量不保留灌肠操作评分标准

项　目		项目总分	操 作 要 求	标准分数	得分	备注
评估	患者情况	5	1. 判断意识 2. 肛周皮肤黏膜完整 3. 核对解释	1 2 2		
计划	护士准备	3	1. 洗手 2. 戴口罩	2 1		
	用物准备	3	1. 准备齐全 2. 放置合理	2 1		
	环境准备	2	用屏风遮挡	2		
	患者准备	2	体位安置正确	2		
实施	暴露肛门	5	保暖、保护隐私措施得当	5		
	垫巾挂袋	15	1. 垫治疗巾、放弯盘 2. 灌肠液倒入灌肠袋无外流、适量 3. 灌肠液温度、压力适宜 4. 灌肠袋高度合适	3 2 5 5		
	润管排气	10	1. 戴手套 2. 润滑肛管长度、方法正确 3. 排尽管内空气，正确夹闭	2 3 5		

项 目		项目总分	操 作 要 求	标准分数	得分	备注
实施	插管灌液	30	1. 分开臀部、露出肛门手法正确 2. 插管方法正确、深度适宜 3. 正确固定肛管，放开管夹 4. 液体灌入速度适宜 5. 观察患者反应，并询问感受 6. 处理灌液故障方法正确	5 5 10 3 2 5		
	拔出肛管	10	1. 拔管方法正确 2. 擦净肛门方法正确，撤用物、脱手套适时 3. 协助患者穿裤、平卧方法正确	2 5 3		
评价	操作质量	5	1. 操作熟练、正确、动作连贯 2. 概念清晰，操作无污染	3 2		
	操作时间	3	操作时间 < 6 min	3		
	操作态度	5	态度严谨、认真	5		
	指导患者	2	护患沟通良好，能对患者进行正确指导	2		
总分				100		

给药治疗与护理技能

 学习目标

1. 具有严谨求实的工作态度，严格遵守无菌操作原则和查对制度，关爱患者，具备良好的沟通应变能力及团队协作能力。

2. 掌握青霉素皮试液配制、皮内注射、密闭式周围静脉输液、皮下注射、肌内注射、氧气雾化吸入、静脉血标本采集、密闭式间接静脉输血的操作目的、要点和注意事项；熟悉相关操作的护理评估、健康宣教。

3. 能够熟练、正确地为患者实施青霉素皮试液配制、皮内注射、密闭式周围静脉输液、皮下注射、肌内注射、氧气雾化吸入、静脉血标本采集、密闭式间接静脉输血。

【导入案例一】

李某，女，48岁，本科学历。主诉：发热、咳嗽、咳痰1周，加重1天。1周前外出受凉后出现发热，体温最高达39℃，伴畏寒、寒战、盗汗、胸闷，发热无早晚时间规律。咳嗽、咳少量黄痰，痰液黏稠，不易咳出。自服"连花清瘟颗粒"等治疗，效果不佳，来我院就诊。述既往身体健康状况良好。

体检：生命体征为 T 38.4 ℃，P 104 次/min，R 22 次/min，BP 125/85 mmHg，患者神志清楚，急性面容，精神欠佳，听诊双肺呼吸音粗，可闻及湿啰音，双侧扁桃体正常，颈部浅表淋巴结未见肿大。辅助检查：X 线胸片显示双肺片状影。诊断：肺炎，收治入院。

医嘱：0.9% 氯化钠注射液 100 mL+ 注射用哌拉西林钠他唑巴坦钠 4.5 g，ivdrip，bid；青霉素皮试 st 等。

【护理评估】

1. 健康史　评估患者青霉素用药史、过敏史及家族史、静脉治疗方案、药物性质、自理能力等。李某既往身体健康状况良好。

2. 身体状况　患者双下肺感染，出现发热、胸闷、胸痛、乏力、咳嗽、咳痰等症状。已就餐，注射部位皮肤完整，无感染、硬结、瘢痕、出血点，未做治疗，手背静脉充盈、弹性良好，可以进行过敏试验及静脉输液。

3. 心理及社会状况　患者神志清楚，情绪稳定，能理解过敏试验及输液目的并主动配合治疗。

任务一　青霉素皮试液配制

【主要用物】

治疗车上层：治疗盘、注射用青霉素钠（80 万 U）、10 mL 注射用生理盐水、无菌注射器（1 mL、5 mL）、1 mL 无菌针头、75% 乙醇、安尔碘、棉签、砂轮、启瓶器、弯盘、医嘱单、执行单、免洗手消毒剂。另备 0.1% 盐酸肾上腺素。

治疗车下层：医疗垃圾桶、生活垃圾桶、锐器盒。

【实施操作】

一、操作流程

具体操作流程见表 1.4.1。

表 1.4.1　青霉素皮试液配制操作流程

简要流程	操　作　要　点	图　　示
护士准备	1. 素质要求：服装鞋帽整洁，语言流畅，态度和蔼 2. 核对：核对医嘱单和执行单，签名	
评估解释	1. 核对解释：核对患者床号、姓名、腕带；解释操作目的、方法、注意事项，以取得配合 2. 评估患者：评估患者用药史、过敏史及家族史、进食情况及注射部位皮肤情况	
操作准备	1. 护士：工作服整洁，洗手、戴口罩 2. 用物：备齐用物，放置合理 3. 环境：环境整洁，符合无菌操作要求，光线适中 4. 患者：患者知情同意，积极配合，体位舒适	
操作过程	1. 核对检查：核对并检查青霉素钠、生理盐水，以及无菌注射器的包装、质量、有效期 2. 消毒密封瓶：开启青霉素瓶盖，常规消毒 3. 溶解药液：用 5 mL 无菌注射器吸取生理盐水 4 mL，注入青霉素钠（80 万 U）密封瓶中摇匀（每毫升溶液含青霉素钠 20 万 U） 4. 稀释药液：用 1 mL 无菌注射器配制皮试液 （1）取上液 0.1 mL+ 生理盐水 0.9 mL，摇匀（每毫升溶液含青霉素钠 2 万 U）（图 1.4.1） （2）推剩余上液 0.1 mL+ 生理盐水 0.9 mL，摇匀（每毫升溶液含青霉素钠 2 000 U）（图 1.4.2） （3）推剩余上液 0.1~0.25 mL+ 生理盐水 0.9~0.75 mL，摇匀（每毫升溶液含青霉素钠 200~500 U） 5. 标识备用：更换 1 mL 针头，标注名称、配制日期、时间，放于无菌盘内备用	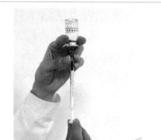 图 1.4.1　抽取青霉素钠溶液 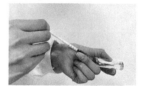 图 1.4.2　稀释青霉素钠溶液

简要流程	操 作 要 点	图　　示
操作后	1. 用物处理：整理用物，垃圾分类处理 2. 洗手、摘口罩	

二、简要操作流程图

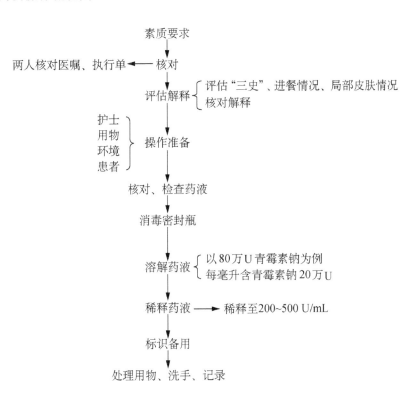

素质要求

两人核对医嘱、执行单 ←── 核对

评估解释 { 评估"三史"、进餐情况、局部皮肤情况
核对解释

护士
用物
环境
患者 } 操作准备

核对、检查药液

消毒密封瓶

溶解药液 { 以80万U青霉素钠为例
每毫升含青霉素钠20万U

稀释药液 ──→ 稀释至200~500 U/mL

标识备用

处理用物、洗手、记录

三、操作注意事项

（1）皮试液配制过程中应严格执行查对制度、遵循无菌技术原则。

（2）进行皮试液配制时，抽吸药液剂量要准确，每次抽吸后应充分混匀，以确保皮试液浓度的准确性。

（3）配制好的皮试液极不稳定，放置过久除引起效价降低外，还可分解产生致敏物质，因此，青霉素应现用现配。配制皮试液或溶解青霉素的生理盐水应专用。

四、健康宣教

向患者解释操作目的，告知做过敏试验前不宜空腹，防止低血糖反应与过敏反应表现相混淆，影响结果判断，并应积极主动说明有无青霉素过敏史，以预防过敏反应的发生。

【操作测评】

操作测评内容见表 1.4.2。

表 1.4.2　青霉素皮试液配制操作评分标准

项　目		项目总分	操　作　要　求	标准分数	得分	备注
评估	患者情况	7	1. 评估患者"三史"、进食情况正确 2. 评估患者注射部位皮肤情况 3. 核对解释	3 2 2		
计划	护士准备	2	洗手、戴口罩方法正确	2		
	用物准备	2	准备齐全，放置合理	2		
	环境准备	2	环境整洁，符合无菌操作要求，光线适中	2		
	患者准备	2	知情同意，积极配合，体位舒适	2		
实施	配皮试液	60	1. 核对、检查药物全面、正确 2. 消毒密封瓶方法正确；选择注射器、针头正确 3. 溶解药液：抽吸药液、摇匀药液方法正确 4. 稀释药液：稀释药液步骤、方法正确，排气方法正确 （1）取上液 0.1 mL+ 生理盐水 0.9 mL，摇匀 （2）推剩余上液 0.1 mL+ 生理盐水 0.9 mL，摇匀 （3）推剩余上液 0.1～0.25 mL+ 生理盐水 0.9～0.75 mL，摇匀	10 10 10 10 10 10		
	标识备用	10	1. 更换 1 mL 针头 2. 标注溶液名称、配制日期和时间，放无菌盘内备用	5 5		
评价	操作质量	6	1. 操作熟练、正确、动作连贯 2. 查对到位，无菌原则强，操作无污染	3 3		
	操作时间	3	操作时间< 10 min	3		
	操作态度	3	态度严谨、认真	3		
	指导患者	3	关爱患者，治疗性沟通有效	3		
总分				100		

任务二　皮内注射

【主要用物】

治疗车上层：注射盘内放 75% 乙醇、无菌棉签，无菌盘内放已配制好的青霉素皮试液（200～500 U/mL）、0.1% 盐酸肾上腺素、2 mL 注射器。注射盘外有医嘱单、执行单、弯盘、免洗手消毒剂。

治疗车下层：医疗垃圾桶、生活垃圾桶、锐器盒。

【实施操作】

一、操作流程

具体操作流程见表 1.4.3。

表 1.4.3　皮内注射操作流程

简要流程	操作要点	图示
护士准备	1. 素质要求：服装鞋帽整洁，语言流畅，态度和蔼 2. 核对：核对医嘱和执行单，签名	
评估解释	1. 核对解释：核对患者信息、床尾卡、腕带，解释注射目的、操作方法及可能出现的不适，以取得配合 2. 评估患者：病情、意识状态、心理状况、对用药的认知和合作程度；用药史、药物过敏史及家族史，未空腹；局部皮肤清洁完整，可以注射	
操作准备	1. 护士：工作服整洁，洗手、戴口罩 2. 用物：备齐用物，放置合理 3. 环境：环境安静、整洁，光线适宜，备好急救物品及设备 4. 患者：知情同意，可以配合，已进餐	
操作过程	1. 核对：核对患者信息、执行单与药物，再次确定患者无青霉素过敏史 2. 安置患者：取舒适卧位；选择合适的注射部位——前臂掌侧下段内侧 3. 消毒皮肤：用棉签蘸取 75% 乙醇常规消毒局部皮肤，待干 4. 进针推药： （1）穿刺进针：操作中查对，调整针尖斜面与刻度在同侧，再次排空气至整刻度；左手绷紧局部皮肤，右手持注射器，示指固定针栓，针尖斜面向上，与皮肤成 5° 角刺入皮内（图 1.4.3） （2）固定推药：待针尖斜面完全进入皮内后，放平注射器，左手拇指固定针栓，右手轻推注入药	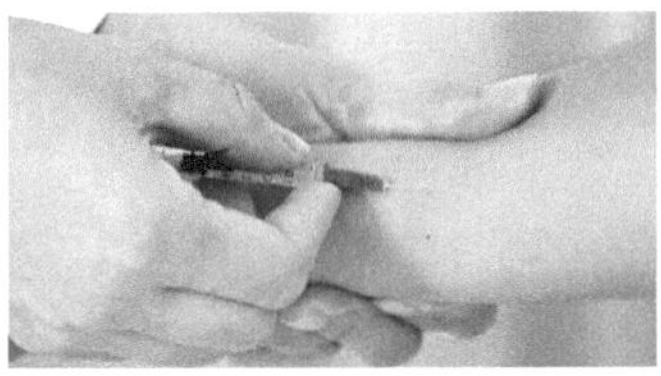 图 1.4.3　进针手法

续表

简要流程	操 作 要 点	图 示
操作过程	液 0.1 mL，使局部隆起呈半球状皮丘，局部皮肤发白并显露毛孔（图 1.4.4） （3）拔针：注射完毕，右手迅速拔出针头，切勿按揉针眼 5. 核对观察：再次核对床号、姓名、药名及用法，看表计时；观察询问患者感觉，交代注意事项（嘱患者休息 20 min；观察期间患者不做较剧烈的活动，不离开病室，勿按揉或压迫局部；若有呼吸困难、出冷汗、头晕等不适，及时告知护士；计时 20 min 后观察局部反应）	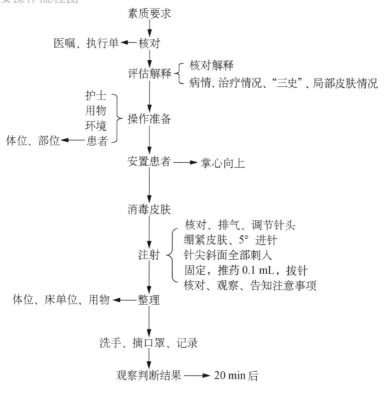 图 1.4.4　固定推药
操作后	1. 整理：协助患者取舒适卧位，整理床单位 2. 用物分类处理 3. 洗手、摘口罩、记录 4. 判断结果：20 min 后，由 2 名护士观察局部皮肤变化情况及有无全身反应，判断皮试结果，做好记录，并告知患者	

二、简要操作流程图

素质要求

医嘱、执行单 ← 核对

评估解释 { 核对解释
病情、治疗情况、"三史"、局部皮肤情况

护士
用物
环境
体位、部位 ← 患者 } 操作准备

安置患者 → 掌心向上

消毒皮肤

注射 { 核对、排气、调节针头
绷紧皮肤、5° 进针
针尖斜面全部刺入
固定，推药 0.1 mL，拔针
核对、观察、告知注意事项

体位、床单位、用物 ← 整理

洗手、摘口罩、记录

观察判断结果 → 20 min 后

三、操作注意事项

1. 遵循相关原则及制度　严格遵循无菌操作原则及查对制度。

2. 严密注意用药安全

（1）仔细询问：① 药物过敏试验前必须询问患者"三史"，即用药史、过敏史及家族史。若有青霉素过敏史者，禁止做青霉素过敏试验，及时与医生联系，更换药物。
② 凡首次用药、停药 3 天以上者，在使用过程中更换批号时，均需要常规做过敏试验。
③ 做过敏试验前不宜空腹，防止低血糖反应与过敏症状相混淆。

（2）备齐抢救物品：试验前备好 0.1% 盐酸肾上腺素及注射器，抢救设备处于备用状态。

（3）认真观察判断结果。① 阴性：皮丘无改变，周围无红肿，无红晕，无自觉症状。② 阳性：局部皮肤出现红肿硬块，直径大于 1 cm，或周围出现伪足，有痒感。全身过敏反应以血清病型反应多见，偶见过敏性休克。③ 若结果为可疑阳性，可在对侧前臂相应部位皮内注射生理盐水 0.1 mL 做对照试验。

（4）准确记录过敏试验结果，特别对阳性者做好详细记录和红色醒目标记。青霉素皮试阳性者禁止使用青霉素，须在病历、床尾卡、一览卡、护理病历及腕带上注明，并及时报告医生，告知患者及其家属。

3. 正确进行皮内注射操作

（1）皮试液必须现用现配，并确保注射剂量准确。

（2）忌用含碘消毒剂消毒皮肤，以免皮肤着色影响对局部反应的观察或与碘过敏反应相混淆。

（3）进针角度不宜超过 5°，以免将药液注入皮下，影响药物作用的效果及反应的观察；进针深度以针尖斜面全部进入皮内为宜。

四、健康宣传

向患者解释青霉素皮试的目的及皮试观察期间的注意事项。嘱患者勿按揉注射部位，以免影响对过敏反应结果的判断。20 min 后观察结果，告知患者勿离开病室，如有胸闷、气急等不适应立即通知护士。过敏试验阳性者，在今后就诊时，应主动说明过敏史，并禁止使用各种青霉素制剂。

【操作测评】

操作测评内容见表 1.4.4。

表 1.4.4　皮内注射操作评价标准

项　　目		项目总分	操 作 要 求	标准分数	得分	备注
评估	患者情况	5	1. 核对解释 2. 评估患者：病情、身心状态，用药史、药物过敏史及家族史，局部皮肤情况	2 3		
计划	护士准备	5	1. 服装鞋帽整洁 2. 洗手、戴口罩方法正确 3. 双人核对医嘱和执行单，药物正确	1 2 2		
	用物准备	2	准备齐全，放置合理，备抢救物品	2		
	环境准备	2	环境安静、整洁、光线适宜，备好急救物品及设备	2		
	患者准备	1	知情同意，已进餐，可配合	1		

项	目	项目总分	操 作 要 求	标准分数	得分	备注
实施	核对	5	再次核对，询问过敏史	5		
	安置患者	5	1. 患者体位舒适 2. 注射部位选择正确	2 3		
	消毒皮肤	4	消毒皮肤范围、方法正确	4		
	注射推药	44	1. 针头调整及排气方法正确，不污染 2. 操作中核对准确 3. 皮肤绷紧 4. 进针手法、角度、深度适宜 5. 固定针头方法正确 6. 注入 0.1 mL，皮丘形成 7. 拔针手法正确，无按压 8. 操作后核对观察 9. 交代注意事项准确	6 2 3 9 3 10 3 4 4		
	整理记录	12	1. 患者体位舒适，床单位整洁 2. 用物处理恰当 3. 洗手、摘口罩方法正确 4. 记录准确，及时观察反应 5. 判断结果正确（口述）	2 3 2 2 3		
评价	操作质量	6	1. 操作熟练，动作连贯 2. 查对到位，无菌原则强，操作无污染	3 3		
	操作时间	3	操作时间＜7 min	3		
	操作态度	3	态度严谨、认真	3		
	指导患者	3	关爱患者，治疗性沟通有效，能对患者进行正确指导	3		
总分				100		

任务三　密闭式周围静脉输液（头皮针静脉输液、静脉留置针输液）

【主要用物】

治疗车上层：注射盘内放安尔碘、无菌棉签、输液贴、液体及药物（0.9% 氯化钠注射液 100 mL、注射用哌拉西林钠他唑巴坦钠 4.5 g）、一次性输液器、止血带、治疗巾、弯盘；输液执行单、输液巡视单、输液瓶签、免洗手消毒剂。必要时备抢救药品、5 mL 注射器、血管钳、头皮针、输液架等。

治疗车下层：医疗垃圾桶、生活垃圾桶、锐器盒、剪刀。

静脉留置针输液：另备输液留置针、无菌透明敷贴、预充式注射器或封管液（无菌生理盐水或稀释肝素溶液）。

【实施操作】

一、操作流程

具体操作流程见表 1.4.5。

表 1.4.5　密闭式周围静脉输液操作流程

简要流程	操 作 要 点	图　　示
护士准备	1. 素质要求：服装鞋帽整洁，语言流畅，态度和蔼 2. 核对：核对医嘱、输液执行单、输液瓶签	
评估解释	1. 核对解释：核对患者床号、姓名、腕带，解释输液目的、方法、注意事项，嘱患者排尿排便 2. 评估患者：年龄、病情、过敏史、治疗情况、自理能力及局部血管情况	
操作准备	1. 护士：工作服整洁、洗手、戴口罩 2. 用物：备齐用物，放置合理 3. 环境：环境安静、整洁、舒适、安全、光线适中 4. 患者：患者知情同意，可配合，已排空大小便	
操作过程	【头皮针静脉输液】 1. 准备药物：核对输液执行单、药液（药名、浓度、剂量、给药时间、方法及有效期），检查药液质量。贴输液瓶贴，勿覆盖原有标签，常规消毒瓶塞至瓶颈（或输液袋上注药口），遵医嘱加入药物。检查输液器包装、有效期和质量，打开包装，将输液器粗针头插入瓶塞至针头根部，关闭调节器 2. 核对患者：备齐用物携至床旁，核对输液执行单、床尾卡、腕带（床号、姓名、住院号）	

续表

简要流程	操作要点	图示
操作过程	3. 初次排气：再次检查药液质量，将输液瓶挂于输液架上，一手持头皮针和调节器，一手倒置茂菲氏滴管（图1.4.5），液体流至滴管容积的1/2～2/3时，迅速倒转滴管，液体流至头皮针内即关闭调节器，检查输液管内无气泡 4. 安置体位：协助患者取舒适体位，选择穿刺部位，肢体下方垫治疗巾，备输液贴 5. 扎带消毒：选择粗直、弹性好的静脉，距穿刺点上方6～8 cm处扎止血带，尾端向上；以穿刺点为中心，由内向外螺旋式消毒皮肤2遍（图1.4.6），直径≥5 cm 6. 二次查对：操作中查对 7. 再次排气：打开调节器，排气至有少量药液滴出，关闭调节器，检查输液管内无气泡，取下护针帽 8. 静脉穿刺：嘱患者握拳，一手拇指绷紧静脉下端皮肤，一手持针柄，针尖斜面向上，与皮肤成15°～30°角，自静脉上方或侧方穿刺进针（图1.4.7），见回血后，沿血管方向潜行进针少许，确认针头完全刺入静脉后一手拇指固定针柄 9. "三松"固定：松止血带，嘱患者松拳，松调节器。待液体滴入通畅、患者无不适后用输液贴分别固定针柄、针梗和头皮针下段输液管（图1.4.8） 10. 调节滴速：根据该患者的年龄、病情和药物性质，调节滴速为60滴/min（或遵医嘱调节滴速） 11. 再次核对：操作后核对，告知注意事项 12. 整理记录：协助患者取舒适体位，放呼叫器于易取处，整理床单位。洗手、摘口罩，记录输液执行单、巡视单、瓶贴并签名 13. 巡视观察：加强巡视，及时更换液体，观察输液是否通畅，患者有无全身及局部反应 14. 拔针按压：核对解释，揭输液贴，轻压穿刺点上方，关闭调节器，迅速拔针，按压至无出血，并告知注意事项 【静脉留置针输液】 1. 准备药物：同头皮针静脉输液 2. 核对患者：同头皮针静脉输液 3. 初次排气：同头皮针静脉输液 4. 备留置针：检查并打开留置针与正压接头外包装，手持外包装将接头与留置针相连，再将输液器与接头连接 5. 安置体位：同头皮针静脉输液	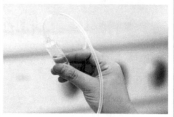 图1.4.5　倒转滴管排气 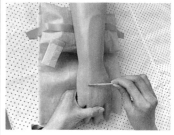 图1.4.6　消毒穿刺部位 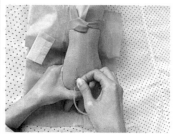 图1.4.7　穿刺手法 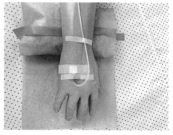 图1.4.8　固定方法

简要流程	操 作 要 点	图 示
操作过程	6. 扎带消毒：选择粗直、弹性好的静脉，距穿刺点上方8～10 cm处扎止血带，尾端向上；以穿刺点为中心，由内向外螺旋式消毒皮肤2次，直径≥8 cm 7. 准备敷贴：检查无菌敷贴包装、型号、有效期并打开外包装，准备胶布 8. 二次查对：操作中查对 9. 再次排气：再次排气至有少量药液滴出，检查有无气泡，取下留置针针套，旋转松动外套管 10. 静脉穿刺：嘱患者握拳，一手绷紧皮肤，固定静脉，一手持针翼，在静脉的上方，针尖与皮肤成15°～30°角进针（图1.4.9）；见回血后减小角度再沿静脉走行推进少许，边送入外套管边撤出针芯 11. "三松"固定：松止血带，嘱患者松拳，松调节器。待液体滴入通畅，患者无不适后用无菌透明敷贴密闭式固定针眼及周围皮肤，胶布固定正压接头及输液管，注明置管日期、时间及签名（图1.4.10） 12. 调节滴速：根据该患者的年龄、病情和药物性质，调节滴速为60滴/min（或遵医嘱调节滴速） 13. 再次核对：操作后核对，告知患者注意保护使用留置针的肢体，尽量避免肢体下垂，以免因重力作用造成回血堵塞导管 14. 整理记录：同头皮针静脉输液 15. 巡视观察：同头皮针静脉输液 16. 注液封管：关闭调节器，分离接头与输液器，常规消毒输液接头，将预充式注射器或盛有封管液的注射器连接输液接头，进行脉冲式冲管，推至1～2 mL时边推注边退针正压封管，夹闭留置针 17. 再次输液：常规消毒输液接头，用生理盐水注射器连接正压接头冲洗导管，评估导管功能正常后，将输液器与接头相连，打开调节器，调好滴速，开始输液 18. 拔针按压：核对解释，揭胶布、敷贴，轻压穿刺点上方，关闭调节器，快速拔出套管针；按压至无出血，并告知注意事项	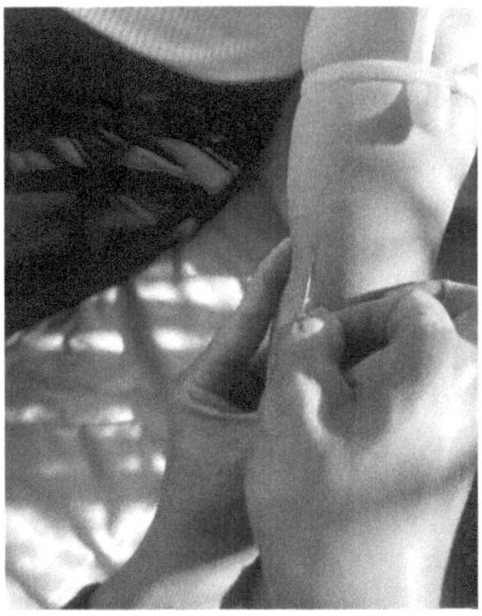 图1.4.9 穿刺手法 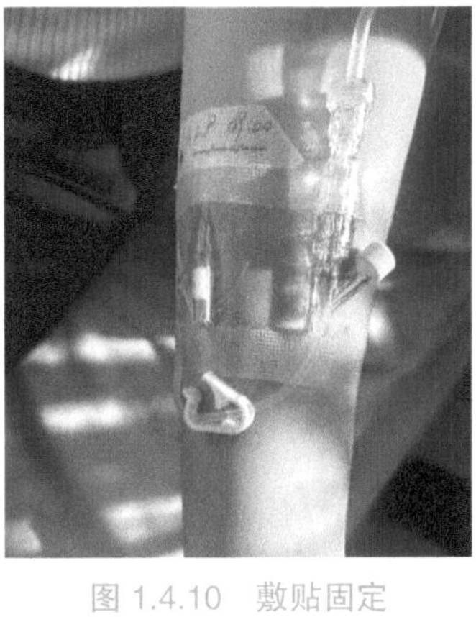 图1.4.10 敷贴固定
操作后	1. 整理：停止输液后协助患者取舒适体位，将呼叫器放于易取处，整理床单位 2. 用物处理：剪断输液管，头皮针、输液器针头置于锐器盒中，分类处理用物 3. 记录签名：洗手、摘口罩，记录输液停止时间、患者反应，签名	

二、简要操作流程图

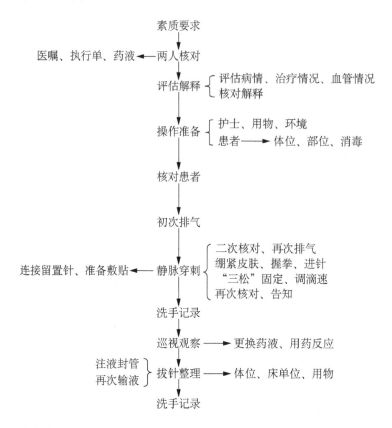

素质要求

医嘱、执行单、药液 ◄—— 两人核对

评估解释 { 评估病情、治疗情况、血管情况
核对解释

操作准备 { 护士、用物、环境
患者 —— 体位、部位、消毒

核对患者

初次排气

连接留置针、准备敷贴 ◄—— 静脉穿刺 { 二次核对、再次排气
绷紧皮肤、握拳、进针
"三松"固定、调滴速
再次核对、告知

洗手记录

巡视观察 —— 更换药液、用药反应

注液封管
再次输液 } 拔针整理 —— 体位、床单位、用物

洗手记录

三、操作注意事项

（1）严格执行无菌操作及查对制度，预防感染及差错事故的发生。

（2）合理安排输液顺序，根据病情、年龄、药物性质调节输液速度，注意药物间的配伍禁忌。一般成人为 40～60 滴 /min，儿童为 20～40 滴 /min。婴幼儿、年老体弱者，以及心、肺、肾功能不良者输液速度宜慢；输注刺激性较强的药物，高渗、含钾或升压药物时输液速度宜慢；休克、严重脱水及心肺功能良好者可适当加快输液速度。

（3）对需要长期输液的患者，应注意保护和合理使用静脉，有计划地从远心端小静脉开始穿刺。

（4）输液前要排尽输液管及头皮针内的空气，输液过程中应加强巡视，及时更换输液瓶，加压输液时应有护士看守，密切观察输液情况和患者的反应。

（5）严格掌握留置针保留时间，一般可保留 3～5 天，严格按照产品说明执行。每次输液前后均应检查穿刺部位及静脉走行方向有无红、肿、热、痛及硬结，若局部肿胀，应立即拔出留置针，局部冷敷，更换部位重新穿刺。输液滴注不畅时可先试抽回血，再用无菌生理盐水冲洗导管。如试抽无回血，冲洗有阻力，考虑导管阻塞，应拔出留置针，切不可强行推注以免造成栓塞。输液结束时，应注入封管液封管，防止发生血液凝固，堵塞输液管。

四、健康宣教

（1）向患者及家属解释输液目的、意义及注意事项，若使用留置针输液应解释留置时间、费用等情况，以取得患者配合。

（2）告知患者及家属输液滴速是根据患者年龄、病情、药物性质调节的，请勿自行调节滴速。用药过程中如有任何不适，及时告知。

（3）指导患者平时注意保护留置针，保持穿刺部位干燥，不输液时避免肢体下垂，以免重力作用造成回血阻塞针头。

【操作测评】

操作测评内容见表 1.4.6 和表 1.4.7。

表 1.4.6　头皮针静脉输液操作评分标准

项目		项目总分	操作要求	标准分数	得分	备注
评估	患者情况	4	1. 核对解释，嘱排尿排便 2. 评估患者病情、治疗情况、自理能力、局部血管情况	2 2		
计划	护士准备	5	1. 服装鞋帽整洁，举止端庄，洗手、戴口罩 2. 两人核对医嘱、输液执行单、瓶贴，签名	3 2		
	用物准备	2	准备齐全，放置合理	2		
	环境准备	2	环境安静、整洁、舒适、安全，光线适中	2		
	患者准备	2	知情同意，可配合，已排大小便	2		
实施	准备药物	10	1. 核对输液执行单、药液，检查药液质量 2. 贴输液瓶贴 3. 常规消毒瓶塞至瓶颈 4. 检查输液器符合要求，取出输液器粗针头插入瓶塞至针头根部	2 2 2 4		
	核对患者	2	核对输液执行单、床尾卡、腕带	2		
	初次排气	8	1. 再次检查药液质量、挂瓶 2. 初次排气手法正确 3. 茂菲氏滴管内液体剂量适宜 4. 检查输液管无气泡	2 2 2 2		
	安置体位	4	1. 协助患者取舒适体位，垫治疗巾，选择输液部位 2. 备输液贴	2 2		
	扎带消毒	8	1. 选择合适静脉 2. 消毒皮肤范围、方法正确 3. 止血带松紧、位置适宜	2 4 2		
	再次排气	6	1. 再次排气至有少量药液滴出 2. 检查无气泡，取下护针帽	3 3		
	静脉穿刺	10	1. 再次核对 2. 握拳，进针手法、角度、深度适宜 3. 穿刺一次成功并见回血	2 4 4		
	"三松"固定	4	1. 松止血带，松拳，松调节器 2. 固定方法正确	2 2		

项 目		项目总分	操 作 要 求	标准分数	得分	备注
实施	调节滴速	6	1. 根据患者的年龄、病情和药物性质调速准确 2. 操作后核对 3. 告知注意事项	2 2 2		
	整理记录	6	1. 患者体位舒适，床单位整洁 2. 洗手、摘口罩方法正确 3. 记录输液执行单、巡视卡、输液瓶贴并签名	2 2 2		
	巡视观察	2	1. 加强巡视，及时更换 2. 观察患者反应	1 1		
	拔针按压	4	1. 核对解释 2. 拔针、按压的手法、部位正确	2 2		
评价	操作质量	5	1. 操作熟练、动作连贯 2. 查对到位，操作无污染	2 3		
	操作时间	2	操作时间 < 15 min	2		
	操作态度	5	态度严谨、认真	5		
	指导患者	3	关爱患者，治疗性沟通有效，能对患者进行正确指导	3		
总分				100		

表 1.4.7　静脉留置针输液操作评分标准

项 目		项目总分	操 作 要 求	标准分数	得分	备注
评估	患者情况	4	1. 核对解释，嘱排尿排便 2. 评估患者病情、治疗情况、自理能力、局部血管情况	2 2		
计划	护士准备	5	1. 服装鞋帽整洁，举止端庄，洗手、戴口罩 2. 两人核对医嘱、输液执行单、瓶贴，签名	3 2		
	用物准备	2	准备齐全，放置合理	2		
	环境准备	2	环境安静、整洁、舒适、安全，光线适中	2		
	患者准备	2	知情同意，可配合，已排大小便	2		
实施	准备药物	8	1. 核对输液执行单、药液，检查药液质量 2. 贴输液瓶贴 3. 常规消毒瓶塞至瓶颈 4. 检查输液器符合要求，取出输液器粗针头插入瓶塞至针头根部	2 2 2 2		
	核对患者	2	核对输液执行单、床尾卡、腕带	2		
	初次排气	8	1. 再次检查药液质量、挂瓶 2. 初次排气手法正确 3. 茂菲氏滴管内液体剂量适宜 4. 检查输液管无气泡	2 2 2 2		
	备留置针	3	检查、取出、连接留置针方法正确	3		

项	目	项目总分	操 作 要 求	标准分数	得分	备注
实施	安置体位	3	协助患者取舒适体位，垫治疗巾，选择输液部位	3		
	扎带消毒	8	1. 选择合适静脉 2. 消毒皮肤范围、方法正确 3. 止血带松紧、位置适宜	2 4 2		
	准备敷贴	2	1. 检查、打开敷贴方法正确 2. 准备胶布	1 1		
	再次排气	4	1. 松动外套管方法正确 2. 再次排气方法正确，检查无气泡，取下护针帽	2 2		
	静脉穿刺	8	1. 再次核对 2. 握拳，进针手法、角度、深度适宜 3. 穿刺一次成功并见回血 4. 送套管撤针芯方法正确	2 2 2 2		
	"三松"固定	6	1. 松止血带，松拳，松调节器 2. 固定方法正确 3. 标注内容齐全	2 2 2		
	调节滴速	4	1. 根据患者的年龄、病情和药物性质调速准确 2. 操作后核对，告知注意事项	2 2		
	整理记录	6	1. 患者体位舒适，床单位整洁 2. 用物处理恰当 3. 洗手、摘口罩方法正确 4. 记录输液执行单、巡视卡、输液瓶贴并签名	2 1 1 2		
	巡视观察	2	1. 加强巡视，及时更换 2. 观察患者反应	1 1		
	注液封管	4	1. 封管液与输液接头连接正确 2. 封管方法正确	2 2		
	拔针按压	2	1. 揭胶布、敷贴动作轻柔 2. 拔针、按压的手法、部位正确	1 1		
评价	操作质量	5	1. 操作熟练，动作连贯 2. 查对到位，操作无污染	2 3		
	操作时间	2	操作时间＜15 min	2		
	操作态度	5	态度严谨、认真	5		
	指导患者	3	关爱患者，治疗性沟通有效，能对患者进行正确指导	3		
总分				100		

【导入案例二】

周某，女，79 岁，初中学历。主诉：反复咳嗽、咳痰、胸闷 6 年，加重 3 天。患者为老年女性，既往有"冠状动脉粥样硬化性心脏病、高血压病、糖尿病"病史。患者 6 年前出现咳嗽，咳白痰，伴胸闷、憋气，活动后明显，偶有阵发性心前区疼痛，在外经药物治疗后，症状好转。此后上述症状反复发作，冬季好发，受凉后易诱发，每次发作给予药物治疗后，症状均可缓解。3 天前患者上述症状加重，胸闷憋气明显，活动后显著，咳嗽，咳白痰，自服药物治疗，效果不佳。为进一步诊治，今患者来我院门诊就诊，门诊以"慢性阻塞性肺疾病急性加重"收治入院。入院第 2 天，患者诉双侧肋部疼痛，翻动身体、深吸气及咳嗽时明显，疼痛较重，查体后考虑跌倒后软组织损伤，嘱患者卧床休息，疼痛明显时可给予镇痛治疗。

体检：生命体征为 T 36.9 ℃，P 102 次 /min，R 22 次 /min，BP 156/80 mmHg。老年女性，喘憋貌，口唇发绀，咽部充血，桶状胸，双侧呼吸动度及触觉语颤减弱，双肺叩诊呈过清音，听诊双肺呼吸音低，右肺显著，双肺可闻及干、湿啰音。听诊心率 106 次 /min，心律齐，各瓣膜听诊区未闻及杂音。

医嘱：优泌乐（笔芯）早 9 U、午 11 U、晚 11 U，餐前皮下注射。临时医嘱：曲马多注射液 100 mg 肌内注射等。

【护理评估】

1. 健康史　评估患者用药史、过敏史及家族史，以及药物治疗方案、药物性质、自理能力等。患者既往有糖尿病、慢性阻塞性肺疾病、冠状动脉粥样硬化性心脏病、原发性高血压。

2. 身体状况　患者为老年女性，咳嗽，咳白痰，具有喘憋貌、口唇发绀、咽部充血、桶状胸、双侧肋部疼痛等症状和体征。未就餐；注射部位皮肤完整，无红肿、感染、硬结、瘢痕，未做治疗，可以进行皮下注射、肌内注射。

3. 心理及社会状况　患者神志清楚，情绪稳定，能理解皮下注射、肌内注射的目的并主动配合治疗。

任务四　皮下注射（胰岛素笔注射、注射器皮下注射）

【主要用物】

治疗车上层：治疗盘内放基础注射盘（75% 乙醇、无菌棉签、启瓶器、砂轮、弯盘）、胰岛素注射笔 1 套，免洗手消毒剂、医嘱单、执行单、笔。

治疗车下层：医疗垃圾桶、生活垃圾桶、锐器盒。

注射器皮下注射法：另备 2% 碘酊或安尔碘、2 mL 注射器或 1 mL 注射器、药液、无菌治疗巾等。

【实施操作】

一、操作流程

具体操作流程见表 1.4.8。

表 1.4.8　皮下注射操作流程

简要流程	操 作 要 点	图　　示
护士准备	1. 素质要求：服装鞋帽整洁，修剪指甲，洗手、戴口罩 2. 核对：两人核对医嘱和执行单，签名	
评估解释	1. 核对解释：核对患者床号、姓名、腕带；解释皮下注射操作目的、方法、注意事项，以取得配合 2. 评估患者：评估患者病情、神志、用药史、过敏史、家族史、治疗情况、进食情况等；心理状态及配合程度；注射部位的皮肤及皮下组织状况，有无红肿、硬结、瘢痕、感染等	
操作准备	1. 护士：工作服整洁，洗手、戴口罩 2. 用物：备齐用物，均在有效期内，放置合理 3. 环境：环境整洁，符合无菌操作要求，光线适中 4. 患者：未进餐，体位舒适，主动配合	
操作过程	【胰岛素笔注射】 1. 核对、检查药物：核对并检查胰岛素剂型、剂量、有效期、有无破裂（图 1.4.11） 2. 装笔方法（图 1.4.12）： 　（1）取笔：按压笔帽的顶部，取笔，旋转并拔下笔帽 　（2）装笔芯：拧开笔芯架，将胰岛素笔芯装入笔芯架内，旋转笔芯架和机械装置，使其紧密连接 　（3）装针头：将针头紧拧在颜色代码帽上 　（4）取针帽：取下外针帽和内针帽 3. 排气：剂量选择环处于零位，调取胰岛素 1～2 U，使笔针尖朝上，轻弹笔芯架，排气	 图 1.4.11　胰岛素笔

简要流程	操 作 要 点	图 示
操作过程	4. 正确定位：正确选择注射部位，上臂三角肌下缘（或腹部、后背、大腿前侧及外侧）。短效胰岛素首选腹部，中效胰岛素首选大腿和臀部 5. 消毒：用消毒棉签以注射点为中心，由内向外呈螺旋式消毒 2 次，待干 6. 再次核对：再次核对患者、药液；正确选择注射剂量，如 11 U 7. 进针注药：左手绷紧皮肤，右手持注射笔，与皮肤成 45° 或 90° 角，快速按下注射推键，针尖在皮下至少停留 6 s，并紧按注射推键（图 1.4.13） 8. 拔针按压：注射完毕，用干棉签按压，快速拔针，按压至不出血为止（图 1.4.14） 9. 协助患者取舒适卧位 10. 核对告知：再次核对患者和药液，告知注意事项 【注射器皮下注射】 1. 核对药物及患者信息：核对执行单、医嘱、药物、注射器，以及患者床号、姓名、腕带等 2. 准备药液： （1）核对药物：核对药名、浓度、剂量、用法、时间、有效期，注射器名称、有效期 （2）检查质量：安瓿无破损，药液无变质，注射器包装完好、无破损，无配伍禁忌 （3）抽吸药液：折断安瓿，抽吸药液，排尽空气后用安瓿或护针套套住针头，置于无菌治疗巾内 3. 安置体位：协助患者取舒适体位 4. 正确定位：选择注射部位，常用上臂三角肌下缘（或两侧腹壁、后背、大腿前侧及外侧） 5. 消毒：以注射点为中心，由内向外呈螺旋式消毒 2 次，直径 5 cm 以上，待干 6. 再次核对：再次核对患者信息、药液，排气 7. 进针推药：一手绷紧皮肤，一手持注射器，以示指固定针栓，使针尖斜面向上，与皮肤成 30° ~40° 角，将针梗的 1/2 或 2/3 长度快速刺入皮下（图 1.4.15）。抽动活塞，无回血，缓慢匀速推入药液 8. 拔针按压：注射毕，快速拔出针头，用无菌干棉签轻压注射点至不出血为止（图 1.4.16） 9. 协助患者取舒适卧位 10. 核对告知：再次核对患者和药液，告知注意事项	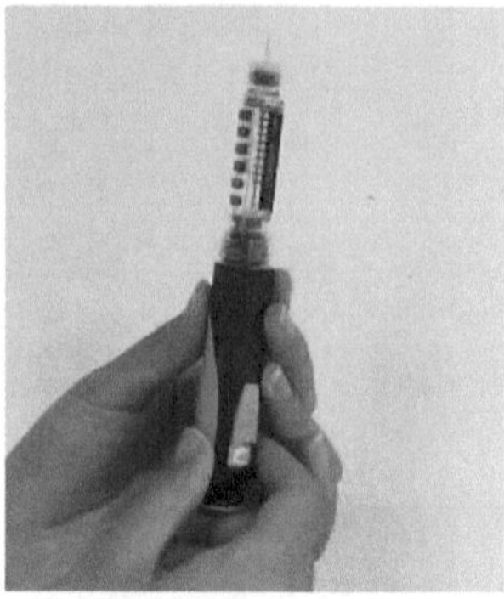 图 1.4.12 装笔 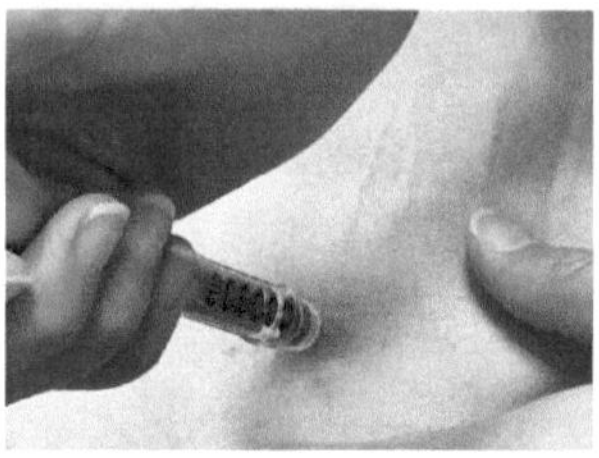 1.4.13 进针注药 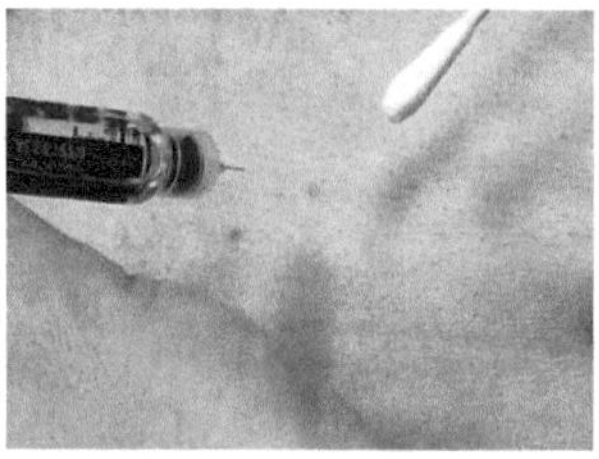 图 1.4.14 拔针 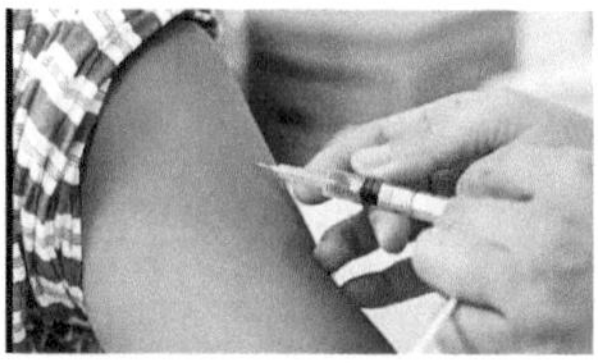 图 1.4.15 进针手法 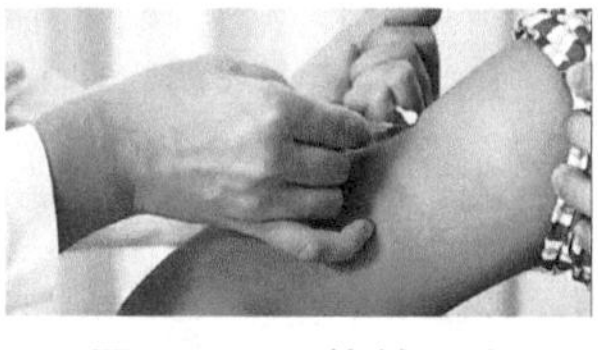 图 1.4.16 拔针手法
操作后	1. 用物处理：整理床单位，垃圾分类处理；胰岛素笔小心套上外针、帽，旋下针头盖上笔帽，针头按规定弃于锐器盒内 2. 洗手、摘口罩、记录	

二、简要操作流程图

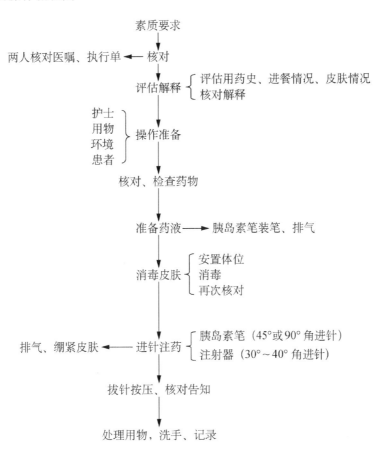

素质要求

两人核对医嘱、执行单 ← 核对

评估解释 ┤ 评估用药史、进餐情况、皮肤情况
核对解释

护士
用物
环境
患者 ┤ 操作准备

核对、检查药物

准备药液 → 胰岛素笔装笔、排气

消毒皮肤 ┤ 安置体位
消毒
再次核对

排气、绷紧皮肤 ← 进针注药 ┤ 胰岛素笔（45°或90°角进针）
注射器（30°～40°角进针）

拔针按压、核对告知

处理用物、洗手、记录

三、操作注意事项

（1）操作过程中须严格执行查对制度，遵守无菌操作原则。

（2）正确定位，准确掌握进针的角度及深浅。

（3）胰岛素剂量及剂型必须准确无误。

（4）注射完毕停留至少6 s再拔针。

（5）根据胰岛素剂型选择适宜的注射部位，短效胰岛素首选腹部，中效胰岛素首选大腿和臀部。对需要长期进行皮下注射者，应有计划地更换注射部位。

（6）过于消瘦者，注射时可捏起局部皮肤，适当减少进针角度。

（7）根据药液剂量选择适宜的注射器，小于1 mL的药液必须用1 mL的注射器，以保证抽吸剂量准确。

四、健康宣教

向患者解释操作目的，告知胰岛素注射须在餐前进行；告知患者注射短效胰岛素15～30 min内或注射速效胰岛素5 min后须进食，防止出现低血糖。

【操作测评】

操作测评内容见表 1.4.9 和表 1.4.10。

表 1.4.9　胰岛素笔皮下注射操作评分标准

项　目		项目总分	操 作 要 求	标准分数	得分	备注
评估	患者情况	7	1. 评估患者用药史、过敏史、进食情况 2. 评估患者注射部位皮肤情况 3. 核对解释	3 2 2		
计划	护士准备	2	洗手、戴口罩方法正确	2		
	用物准备	2	准备齐全，放置合理	2		
	环境准备	2	环境整洁，符合无菌操作要求，光线适中	2		
	患者准备	2	体位舒适，主动配合	2		
实施	药液准备	20	1. 核对、检查药物全面、正确 2. 安装胰岛素笔方法正确 3. 排气方法正确	5 10 5		
	注射	40	1. 安置体位舒适，注射部位正确 2. 消毒方法正确 3. 再次核对患者，选择药液剂量准确 4. 注射方法正确、深度适宜、剂量准确 5. 拔针方法正确 6. 按压手法准确 7. 协助患者取舒适卧位 8. 再次核对，告知患者注意事项	5 5 4 12 5 3 3 3		
	整理	10	1. 整理床单位 2. 用物处置恰当 3. 洗手、摘口罩方法正确，记录准确	3 3 4		
评价	操作质量	6	1. 操作熟练、正确、动作连贯 2. 查对到位，无菌观念强，操作无污染	3 3		
	操作时间	3	操作时间＜ 7 min	3		
	操作态度	3	态度严谨、认真	3		
	指导患者	3	关爱患者，治疗性沟通有效，能对患者进行正确指导	3		
总分				100		

表 1.4.10　注射器皮下注射操作评分标准

项　目		项目总分	操 作 要 求	标准分数	得分	备注
评估	患者情况	7	1. 评估患者用药史、过敏史、进食情况 2. 评估患者注射部位皮肤情况 3. 核对解释	3 2 2		
计划	护士准备	2	洗手、戴口罩方法正确	2		

项 目		项目总分	操 作 要 求	标准分数	得分	备注
计划	用物准备	2	准备齐全，放置合理	2		
	环境准备	2	环境整洁，符合无菌操作要求，光线适中	2		
	患者准备	2	体位舒适，主动配合	2		
实施	核对	3	再次核对患者信息、药物正确	3		
	药液准备	10	1. 核对药物正确 2. 检查质量合格 3. 抽吸药液准确、规范	2 3 5		
	安置体位	5	1. 患者取舒适体位 2. 注射部位选择正确	2 3		
	注射	42	1. 消毒方法正确 2. 再次核对患者、药液、排气 3. 绷紧皮肤，注射手法、角度、深度适宜 4. 固定针头方法规范 5. 抽吸无回血 6. 推药速度适宜 7. 拔针方法正确 8. 按压手法准确、时间适宜 9. 协助患者取舒适卧位 10. 再次核对，告知患者注意事项	4 5 12 3 4 3 3 3 2 3		
	整理	10	1. 整理床单位 2. 用物处置恰当 3. 洗手、摘口罩方法正确，记录准确	3 3 4		
评价	操作质量	6	1. 操作熟练、正确、动作连贯 2. 查对到位，无菌观念强，操作无污染	3 3		
	操作时间	3	操作时间＜ 7 min	3		
	操作态度	3	态度严谨、认真	3		
	指导患者	3	关爱患者，治疗性沟通有效，能对患者进行正确指导	3		
总分				100		

任务五 肌内注射

【主要用物】

治疗车上层：注射盘（安尔碘、无菌棉签、砂轮）、注射器、曲马多注射液 100 mg（遵医嘱）、无菌盘、免洗手消毒剂、医嘱单、执行单、笔。

治疗车下层：医疗垃圾桶、生活垃圾桶、锐器盒。

【实施操作】

一、操作流程

具体操作流程见表 1.4.11。

表 1.4.11 肌内注射操作流程

简要流程	操 作 要 点	图　　示
护士准备	1. 素质要求：服装鞋帽整洁，修剪指甲，洗手、戴口罩 2. 核对：两人核对医嘱和执行单，签名	
评估解释	1. 核对解释：核对患者床号、姓名、腕带；解释肌内注射的操作目的、方法、注意事项，以取得配合 2. 评估患者：评估患者病情、意识，用药史、过敏史及家族史，治疗情况、进食情况等；心理状态及配合程度；注射部位的皮肤及肌肉组织状况，有无红肿、硬结、瘢痕、感染等	
操作准备	1. 护士：工作服整洁，洗手、戴口罩 2. 用物：备齐用物，均在有效期内，放置合理 3. 环境：环境整洁，光线适中，必要时用屏风遮挡 4. 患者：体位舒适，主动配合	
操作过程	1. 核对、检查药物：核对患者信息、医嘱、执行单，检查药物名称、质量、剂量、有效期，核对并检查无菌注射器的包装、质量、有效期 2. 准备药液：用消毒砂轮在安瓿颈部划一锯痕，无菌棉签消毒，折断安瓿。右手持注射器，左手持安瓿，抽吸药液，用安瓿或护针套套住针头，放于无菌盘内 3. 安置患者： （1）舒适体位：协助患者取舒适体位，根据病情不同采取侧卧位、俯卧位、仰卧位／自然坐位等，使肌肉放松（图 1.4.17） （2）正确定位：正确选择注射部位，如臀大肌（最常用）、臀中肌、臀小肌、股外侧肌及上臂三角肌。臀大肌定位方法如下：十字法，从臀裂顶点向左侧或右侧划一水平线，从髂嵴最高点作一垂线，将一侧臀部分为四个象限，其外上象限并避开内角的区域为注射部位；连线法，从髂前上棘至尾骨作一连线，其外上 1/3 为注射部位（图 1.4.18）	 图 1.4.17 安置体位 图 1.4.18 臀大肌定位

简要流程	操作要点	图示
操作过程	4. 皮肤消毒：安尔碘棉签消毒皮肤 2 次，待干 5. 再次核对：再次核对患者、药液、排气 6. 进针推药：取无菌干棉签，左手拇指和示指绷紧局部皮肤，右手以执笔式持注射器，中指固定针栓，将针梗的 1/2～2/3 长度迅速垂直刺入皮肤，松开绷紧皮肤的手，抽动活塞，如无回血，缓慢注射药液（图1.4.19） 7. 拔针按压：注射毕，用无菌干棉签轻压穿刺点，快速拔针后按压至不出血 8. 再次核对：再次核对患者和药液，观察患者反应，告知注意事项	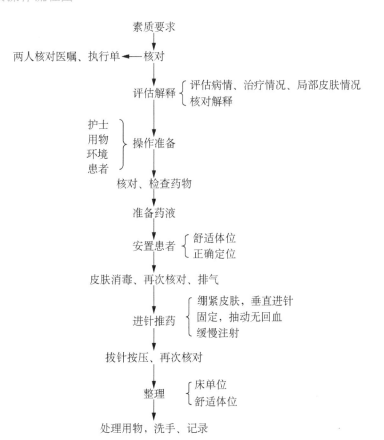 图 1.4.19　进针推药
操作后	1. 整理：协助患者穿衣裤，取舒适卧位，整理床单位 2. 用物处理：整理用物，垃圾分类处理 3. 洗手、摘口罩、记录	

二、简要操作流程图

素质要求

两人核对医嘱、执行单 ◄—— 核对

评估解释 ⎰ 评估病情、治疗情况、局部皮肤情况
　　　　 ⎱ 核对解释

护士
用物　操作准备
环境
患者

核对、检查药物

准备药液

安置患者 ⎰ 舒适体位
　　　　 ⎱ 正确定位

皮肤消毒、再次核对、排气

进针推药 ⎰ 绷紧皮肤，垂直进针
　　　　 ⎨ 固定，抽动无回血
　　　　 ⎱ 缓慢注射

拔针按压、再次核对

整理 ⎰ 床单位
　　 ⎱ 舒适体位

处理用物，洗手、记录

三、操作注意事项

（1）多种药物同时注射时，注意配伍禁忌。

（2）2 岁以下婴幼儿避免选用臀大肌注射，因其臀大肌尚未发育好，注射时有损伤

坐骨神经的危险，宜选择臀中肌、臀小肌和股外侧肌注射。

（3）进针时勿将针梗全部刺入，防止从根部折断。若针头折断，先稳定患者情绪，嘱其保持原位不动，固定局部组织，防止断针移位，立即用无菌血管钳夹住断端取出；如断端全部埋入肌肉，立即请外科医生处理。

（4）对需要长期注射者，应有计划地交替更换注射部位，并选用细长针头，以避免或减少硬结的发生。

四、健康宣教

向患者解释操作目的，告知药物应用的目的、作用、操作过程及可能引起的不适，配合操作要点。如因长期多次注射出现局部硬结，教会患者热敷、理疗等处理方法。

【操作测评】

操作测评内容见表 1.4.12。

表 1.4.12　肌内注射操作评分标准

项　目		项目总分	操　作　要　求	标准分数	得分	备注
评估	患者情况	7	1. 评估患者病情、身心状态、治疗情况、配合程度等 2. 评估患者注射部位情况 3. 核对解释	3 2 2		
计划	护士准备	2	洗手、戴口罩方法正确	2		
	用物准备	2	准备齐全，放置合理	2		
	环境准备	2	环境整洁，光线适中	2		
	患者准备	2	主动配合，取舒适体位	2		
实施	药液准备	12	1. 核对正确：双人核对医嘱及执行单，查对患者床号、姓名，以及药物名称、浓度、剂量、用法、时间、有效期 2. 检查质量：安瓿有无破损，药液有无变质，注射器包装、质量及有效期 3. 准备药液：折断安瓿，正确抽吸药液，无污染	5 2 5		
	安置患者	8	1. 协助患者取舒适体位 2. 注射部位选择正确	3 5		
	皮肤消毒	5	消毒规范：用安尔碘棉签以注射点为中心，由内向外呈螺旋式涂擦，直径 5 cm 以上，同法消毒 2 次，待干	5		
	再次核对	6	1. 再次核对患者、药液 2. 排气	3 3		
	进针推药	24	1. 备无菌干棉签 2. 绷紧局部皮肤 3. 持注射器姿势正确，固定针栓 4. 进针手法、角度、深度适宜 5. 抽吸无回血 6. 注药速度适宜	2 4 4 8 4 2		

项　目		项目总分	操　作　要　求	标准分数	得分	备注
实施	拔针按压	5	拔针手法正确，棉签按压准确	5		
	再次核对	3	再次核对患者、药液，告知注意事项	3		
	整理	7	1. 协助患者穿衣裤，取舒适卧位，整理床单位 2. 用物处理恰当 3. 洗手、摘口罩方法正确，记录准确	2 3 2		
评价	操作质量	6	1. 操作熟练、正确、动作连贯 2. 查对到位，无菌原则强，操作无污染	3 3		
	操作时间	3	操作时间 < 7 min	3		
	操作态度	3	态度严谨、认真	3		
	指导患者	3	关爱患者，治疗性沟通有效，能对患者进行正确指导	3		
总分				100		

【导入案例三】

谭某，男，69 岁，初中学历。主诉：胸闷、胸痛伴大汗、咳嗽、咳痰，持续性憋闷感。4 h 前患者无明显诱因出现胸闷、胸痛，为胸骨后憋闷感，伴左侧肩部及后背部不适，伴有大汗淋漓、乏力、咳嗽、咳痰，痰多黏稠、不易咳出。患者自服"速效救心丸"效果不佳，来我院急诊就诊。

体检：生命体征为 T 36.6 ℃，P 74 次 /min，R 18 次 /min，BP 138/85 mmHg，患者神志清楚，精神差，听诊心脏浊音界正常，心尖区第一心音减弱，无心脏摩擦音。肺部听诊可闻及湿啰音，胸骨角两侧有明显痰鸣音。做心电图示：窦性心律，Ⅱ、Ⅲ、aVF 导联 ST 段呈弓背向上抬高。X 线胸片显示：双下肺部感染。急查血常规、心肌梗死三项，结果显示：血红蛋白（Hb）59 g/L，肌钙蛋白 0.48 ng/mL。诊断：急性下壁 ST 段抬高型心肌梗死、肺部感染、重度贫血。现为进一步治疗收治入院。

医嘱：生理盐水 5 mL+ 硫酸特布他林 5 mg+ 布地奈德混悬液 1 mg 氧气雾化吸入 bid，急查凝血系列、肝肾功能 st，去白细胞悬浮红细胞 4 U ivdrip st 等。

【护理评估】

1. 健康史　评估患者的病情、治疗情况，用药史、过敏史及输血史，以及血型、肢体活动能力及自理能力。患者有冠心病、肺部感染病史。

2. 身体状况　患者急性心肌梗死、双下肺部感染，胸闷、胸痛，咳嗽、咳痰，痰液黏稠、不易咳出，肺部听诊闻及湿啰音，胸骨角两侧有明显痰鸣音；患者血红蛋白 59 g/L，重度贫血，符合输血指征。检查患者呼吸道通畅，面部、鼻腔及口腔黏膜完整无破损、无溃疡，可以行氧气雾化吸入；注射部位皮肤完整，无红肿、硬结、瘢痕、出血点，未做治疗，静脉血管粗直、充盈度和弹性良好，可以行静脉血标本采集及密闭式间接静脉输血。

3. 心理及社会状况　患者神志清楚，情绪稳定，能理解氧气雾化吸入、静脉血标本采集及密闭式间接静脉输血的目的并主动配合治疗。

任务六　氧气雾化吸入

【主要用物】

治疗车上层：免洗手消毒剂、氧气雾化吸入器、氧气装置一套、药液、无菌注射器 10 mL、医嘱单、执行单、弯盘、治疗碗（内含纱布 2 块）、漱口杯（内含 100 mL 温开水、吸管）、治疗巾。

治疗车下层：医疗垃圾桶、生活垃圾桶、锐器盒。

【实施操作】

一、操作流程

具体操作流程见表 1.4.13。

表 1.4.13　氧气雾化吸入操作流程

简要流程	操 作 要 点	图　　　　示
护士准备	1. 素质要求：服装鞋帽整洁，举止端庄 2. 核对：两人核对医嘱和执行单，签名	
评估解释	1. 核对解释：核对患者床号、姓名、腕带；解释操作目的、方法、注意事项，以取得配合 2. 评估患者：评估患者病情、用药史、过敏史、意识状态、自理能力及呼吸道通畅情况	
操作准备	1. 护士：工作服整洁，无长指甲，洗手、戴口罩 2. 用物：备齐用物、药液，放置合理 3. 环境：环境整洁，宽敞明亮，用氧安全，无明火、高温及易燃易爆品 4. 患者：体位舒适，协助患者漱口	
操作过程	1. 核对、检查用物：核对患者信息，并检查药液和无菌注射器的包装、质量、有效期，检查雾化器各部件是否完好，有无松动、漏气等异常情况 2. 加药、注入药液：遵医嘱配置药液，将配制好的药液注入氧气雾化器的药杯内，旋紧 3. 连接氧气：将氧气雾化器的接气口连接于氧气筒或中心吸氧装置的输氧管上（图 1.4.20） 4. 调节：调节氧流量，一般为 6～8 L/min（图 1.4.21） 5. 再次核对：床号、姓名、腕带 6. 开始雾化：指导患者手持雾化器，将口含嘴放入口中，嘱患者闭口深吸气，用鼻呼气 7. 观察：做雾化时患者的反应及效果 8. 结束雾化：治疗结束，先撤雾化器，再关闭氧气 9. 安置患者：协助患者漱口，清洁口腔，擦净面部，置患者于舒适体位，予以拍背协助排痰，观察雾化效果，整理床单位，并交代注意事项	 图 1.4.20　连接氧气 图 1.4.21　调节氧流量

续表

简要流程	操　作　要　点	图　　　示
操作后	1. 用物处理：整理用物，垃圾分类处理 2. 洗手、摘口罩，并做好记录	

二、简要操作流程图

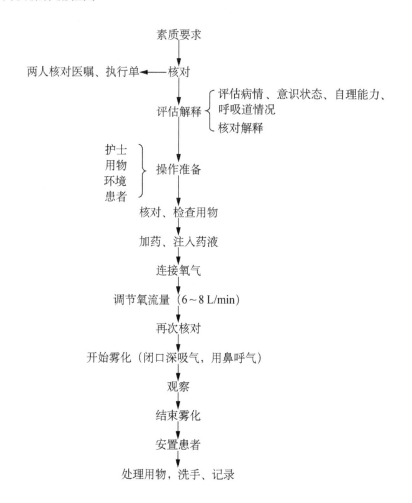

素质要求

两人核对医嘱、执行单 ◀—— 核对

评估解释 ┤ 评估病情、意识状态、自理能力、呼吸道情况

核对解释

护士
用物 ┤ 操作准备
环境
患者

核对、检查用物

加药、注入药液

连接氧气

调节氧流量（6～8 L/min）

再次核对

开始雾化（闭口深吸气，用鼻呼气）

观察

结束雾化

安置患者

处理用物，洗手、记录

三、操作注意事项

（1）操作过程中严格执行查对制度，严格遵循安全用氧原则。

（2）使用前检查雾化器各部件是否完好，有无松动、脱落、漏气等异常情况。

（3）氧气雾化时湿化瓶内勿加水，以免液体进入雾化器内使药液稀释。

（4）示范并指导患者用口深吸气，紧闭嘴唇用鼻呼气，如此反复，使药液充分到达支气管和肺内，以提高治疗效果。

四、健康宣教

向患者及家属解释操作目的，并教给患者及家属深呼吸的方法及用深呼吸配合雾化的方法。

【操作测评】

操作测评内容见表 1.4.14。

表 1.4.14　氧气雾化吸入操作评分标准

项　目		项目总分	操 作 要 求	标准分数	得分	备注
评估	患者情况	7	1. 评估患者病情、用药史、过敏史、意识状态、自理能力 2. 评估患者呼吸道通畅情况 3. 核对解释	5 1 1		
计划	护士准备	2	着装整洁，洗手、戴口罩方法正确	2		
	用物准备	2	准备齐全，放置合理	2		
	环境准备	2	环境整洁，宽敞明亮，用氧安全，无明火、高温及易燃易爆品	2		
	患者准备	2	取舒适体位，协助漱口	2		
实施	氧气雾化	60	1. 核对、检查用物全面、正确 2. 加药、注入药液 3. 连接氧气：雾化器的接气口连接氧气 4. 调节氧流量：一般为 6～8 L/min 5. 再次核对：床号、姓名、腕带 6. 患者配合治疗，观察吸入效果 7. 雾化结束，先撤雾化器，再关闭氧气 8. 安置患者：协助患者漱口，清洁口腔，擦净面部，予以拍背协助排痰 9. 协助患者取舒适体位，并交代注意事项	5 5 10 5 5 10 10 5 5		
	整理	10	1. 整理用物，垃圾分类处理 2. 洗手、摘口罩方法正确，记录准确	5 5		
评价	操作质量	6	1. 查对到位，操作熟练、正确、动作连贯 2. 雾化吸入效果好，患者无不良反应	3 3		
	操作时间	3	操作时间＜ 15 min	3		
	操作态度	3	态度严谨、认真	3		
	指导患者	3	关爱患者，护患沟通良好，能对患者进行正确指导	3		
总分				100		

任务七　静脉血标本采集

【主要用物】

治疗车上层：注射盘（内备安尔碘、棉签、砂轮）、一次性止血带、治疗巾、胶布、一次性采血针、真空采血管、试管架、弯盘、医嘱单、血标本采集条形码和检验单、免洗手消毒剂。

治疗车下层：医疗垃圾桶、生活垃圾桶、锐器盒。

【实施操作】

一、操作流程

具体操作流程见表1.4.15。

表1.4.15　静脉血标本采集操作流程

简要流程	操作要点	图　示
护士准备	1. 素质要求：服装鞋帽整洁，仪表端庄 2. 核对：两人核对医嘱单、检验单、血标本采集条形码，签名	
评估解释	1. 核对解释：核对患者床号、姓名、腕带；解释操作目的、方法、注意事项及配合要点，以取得配合 2. 评估患者：评估患者病情、意识状态、肢体活动能力及穿刺部位皮肤、血管情况	
操作准备	1. 护士：工作服整洁，无长指甲，洗手、戴口罩，必要时戴橡胶手套 2. 用物：备齐用物，放置合理 3. 环境：环境安静整洁，宽敞明亮，适合操作，必要时给予屏风或围帘遮挡 4. 患者：肢体活动良好，协助取舒适体位	
操作过程	1. 核对、检查用物：核对患者信息、医嘱单、检验单、血标本采集条形码及真空采血管，检查一次性采血针、真空采血管的包装、有效期 2. 贴条形码：将血标本采集条形码贴于真空采血管的外壁上 3. 安置患者： （1）体位：协助患者取舒适体位，暴露穿刺部位 （2）选择静脉：将治疗巾垫于待穿刺肢体下，在穿刺点上方6~8 cm处扎止血带，选择合适的静脉，松开止血带（图1.4.22） 4. 消毒皮肤：用棉签蘸取安尔碘以穿刺点为中心，由内向外呈螺旋形消毒皮肤，直径大于5 cm，扎止血带，再次消毒，待干，备胶布 5. 再次核对：床号、姓名、腕带	 图1.4.22　扎止血带、选择合适的静脉

简要流程	操作要点	图　　示
操作过程	6. 血标本采集： （1）穿刺：取下真空采血针护针帽，嘱患者握拳，左手绷紧皮肤，右手持一次性采血针，针头斜面向上，与皮肤呈 15°～30° 角穿刺入静脉 （2）采血：见回血，用胶布固定针柄，将采血针与真空采血管正确连接，采血至需要量，拔下采血管，换上另一个采血管，采血至需要量（图 1.4.23） （3）拔针、按压：抽血毕，嘱患者松拳，松止血带，迅速拔出针头，并用无菌干棉签按压穿刺点，嘱患者按压局部 1～2 min，至不出血为止 （4）安置卧位：将采集的血标本置于试管架上，取下治疗巾，整理床单位，协助患者取舒适卧位，并告知患者相关注意事项	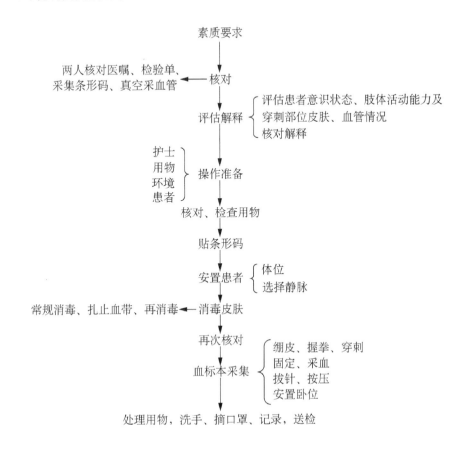 图 1.4.23　采血
操作后	1. 用物处理：整理用物，垃圾分类处理 2. 洗手、摘口罩，并做好记录 3. 标本送检	

二、简要操作流程图

素质要求

两人核对医嘱、检验单、　←　核对
采集条形码、真空采血管

评估解释 { 评估患者意识状态、肢体活动能力及
　　　　　 穿刺部位皮肤、血管情况
　　　　　 核对解释

护士
用物 } 操作准备
环境
患者

核对、检查用物

贴条形码

安置患者 { 体位
　　　　　 选择静脉

常规消毒、扎止血带、再消毒　←　消毒皮肤

再次核对

血标本采集 { 绷皮、握拳、穿刺
　　　　　　 固定、采血
　　　　　　 拔针、按压
　　　　　　 安置卧位

处理用物，洗手、摘口罩、记录，送检

三、操作注意事项

（1）操作过程中严格执行查对制度，遵循无菌技术原则。

（2）采集标本时的注意事项：

① 选择合适的静脉（常见静脉有贵要静脉、肘正中静脉、头静脉、手背静脉，婴幼儿可选股静脉、头皮静脉、颈外静脉）。

② 禁忌：禁止同时采集两位患者的血标本。

③ 不宜：若患者正在进行静脉输液、输血，不宜在同侧手臂进行采血。

④ 避免：采血结束后，短时间内应避免于同侧肢体测量血压。

⑤ 混匀：抗凝的血标本，在采集结束后立即轻轻倒置采血管，使血液与抗凝剂充分混匀。

⑥ 空腹采血：生化检验一般要求在清晨空腹时采血，此时血液中的各种化学成分处于相对恒定状态，检验结果较为准确。因此，应提前通知患者晚餐后禁食，至次日晨采血，但急查血例外。

（3）采集血标本结束，应先拔真空管，后拔去针头，再按压止血。

（4）如果用注射器同时抽取不同种类的血标本，应先将血液注入血培养瓶，然后注入抗凝管，最后注入干燥管，动作应迅速准确。

（5）对于凝血功能障碍患者，拔针后按压时间适当延长至 10 min。

（6）注意护理安全，预防针刺伤及传染病的传播。

（7）标本采集后应及时送检，以免影响检验结果。

四、健康宣教

1. 向患者解释静脉血标本采集操作的目的及配合要点。

2. 医嘱如果是空腹采血，应提前通知患者，并告知注意事项。采血后，持续按压穿刺点及其上方 0.5 cm 处 2～3 min，注意只按不揉，凝血功能障碍患者按压时间延长至 10 min。

【操作测评】

操作测评内容见表 1.4.16。

表 1.4.16　静脉血标本采集操作评分标准

项　　目		项目总分	操 作 要 求	标准分数	得分	备注
评估	患者情况	7	1. 评估患者病情、意识状态、肢体活动能力 2. 评估患者穿刺部位皮肤、血管情况 3. 核对解释	3 2 2		
计划	护士准备	2	着装整洁，洗手、戴口罩方法正确	2		
	用物准备	2	准备齐全，放置合理	2		
	环境准备	2	环境整洁，宽敞明亮，符合无菌操作要求，必要时给予屏风或围帘遮挡	2		
	患者准备	2	协助取舒适体位，需要空腹采血的患者要空腹，但急查血例外	2		

项 目		项目总分	操 作 要 求	标准分数	得分	备注
实施	静脉采集血标本	65	1. 核对、检查用物全面、正确	5		
			2. 正确贴条形码	3		
			3. 协助患者取舒适体位，暴露穿刺部位	5		
			4. 选择合适的静脉	5		
			5. 常规消毒皮肤的范围及方法正确，备胶布	5		
			6. 再次核对	3		
			7. 嘱患者握拳，绷紧皮肤	5		
			8. 穿刺的手法、角度正确	10		
			9. 用胶布固定针柄，将采血针与真空采血管正确连接，采血至需要量	10		
			10. 嘱患者松拳，松止血带	4		
			11. 迅速拔出针头，按压方式正确，嘱患者按压时间	5		
			12. 协助患者取舒适卧位，并告知相关注意事项	5		
	整理	5	1. 整理用物，垃圾分类处理	2		
			2. 洗手、摘口罩，记录正确	2		
			3. 及时送检	1		
评价	操作质量	6	1. 操作熟练、正确、动作连贯	3		
			2. 查对到位，无菌原则强，操作无污染	3		
	操作时间	3	操作时间 < 10 min	3		
	操作态度	3	态度严谨、认真	3		
	指导患者	3	关爱患者，治疗性沟通有效，能对患者进行正确指导	3		
总分				100		

任务八　密闭式间接静脉输血

【主要用物】

治疗车上层：注射盘内放安尔碘、棉签、输液贴、生理盐水 100 mL 2 袋、去白细胞悬浮红细胞 4 U；一次性输血器 2 个、止血带、治疗巾、弯盘、医嘱单、输血执行单、输血记录单、交叉配血试验报告单、免洗手消毒剂，必要时备抢救药品。

治疗车下层：医疗垃圾桶 2 个、生活垃圾桶、锐器盒，必要时备剪刀。

其他：输液架。

【实施操作】

一、操作流程

具体操作流程见表 1.4.17。

表 1.4.17　密闭式间接静脉输血操作流程

简要流程	操作要点	图示
护士准备	1. 素质要求：服装鞋帽整洁，仪表端庄 2. 核对：两人核对医嘱，"三查十一对"（三查：输血装置是否完好、血液制品的质量、血液制品的有效期；十一对：床号、姓名、住院号、血袋号、产品码、血液种类、血量、血型、交叉配血试验结果、失效期、检验者签名）并双人签名	
评估解释	1. 核对解释：核对患者床号、姓名、腕带；解释输血的目的、方法、注意事项，询问是否需要排尿排便，以取得配合 2. 评估患者：评估患者病情、血型、输血史、过敏史、治疗情况、肢体活动能力、自理能力及输血部位皮肤、血管情况	
操作准备	1. 护士：工作服整洁，无长指甲，洗手、戴口罩 2. 用物：用物备齐，放置合理 3. 环境：环境安静整洁，宽敞明亮，适合操作，必要时给予屏风或围帘遮挡，输液架固定良好 4. 患者：患者肢体活动良好，协助取舒适体位	
操作过程	1. 检查核对：携用物及病历至床旁，与另一名护士再次执行"三查十一对"（图 1.4.24） 2. 建立静脉通路，输生理盐水：检查生理盐水、一次性输血器的包装、质量、有效期，按静脉输液法建立静脉通路，遵医嘱输入生理盐水 3. 摇匀血液：用手腕的力量做旋转动作轻轻摇匀血液制品，避免剧烈震荡 4. 输血液制品：打开储血袋封口，取出血袋，用安尔碘消毒血液制品开口处的输血接口，将输血器针头	 图 1.4.24　两人核对

简要流程	操作要点	图示
操作过程	从生理盐水袋上拔出，接着插入血液制品的输血接口，再将血袋轻轻倒挂于输液架上（图1.4.25） 5. 调节滴速：开始输入时前15 min滴速不超过20滴/min，核对患者，床旁守护；15 min后患者无不良反应，再根据病情、年龄将滴速调节为50滴/min 6. 整理记录： （1）取下治疗巾，整理床单位，协助患者取舒适卧位，并将床头呼叫器放于易取处，交代注意事项 （2）整理用物 （3）洗手、记录、签名：输血开始时间、滴速、有无输血不良反应，并签名 7. 巡视观察：在输血过程中要加强巡视，严密观察患者生命体征及有无输血不良反应 8. 输血完毕后的处理： （1）输血完毕，用上述方法遵医嘱继续输入生理盐水，直至输血器内的血液全部输入患者体内，再拔针按压至不出血（图1.4.26） （2）整理床单位，协助患者取舒适卧位，并将床头呼叫器放于易取处，交代注意事项	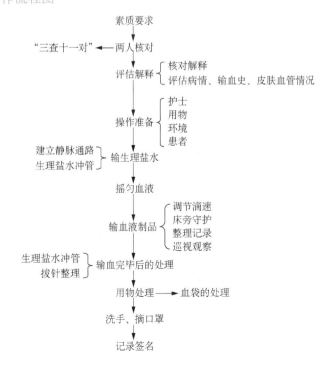 图 1.4.25　输血器针头插入血液制品的输血接口 图 1.4.26　生理盐水冲管
操作后	1. 用物处理：整理用物、垃圾分类处理 2. 血袋的处理：将血袋放入医疗垃圾桶，送至输血科保留24 h 3. 记录签名：洗手、摘口罩，输血开始和结束时间、血液种类、血量、生命体征、有无输血不良反应，并在输血记录单上签字	

二、简要操作流程图

```
                    素质要求
                       ↓
    "三查十一对" ←—— 两人核对
                       ↓
           ┌ 核对解释
     评估解释┤
           └ 评估病情、输血史、皮肤血管情况
                       ↓
              ┌ 护士
              │ 用物
     操作准备 ┤ 环境
              └ 患者
                       ↓
  建立静脉通路 ┐
             ├ 输生理盐水
  生理盐水冲管 ┘
                       ↓
                    摇匀血液
                       ↓
              ┌ 调节滴速
              │ 床旁守护
     输血液制品┤ 整理记录
              └ 巡视观察
                       ↓
  生理盐水冲管 ┐
             ├ 输血完毕后的处理
     拔针整理 ┘
                       ↓
          用物处理 ——→ 血袋的处理
                       ↓
                  洗手、摘口罩
                       ↓
                    记录签名
```

三、操作注意事项

（1）严格执行查对制度、无菌原则、标准预防原则，输血前一定要由两名护士执行"三查十一对"（三查：输血装置是否完好、血液制品的质量、血液制品的有效期；十一对：床号、姓名、住院号、血袋号、产品码、血液种类、血量、血型、交叉配血试验结果、失效期、检验者签名），查对无误后方可输注。

（2）血液制品中严禁加入任何药物，包括钙剂、高渗或低渗溶液，酸性或碱性药物，以防血液凝集或溶解。

（3）血液制品严禁加热，从血库取出后须在室温下放置 15～20 min 再输入，放置时间不超过 30 min，以防污染。

（4）输血前 30 min 须给患者测量体温，腋温低于 37.5 ℃才可输血。但紧急、特殊情况应遵医嘱执行。

（5）输血前后及输入两袋血之间，应输入生理盐水冲洗输血管道，以防发生不良反应。

（6）输血开始时速度宜慢，前 15 min 滴速不要超过 20 滴/min，观察无不良反应后再根据患者病情、年龄及输注血液制品的成分调节滴速。成人一般为 40～60 滴/min，儿童酌减。

（7）输血前 15 min 须由一名护士床旁守护，在输血过程中要加强巡视，密切观察患者生命体征，如出现异常情况，应立即停止输血并保留剩余的血液及输血器具。

（8）对急症输血或大量输血患者可加压输血，在加压输血时，护士必须床旁守护，严密观察患者生命体征及有无不良反应。

（9）输血完毕后，要将血袋放入双层黄色垃圾袋内，做好标记，送至输血科保留24 h，以备患者在输血后发生输血反应时检查分析原因。

四、健康宣教

（1）耐心向患者解释输血的指征、目的、方法、注意事项，以取得配合。

（2）输血前 30 min 嘱患者测量体温，并询问患者是否知道自己的血型、有无输血史、过敏史，以预防不良反应的发生。

（3）输血过程中向患者说明输血速度调节的依据，并嘱患者切勿擅自调节滴速。向患者介绍常见输血反应的症状，告知患者如有不适立即通知医护人员。

【操作测评】

操作测评内容见表 1.4.18。

表 1.4.18　密闭式间接静脉输血操作评分标准

项　　目		项目总分	操　作　要　求	标准分数	得分	备注
评估	患者情况	7	1. 评估患者病情、血型、输血史、过敏史、肢体活动能力	3		
			2. 评估患者输血部位皮肤、血管情况	2		
			3. 核对解释，嘱排尿排便	2		

项 目		项目总分	操 作 要 求	标准分数	得分	备注
计划	护士准备	4	1. 着装整洁，洗手、戴口罩方法正确 2. 两人核对医嘱，"三查十一对"	2 2		
	用物准备	1	准备齐全，放置合理	1		
	环境准备	2	环境整洁，宽敞明亮，适合操作，必要时给予屏风或围帘遮挡，输液架固定良好	2		
	患者准备	1	协助取舒适体位	1		
实施	查对	3	携用物及病历至床旁，两人"三查十一对"	3		
	输生理盐水	16	1. 选择合适的静脉 2. 检查生理盐水及输血器的包装、有效期 3. 备输液贴 4. 正确消毒生理盐水袋口 5. 排气方法正确，三段式检查方法正确 6. 正确消毒皮肤 7. 按静脉输液法穿刺成功 8. 输入生理盐水，调节滴速 9. 正确固定	1 2 2 2 2 2 2 2 1		
	摇匀血液	2	摇匀血液方法正确	2		
	输血液制品	7	1. 取出血袋 2. 正确消毒输血接口 3. 将输血器针头从生理盐水袋上拔出，插入血液制品的输血接口 4. 将血袋倒挂于输液架上	1 2 2 2		
实施	调节滴速	8	1. 前 15 min 滴速不超过 20 滴 /min 2. 核对患者 3. 床旁守护，告知注意事项 4. 患者无不适，15 min 后将滴速调节至 50 滴 /min（口述）	2 2 2 2		
	整理记录	10	1. 取下治疗巾，整理床单位，取舒适卧位 2. 将床头呼叫器放于易取处，交代注意事项 3. 整理用物正确 4. 洗手、记录、签名	2 3 2 3		
	巡视观察	4	1. 加强巡视 2. 密切观察生命体征及不良反应	2 2		
	输血完毕后的处理	20	1. 输血完毕后再输生理盐水方法正确 2. 拔针按压方法正确 3. 整理用物、垃圾分类处理方法正确 4. 血袋放入双层黄色垃圾袋内，做好标记，送输血科保留 24 h（口述） 5. 洗手、摘口罩方法正确 6. 记录：输血时间、血液种类、血量、生命体征、有无输血不良反应，并在输血记录单上签字	5 2 3 2 2 6		

项 目		项目总分	操 作 要 求	标准分数	得分	备注
评价	操作质量	6	1. 操作熟练、正确、动作连贯 2. 查对到位，无菌原则强，操作无污染	3 3		
	操作时间	3	操作时间 < 15 min	3		
	操作态度	3	态度严谨、认真	3		
	指导患者	3	关爱患者，护患沟通良好，能对患者进行正确指导	3		
总分				100		

模块二

急救护理技能

多发伤患者护理技能

学习目标

1. 具有救护理念、爱伤精神及慎独自律的精神。
2. 掌握止血、包扎、固定、搬运的各种操作方法及注意事项。
3. 能够熟练、正确地运用止血、包扎、固定、搬运术对外伤患者进行现场救护。

【导入案例】

一、一般资料

患者，男，40岁，专科学历。

主诉：车祸致多发伤约40 min。

现病史：患者约40 min前被大货车撞伤，面部多处擦伤，左前臂多处软组织损伤，左腕处有开放性伤口出血不止，右小腿畸形，活动受限，紧急呼叫"120"，急救处理后急诊入院。自起病以来，患者神志清楚，精神紧张，未饮食，未排大小便。

既往史：既往体健；无高血压、糖尿病及心脑血管等病史；无乙肝、结核等传染病史及密切接触史；预防接种史不详；无手术、重大外伤及输血史；无药物及食物过敏史。

个人史：经常居留地为山东济南。无吸烟及饮酒史，无毒品接触史。

婚育史：已婚，育有1女。

家族史：父母均健在，否认三代内家族性遗传性疾病史。

二、护理体检

生命体征为 T 36.8 ℃，P 110 次/min，R 28 次/min，BP 95/60 mmHg，SpO$_2$ 99%。

患者一般情况可，营养良好，神志清楚，精神差，查体合作。双侧眼睑无水肿，结膜无充血，巩膜无黄染，双侧瞳孔等大等圆，对光反射存在。口唇无发绀，颈软，气管居中，颈静脉无怒张。腹平软，无压痛及反跳痛，移动性浊音阴性，肠鸣音正常。

专科检查：面部多处擦伤，左前臂多处软组织损伤，左腕部有一长约4 cm的开放性伤口，可见出血，血色鲜红。右小腿畸形，出现反常活动。

三、实验室及其他检查

（1）急诊行头、颈、胸、腹CT检查：未见明显异常。

（2）双下肢X线检查：右下肢胫腓骨粉碎性骨折。

任务一　多发伤患者护理评估及护理诊断

　　根据提供的病例，评估该患者本次入院相关的病史、阳性体征、辅助检查等，询问目前症状、饮食、二便等情况，并提出目前该患者存在的主要护理问题。

　　一、健康史

　　患者约 40 min 前被大货车撞伤，面部、左前臂、右小腿多处损伤，现场经"120"紧急处理后收治入院。患者自起病以来未进食，未排大小便。

　　二、身体状况（阳性体征）

　　BP 95/60 mmHg，神志清楚，精神差；面部多处擦伤，可见渗血；左前臂多处软组织损伤，局部肿胀，左腕部有一长约 4 cm 的开放性伤口，可见出血，血色鲜红；右小腿疼痛剧烈，肢体肿胀，可见畸形、反常活动；腹部平软，未触及阳性体征。

　　三、辅助检查

　　双下肢 X 线检查：右下肢胫腓骨粉碎性骨折。

　　四、心理及社会状况

　　患者精神紧张，呻吟不止。

　　五、护理诊断／问题

　　（1）疼痛　　与车祸伤有关。

　　（2）躯体活动障碍　　与骨折有关。

　　（3）焦虑　　与车祸伤所致的疼痛及担心伤情预后有关。

　　（4）皮肤完整性受损　　与车祸伤有关。

　　（5）潜在并发症：失血性休克、感染。

任务二　加压包扎及止血带止血

"120"到达现场后，发现患者左前臂有长约 4 cm 的伤口，流血不止。请完成加压包扎止血。实施加压包扎后仍无法完全止血，请加用止血带止血，并口述注意事项。

【主要用物】

绷带、敷料、橡胶管、笔、标签纸、手套、表。

现场救护时可就地取材，利用衣物、毛巾、围巾、领带、腰带、自行车内带等。

【实施操作】

一、操作流程

具体操作流程见表 2.1.1。

表 2.1.1　加压包扎及止血带止血操作流程

简要流程	操 作 要 点	图　　　示
护士准备	素质要求：争分夺秒、有条不紊	
评估解释	1. 评估环境：现场环境安全，适合操作 2. 评估患者：受伤部位、性质、伤情轻重 3. 解释说明：表明身份，简要解释操作目的、方法、注意事项，以取得配合	
操作准备	1. 护士：着装整洁，洗手、戴口罩，做好自我防护 2. 用物：备齐用物，放置合理 3. 患者：安慰患者，将患者置于适当体位	
操作过程	1. 指导患者：指导伤者指压肱动脉止血（图 2.1.1），适当抬高患肢 2. 敷料覆盖：用敷料覆盖伤口，敷料边缘超过伤口边缘 3 cm（图 2.1.2）	 图 2.1.1　指导患者止血 图 2.1.2　敷料覆盖

简要流程	操 作 要 点	图 示
操作过程	3. 绷带包扎：在腕部环形缠绕3圈，第1圈的环绕应稍作斜状，第2～3圈作环形，并将第1圈斜出的一角压于环形圈内，由下而上再作螺旋形缠绕，待缠绕到肢体较粗的部位，将每圈绷带反折盖住前圈的1/3至2/3（图2.1.3），最后用胶布将绷带尾部固定 4. 覆盖衬垫：在肢体伤口的近心端，用棉垫、纱布或衣服、毛巾等作为衬垫覆盖后，再扎止血带 5. 扎止血带：以左手拇指、示指、中指持止血带的头端，右手将橡皮管长的尾端拉紧，绕肢体1圈后压住头端（图2.1.4），再绕肢体1圈，然后左手示指、中指夹紧尾端将其从止血带下拉出一半，使之成一个活结（图2.1.5），停止指压止血 6. 标记时间：标记扎止血带时间 7. 悬吊固定：患肢用大悬吊或小悬吊固定	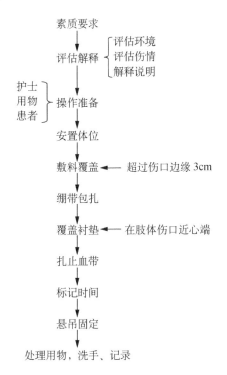 图2.1.3 绷带螺旋反折包扎 图2.1.4 扎止血带 图2.1.5 打一活结
操作后	1. 安置患者：安慰、鼓励患者，交代注意事项，等待进一步救治。 2. 用物处理：整理用物，垃圾分类处理，洗手、记录	

二、简要操作流程图

素质要求
↓
评估解释 { 评估环境
　　　　　 评估伤情
　　　　　 解释说明
↓
护士
用物 } 操作准备
患者
↓
安置体位
↓
敷料覆盖 ← 超过伤口边缘3cm
↓
绷带包扎
↓
覆盖衬垫 ← 在肢体伤口近心端
↓
扎止血带
↓
标记时间
↓
悬吊固定
↓
处理用物，洗手、记录

三、操作注意事项

（1）绷带包扎时应自下而上进行，压力均匀适中。

（2）止血带止血法只适用于四肢的喷射状、有搏动、出血快而多的动脉性出血，当加压包扎不能止血时才使用止血带。

（3）部位要准确，止血带应扎在伤口近心端，尽量靠近伤口。

（4）在止血带与皮肤之间加垫敷料。

（5）扎止血带的患者必须做标记，并注明扎止血带的时间，将标记挂在患者身上。

（6）扎止血带时间不能超过 5 h，止血带每隔 1 h 松开一次，每次松开 2～3 min，以暂时改善血液循环，松开时要逐渐放松。

四、健康宣教

向患者解释操作目的，避免污染，注意观察指端血运，如有不适及时告知医护人员。

【操作测评】

操作测评内容见表2.1.2。

表 2.1.2　加压包扎及止血带止血操作评分标准

项 目		项目总分	操 作 要 求	标准分数	得分	备注
评估	患者情况	7	1. 评估患者受伤部位、性质、伤情轻重 2. 核对解释	5 2		
计划	护士准备	2	着装整洁，洗手、戴口罩，做好自我防护	2		
	用物准备	2	备齐用物，放置合理	2		
	环境准备	2	环境安全，适合操作	2		
	患者准备	2	体位舒适	2		
实施	加压包扎止血	30	1. 指导患者：指导伤者指压肱动脉止血，适当抬高患肢 2. 敷料覆盖：用敷料覆盖伤口，敷料边缘超过伤口边缘 3 cm，用绷带加压包扎伤口 3. 绷带包扎：在腕部环形缠绕 3 圈，第 1 圈的环绕应稍作斜状，第 2～3 圈作环形，并将第 1 圈斜出的一角压于环形圈内，由下而上再作螺旋形缠绕，待缠绕到肢体较粗的部位，将每圈绷带反折盖住前圈的 1/3 至 2/3，最后用胶布将绷带尾部固定	5 5 20		
	止血带止血	35	1. 覆盖衬垫：在肢体伤口的近心端，用棉垫、纱布或衣服、毛巾等作为衬垫覆盖后，再上止血带 2. 扎止血带：以左手拇指、示指、中指持止血带的头端，右手将橡皮管长的尾端拉紧，绕肢体 1 圈后压住头端，再绕肢体 1 圈，然后左手示指、中指夹紧尾端将其从止血带下拉出一半，使之成一个活结，停止指压止血	5 20		

项　　目		项目总分	操　作　要　求	标准分数	得分	备注
实施	止血带止血	35	3. 标记时间：标记上止血带时间 4. 悬吊固定：患肢用大悬吊或小悬吊固定	5 5		
	安置整理	5	1. 安置患者：脱手套，取舒适体位 2. 用物处理：整理用物，洗手	2 3		
评价	操作质量	6	1. 操作熟练、正确、动作连贯 2. 查对到位，操作无污染	3 3		
	操作时间	3	操作时间 < 10 min	3		
	操作态度	3	态度严谨、认真	3		
	指导患者	3	关爱患者，治疗性沟通有效，能对患者进行正确指导	3		
总分				100		

任务三　骨折固定

患者右小腿畸形并出现反常活动，请进行右下肢骨折固定。

【主要用物】

三角巾、衬垫、手套、夹板。

现场救护时可就地取材，利用衣物、毛巾、围巾、领带、腰带、木棒等。

【实施操作】

一、操作流程

具体操作流程见表 2.1.3。

表 2.1.3　骨折固定操作流程

简要流程	操 作 要 点	图　　示
护士准备	素质要求：争分夺秒、有条不紊	
评估解释	1. 评估环境：现场环境安全，适合操作 2. 评估患者：受伤部位、性质、伤情轻重 3. 解释说明：表明身份，简要解释操作目的、方法、注意事项，以取得配合	
操作准备	1. 护士：衣帽整洁，洗手、戴口罩、手套 2. 用物：备齐用物，放置合理 3. 患者：安慰患者，将患者置于适当体位	
操作过程	1. 检查伤肢：检查骨折部位有无伤口及出血，并脱掉患者鞋袜，评估肢端血运、感觉、运动情况 2. 使用衬垫：将衬垫放于两腿、两脚之间（图 2.1.6） 3. 伤肢固定：将三角巾做成带状，在伤者腘窝下、小腿中段及踝关节下自健侧到患肢穿过 3 条，将健肢作为固定物进行骨折固定，穿戴过程中动作要轻巧，避免过度触碰患肢，将健肢移向患肢，患肢外侧放置夹板，夹板的长度应超过骨折处的上下关节（图 2.1.7）。先固定骨折的上端（近心端），再固定下端（远心端），将带子在健肢侧打结（图 2.1.8）	 图 2.1.6　两腿、两脚之间夹垫 图 2.1.7　夹板长度过上下关节

简要流程	操作要点	图示
操作过程	4. 固定足踝："8"字法固定足踝（图2.1.9） 5. 暴露趾端：便于观察血液循环和检查感觉及运动功能	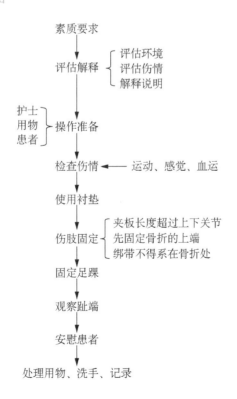 图2.1.8　在健肢侧打结 图2.1.9　"8"字法固定足踝
操作后	1. 安置患者：安慰鼓励患者，交代注意事项，等待进一步救治 2. 用物处理：整理用物，垃圾分类处理，洗手、记录	

二、简要操作流程图

素质要求

评估解释 ┤ 评估环境
评估伤情
解释说明

护士
用物 ┤ 操作准备
患者

检查伤情 ◄── 运动、感觉、血运

使用衬垫

伤肢固定 ┤ 夹板长度超过上下关节
先固定骨折的上端
绑带不得系在骨折处

固定足踝

观察趾端

安慰患者

处理用物、洗手、记录

三、操作注意事项

（1）动作轻巧，避免过度触碰患肢。

（2）容易压伤的部位，使用衬垫。

（3）夹板长度应超过骨折处的上下关节。

（4）先固定骨折的上端（近心端），再固定下端（远心端）。

（5）绑带不得系在骨折处。

（6）固定后，上肢为屈肘位，下肢为伸直位。

四、健康宣教

向患者解释操作目的，注意观察末端血运，保持患肢制动，避免二次损伤，如有不适及时告知医护人员。

【操作测评】

操作测评内容见表2.1.4。

表2.1.4　骨折固定操作评分标准

项	目	项目总分	操 作 要 求	标准分数	得分	备注
评估	患者情况	7	1. 评估患者受伤部位、性质、伤情轻重 2. 核对解释	5 2		
计划	护士准备	2	着装整洁，洗手、戴口罩，做好自我防护	2		
	用物准备	2	备齐用物，放置合理	2		
	环境准备	2	环境安全，适合操作	2		
	患者准备	2	体位舒适	2		
实施	操作过程	65	1. 安慰伤者，检查受伤部位（血液循环、运动及感觉） 2. 使用衬垫：将衬垫放于两腿、两脚之间 3. 伤肢固定：将三角巾做成带状，在伤者腘窝下、小腿中段及踝关节下自健侧到患肢穿3条，将健肢作为固定物进行骨折固定，穿戴过程中动作要轻巧，避免过度触碰患肢，将健肢移向患肢，患者外侧放置夹板，夹板的长度应超过骨折处的上下关节。先固定骨折的上端（近心端），再固定下端（远心端），将带子在健肢侧打结 4. 固定足踝："8"字法固定足踝 5. 观察伤肢：趾端要暴露，便于观察血液循环及检查感觉和运动功能	5 5 40 10 5		
	安置整理	5	1. 安置患者：安慰鼓励患者，交代注意事项，等待进一步救治 2. 用物处理：整理用物，垃圾分类处理，洗手、记录	3 2		
评价	操作质量	6	1. 操作熟练、正确、动作连贯 2. 查对到位，操作无污染	3 3		
	操作时间	3	操作时间 < 10 min	3		
	操作态度	3	态度严谨、认真	3		
	指导患者	3	关爱患者，治疗性沟通有效，能对患者进行正确指导	3		
总分				100		

任务四 搬运

患肢因车祸致多发伤，现场无法进行进一步检查确定伤情，为避免搬运时损伤颈椎，须明确搬运要点。

（1）四名人员协调配合，一人在患者头部，第二人在患者一侧，第三、四人在患者另一侧进行操作。固定头部，上颈托。

（2）三人一同对患者采用轴线翻身法，将患者翻转为侧卧位，使患者的头平稳枕于救护员的手臂上。

（3）第二人将脊柱板放于适当位置，并抵住脊柱板，四人动作一致，将患者移至脊柱板。

（4）操作中注意做好颈部保护，各操作应准确到位。

（5）转运过程中保持患者头在后、足在前，平稳搬运。

项目二

脑外伤患者急救护理技能

 学习目标

1. 具有强烈的急救意识、严谨的思维方法；具有观察、分析、判断和应变的能力及团队合作精神。

2. 掌握心肺复苏、氧气吸入、吸痰的操作目的、要点和注意事项；熟悉操作相关的护理评估、健康宣教。

3. 能够熟练、正确地为患者实施心肺复苏、氧气吸入和吸痰。

【导入案例】

一、一般资料

患者，男，18岁，高中学历。

主诉：入院前2h，高处坠落致头部受伤，呕吐2次。

现病史：患者入院前2h从高处坠落致头部受伤，"120"送至本院就诊，急诊给予头皮裂伤清创缝合包扎。患者神志清楚，双侧瞳孔等大等圆，直径约3mm，对光反射灵敏，右上肢及左下肢活动受限，余肢活动自如，大小便正常。

既往史：平素身体健康，否认高血压心脏病史，无糖尿病、精神疾病史，无肝炎、结核、疟疾病史及密切接触史，无其他手术、外伤、输血史，否认药物、食物过敏史，预防接种史不详。

个人史：生于山东省济南市，无外地久居史，生活规律，无吸烟及饮酒史，无药物滥用史。

家族史：父母均健在，否认三代内家族性遗传性疾病史。

二、护理体检

生命体征为T 36.8 ℃，P 72次/min，R 19次/min，BP 136/88 mmHg。

患者神志清楚，精神差，头部有一长约5cm缝合伤口，右上肢及左下肢活动受限，余肢活动自如；双眼睑无水肿，双侧瞳孔等大等圆，直径约3mm，对光反射灵敏，心脏各瓣膜听诊区未闻及病理性杂音，腹部按压无痛苦表情；双侧巴宾斯基（Babinski）征阳性，脑膜刺激征阳性。

三、实验室及其他检查

CT：脑挫裂伤、蛛网膜下腔出血、脑干损伤并出血、颅底骨折。

四、主要诊疗过程

入院后完善相关检查，急诊给予头皮裂伤缝合包扎，给予对症治疗。入院后第1天，意识呈嗜睡状态。入院后第2天，意识呈昏睡状态，护士查房时发现患者突然心搏、呼吸骤停，口唇、面色苍白，立即呼救，给予双人心肺复苏，复苏后瞳孔对光反射存在，等大（直径约3 mm）等圆，测得BP为90/56 mmHg；急诊CT提示颅内出血进一步加重，经积极完善相关术前准备，全麻下行"脑挫裂伤灶及脑内血肿清除术、去骨瓣减压术"，术后入ICU治疗，给予抗感染、化痰、抑酸及对症支持治疗，2天后转神经外科继续治疗，头部敷料干燥固定，血浆引流管引流通畅，给予抗感染药物治疗，吸痰、吸氧等治疗，病情稳定后出院。

任务一 脑外伤患者护理评估及护理诊断

根据提供的病例，评估该患者本次入院相关的病史、阳性体征、辅助检查等，询问目前症状、睡眠、饮食、二便等情况，并提出目前该患者存在的主要护理问题。

一、健康史

患者入院前 2 h 从高处坠落致头部受伤，院外呕吐 2 次，急诊给予头皮裂伤清创缝合包扎。患者神志清楚，双侧瞳孔等大等圆，直径约 3 mm，对光反射灵敏，右上肢及左下肢活动受限，大小便正常。无吸烟及饮酒史。

二、身体状况（阳性体征）

神志清楚，精神差，头部有一长约 5 cm 缝合伤口，右上肢及左下肢活动受限；双侧巴宾斯基征阳性，脑膜刺激征阳性。

三、辅助检查

CT：脑挫裂伤、蛛网膜下腔出血、脑干损伤并出血、颅底骨折。

四、护理诊断/问题

（1）清理呼吸道无效　与脑损伤后意识障碍有关。

（2）有感染的危险　与组织损伤、机体抵抗力下降有关。

（3）意识障碍　与脑损伤有关。

（4）疼痛　与损伤刺激神经末梢、炎性物质刺激有关。

（5）潜在并发症：再出血、脑疝。

任务二 双人心肺复苏

患者入院后第 2 天，护士查房时发现患者突然心搏、呼吸骤停，口唇、面色苍白，请完成双人心肺复苏术。

【主要用物】

设备：治疗车、脚踏凳、简易呼吸器、除颤仪。

治疗车上层：治疗盘内放治疗碗、纱布、弯盘、导电膏、手电筒，血压计、听诊器、抢救记录卡（单）、除颤记录卡（单），速干手消毒剂、抽纸。

治疗车下层：医疗垃圾桶、生活垃圾桶。

【实施操作】

一、操作流程

具体操作流程见表 2.2.1。

表 2.2.1 双人心肺复苏操作流程

简要流程	操 作 要 点	图 示
护士准备	1. 素质要求：着装整洁 2. 核对：双人核对医嘱，可执行口头医嘱	
评估	1. 现场环境 2. 患者病情	
操作准备	1. 护士：着装整洁，反应迅速、敏捷 2. 用物：备齐用物，放置合理 3. 环境：环境整洁安静，宽敞安全，光线适中 4. 患者：是否仰卧于坚固的平面上	
操作过程	1. 判断呼救： （1）判断意识：呼叫患者，轻拍患者肩部，确认意识丧失 （2）判断脉搏（5～10 s）：触摸颈动脉搏动，同时观察呼吸。触摸位置：用示指和中指指腹触及患者气管正中，旁开两指，至胸锁乳突肌前缘凹陷处（图 2.2.1） （3）判断呼吸（5～10 s）：通过看（胸廓有无起伏）、听（有无呼吸音）、感觉（有无气流溢出）三个步骤来完成 （4）确认患者意识丧失，立即呼叫，启动应急反应系统，记录抢救时间 2. 安置体位： （1）确保患者仰卧于坚固的平面上 （2）去枕，头、颈、躯干在同一轴线上，双手置于	 图 2.2.1 颈动脉位置

简要流程	操 作 要 点	图 示
操作过程	身体两侧，身体无扭曲 3. 胸外心脏按压： （1）在患者一侧解开衣领、腰带，暴露患者胸腹部 （2）按压部位：胸骨正中两乳头连线水平（胸骨中下 1/3 交界处）（图 2.2.2），或操作者以中指沿一侧肋弓下缘向内上滑行到双侧肋弓的汇合点，中指定位于此处，示指紧贴 （3）按压手法：手掌根部重叠，十指相扣，手指翘起，两臂伸直，使双肩位于双手的正上方，垂直向下用力快速按压 （4）按压深度：成人胸骨下陷至少 5 cm （5）按压速率：100～120 次 /min （6）胸廓回弹：每次按压后让胸廓充分回弹（按压时间与放松时间之比为 1：1），尽量不要使按压中断，如中断，时间控制在 10 s 内 4. 除颤： （1）除颤仪在按压第一循环结束前准备好 （2）评估患者身上是否带有金属物品、电子产品及起搏器等 （3）打开除颤仪行心电监测 （4）确定心电图结果为心室颤动，准备除颤 （5）将电极板均匀涂抹导电膏 （6）胸骨（sternum）电极板放于患者右侧胸骨第 2 肋间，心尖（apex）电极板放于患者左侧第 5 肋间与腋中线交界处 （7）两电极板之间距离不小于 10 cm，电极板紧贴皮肤，并加一定的压力 （8）如仍有心室颤动，选择单向波 360 J 或双向波 200 J （9）充电，请周围人让开。确定周围人员与患者无直接或间接接触 （10）放电，关机，立即进行 5 个循环心肺复苏 5. 开放气道： （1）如有明确呼吸道分泌物，应当清理患者呼吸道，取下活动义齿 （2）采用"E-C"手法（一手将面罩扣在患者口鼻处，另一手拇指和示指呈"C"形按压面罩，中指和无名指放在下颌下缘，小指放在下颌角后面）充分开放气道（图 2.2.3） 6. 通气： （1）简易呼吸器送气 2 次，送气时间为 1 s，通气量为 500～600 mL （2）施以辅助通气时应产生明显的胸廓隆起，避免过度通气，送气同时，观察胸廓情况 （3）按压与通气次数之比为 30：2，连续 5 个循环 7. 判断复苏效果 （1）操作 5 个循环后，再次判断颈动脉搏动及呼吸 5～10 s，观察患者瞳孔、面色、口唇、甲床，测量血压，判断昏迷是否变浅，是否出现反射、	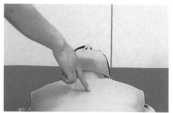 图 2.2.2　按压部位 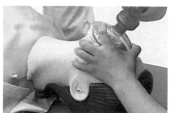 图 2.2.3　"E-C"手法

简要流程	操作要点	图示
操作过程	挣扎或躁动；如已恢复，记录复苏成功时间 （2）如无颈动脉搏动或自主呼吸未恢复，继续上述操作，5 个循环后再次判断，直至高级生命支持人员及仪器设备到达，补记抢救记录	
安置整理	1. 清洁患者皮肤，整理衣服，安置患者取平卧位，头偏向一侧，整理床单位 2. 继续密切观察患者生命体征，安慰患者 3. 分类处置用物 4. 洗手、记录	

二、简要操作流程图

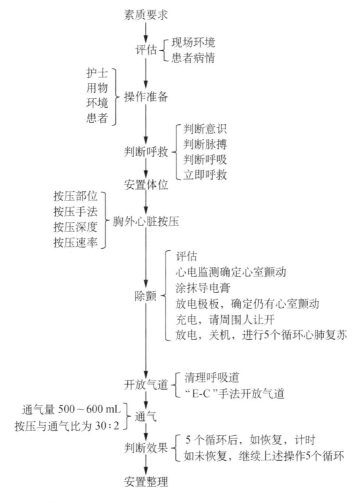

三、操作注意事项

（1）胸外心脏按压时频率和深度要准确，每次按压后要让胸廓充分回弹，以保证心脏得到充分的血液回流。尽量不要使按压中断，如中断，时间控制在 10 s 内。

（2）胸外心脏按压时按压部位要准确，用力合适，以防胸骨、肋骨骨折。按压姿势要正确，肩、肘、腕在一条直线上，并与患者身体长轴垂直。按压时，手掌掌根不能离开胸壁，按压力度不宜过大，以免引起骨折造成血气胸。

（3）人工呼吸时，通气量不宜过大，以免引起胃部胀气。

四、健康宣教

（1）增强患者的安全意识，防止意外事故发生。

（2）积极治疗心脑血管等疾病，定时到医院检查，在医生的指导下规范治疗，如有不适及时就诊。

【操作测评】

操作测评内容见表2.2.2。

表2.2.2　双人心肺复苏操作评分标准

项　　目		项目总分	操　作　要　求	标准分数	得分	备注
评估	患者情况	4	评估患者病情，询问家属患者起病时间、主要症状；既往患病情况，检查、治疗情况	4		
计划	护士准备	4	1. 仪表端庄，着装整洁，反应迅速、敏捷 2. 双人核对医嘱	2 2		
	用物准备	3	1. 备齐用物 2. 放置合理	2 1		
	环境准备	2	环境整洁安静，宽敞安全，光线适中	2		
	患者准备	2	患者体位：是否仰卧于坚固的平面上	2		
实施	判断呼救	8	1. 判断意识正确 2. 判断颈动脉搏动、呼吸方法正确 3. 呼救及时 4. 计时准确	2 2 2 2		
	安置体位	4	1. 仰卧于坚固平面上 2. 患者体位安置正确	2 2		
	胸外心脏按压	15	1. 按压部位正确 2. 按压方法正确，力度、深度合适 3. 按压速率正确	5 5 5		
	除颤	14	1. 评估合理完整 2. 心电监测正确 3. 涂抹导电膏均匀 4. 电极板安放正确，确定仍有心室颤动 5. 充电，请周围人让开 6. 放电，关机，进行5个循环心肺复苏	2 2 2 4 2 2		
	开放气道	8	1. 清除口腔分泌物方法正确 2. "E-C"手法开放气道方法正确	3 5		
	通气	10	1. 通气方法正确 2. 每次通气时间、通气量正确 3. 胸外心脏按压与人工呼吸次数之比为30：2 4. 连续进行5个循环	2 3 3 2		

项	目	项目总分	操 作 要 求	标准分数	得分	备注
实施	判断复苏效果	6	1. 5 个循环后，判断颈动脉搏动及呼吸、瞳孔、面色、口唇、皮肤、血压等恢复情况 2. 如恢复，计时；如未恢复，继续上述操作，5 个循环后再做判断	4 2		
	安置整理	5	1. 清洁患者皮肤，整理衣服，安置患者取平卧位，头偏向一侧，整理床单位 2. 继续密切观察患者生命体征，安慰患者 3. 分类处置用物 4. 洗手、记录	1 1 1 2		
评价	操作质量	7	1. 操作熟练、正确、动作连贯 2. 急救意识强	4 3		
	操作时间	4	操作时间＜ 6 min	4		
	人文素养	4	1. 态度严谨、认真 2. 沟通有效，关爱患者	2 2		
总分				100		

附　单人心肺复苏

【主要用物】

设备：治疗车、脚踏凳。

治疗车上层：治疗盘内放治疗碗、纱布、手电筒、弯盘，血压计、听诊器、抢救记录卡（单）、速干手消毒剂。

治疗车下层：医疗垃圾桶、生活垃圾桶。

【实施操作】

一、操作流程

具体操作流程见表 2.2.3。

表 2.2.3　单人心肺复苏操作流程

简要流程	操 作 要 点	图 示
护士准备	1. 素质要求：着装整洁 2. 核对：双人核对医嘱，可执行口头医嘱	
评估	1. 现场环境 2. 患者病情	
操作准备	1. 护士：着装整洁，反应迅速、敏捷 2. 用物：备齐用物，放置合理 3. 环境：环境整洁安静，宽敞安全，光线适中 4. 患者：是否仰卧于坚固的平面上	
操作过程	1. 判断呼救： 　（1）判断意识：呼叫患者，轻拍患者肩部，确认意识丧失 　（2）判断脉搏（5～10 s）：触摸颈动脉搏动，同时观察呼吸。触摸位置：用示指或中指指腹触及患者气管正中，旁开两指，至胸锁乳突肌前缘凹陷处 　（3）判断呼吸（5～10 s）：通过看（胸廓有无起伏）、听（有无呼吸音）、感觉（有无气流溢出）三个步骤来完成 　（4）确认患者意识丧失，立即呼叫，启动应急反应系统，记录抢救时间 2. 安置体位： 　（1）确保患者仰卧于坚固的平面上 　（2）去枕，头、颈、躯干在同一轴线上，双手置于身体两侧，身体无扭曲	

简要流程	操作要点	图示
操作过程	3. 胸外心脏按压： （1）在患者一侧解开衣领、腰带，暴露患者胸腹部 （2）按压部位：胸骨正中两乳头连线水平（胸骨中下 1/3 交界处），或操作者以中指沿一侧肋弓下缘向内上滑行到双侧肋弓的汇合点，中指定位于此处，示指紧贴 （3）按压手法：手掌根部重叠，十指相扣，手指翘起，两臂伸直，使双肩位于双手的正上方，垂直向下用力快速按压 （4）按压深度：成人胸骨下陷至少 5 cm （5）按压速率：100～120 次 /min （6）胸廓回弹：每次按压后让胸廓充分回弹（按压时间与放松时间之比为 1∶1），尽量不要使按压中断，如中断，时间控制在 10 s 内 4. 开放气道： （1）如有明确呼吸道分泌物，应当清理患者呼吸道，取下活动义齿 （2）根据病情选择适当的手法开放气道 ① 仰头抬颏法：一手置于患者前额，手掌向后下方施力，使其头部后仰，另一手手指放在靠近颏部的下颌骨下方，将颏部向前抬起，拉开颈部（图 2.2.4） ② 托颈压额法：一手抬起患者颈部，另一手以小鱼际肌侧下按患者前额，使其头后仰，颈部抬起 ③ 托颌法：将肘部放在患者头部两侧，用双手同时将左右下颌角托起，使头后仰，同时将下颌骨前移 5. 人工呼吸： （1）口对口通气：捏紧患者鼻孔，双唇包住患者口部（不留空隙），吹气（每次通气持续 1 s），观察胸部上抬，吹气毕，松开口鼻。通气频率：10～12 次 /min（5～6 s/ 次），避免快速或用力通气，每次通气量为 500～600 mL （2）按压与通气次数之比为 30∶2，连续 5 个循环 6. 判断复苏效果： （1）操作 5 个循环后，再次判断颈动脉搏动及呼吸5～10 s，观察患者瞳孔、面色、口唇、甲床，测量血压，判断昏迷是否变浅，是否出现反射、挣扎或躁动，如已恢复，记录复苏成功时间 （2）如无颈动脉搏动或自主呼吸未恢复，继续上述操作，5 个循环后再次判断，直至高级生命支持人员及仪器设备到达，补记抢救记录	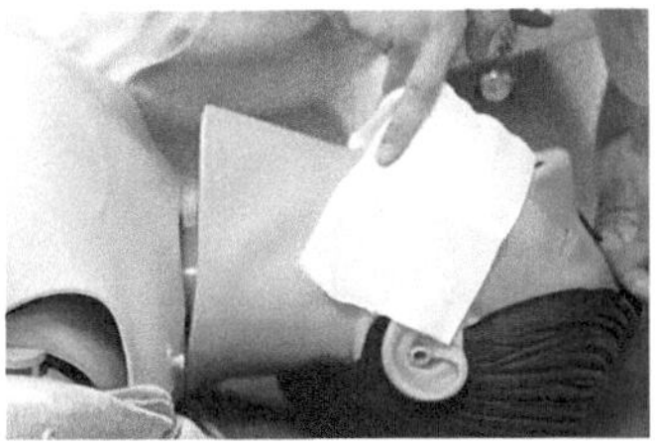 图 2.2.4　仰头抬颏法
安置整理	1. 安置患者平卧位，头偏向一侧，整理床单位 2. 继续密切观察患者生命体征，安慰患者 3. 分类处置用物 4. 洗手、记录	

二、简要操作流程图

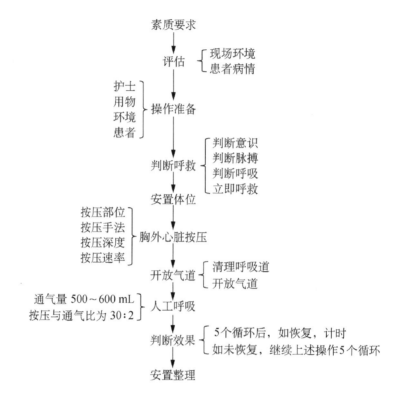

【操作测评】

操作测评内容见表 2.2.4。

表 2.2.4　单人心肺复苏操作评分标准

项　　　目		项目总分	操 作 要 求	标准分数	得分	备注
评估	患者情况	4	评估患者病情，询问家属患者起病时间、主要症状；既往患病情况，检查、治疗情况	4		
计划	护士准备	4	1. 仪表端庄，着装整洁，反应迅速、敏捷 2. 双人核对医嘱	2 2		
	用物准备	3	1. 备齐用物 2. 放置合理	2 1		
	环境准备	2	环境整洁安静，宽敞安全，光线适中	2		
	患者准备	2	患者体位：是否仰卧于坚固的平面上	2		
实施	判断呼救	12	1. 判断意识正确 2. 判断颈动脉搏动方法正确 3. 判断呼吸方法正确 4. 呼救及时 5. 计时准确	2 4 2 2 2		
	安置体位	5	1. 仰卧于坚固平面上 2. 患者体位安置正确	2 3		

项　　目		项目总分	操 作 要 求	标准分数	得分	备注
实施	胸外心脏按压	15	1. 按压部位正确 2. 按压方法正确，力度、深度合适 3. 按压速率正确	5 5 5		
	开放气道	10	1. 清除口腔分泌物方法正确 2. 仰头抬颏法开放气道方法正确	5 5		
	人工呼吸	10	1. 通气方法正确 2. 每次通气时间、通气量正确 3. 胸外心脏按压与人工呼吸次数之比为 30∶2 4. 连续进行 5 个循环	2 3 3 2		
	判断复苏效果	10	1. 5 个循环后，判断颈动脉搏动及呼吸、瞳孔、面色、口唇、皮肤、血压等恢复情况 2. 如恢复，计时；如未恢复，继续上述操作，5 个循环后再做判断	8 2		
	安置整理	8	1. 安置患者取平卧位，头偏向一侧，整理床单位 2. 继续密切观察患者生命体征，安慰患者 3. 分类处置用物 4. 洗手、记录	2 2 2 2		
评价	操作质量	7	1. 操作熟练、正确、动作连贯 2. 急救意识强	4 3		
	操作时间	4	操作时间 < 5 min	4		
	人文素养	4	1. 态度严谨、认真 2. 沟通有效，关爱患者	2 2		
总分				100		

任务三　氧气吸入

患者脑损伤，呼吸中枢受损，出现意识障碍，心肺复苏成功后，急诊 CT 提示颅内出血进一步加重，遵医嘱给予氧气吸入［该技术主要为技能操作，对标准化病人（SP）进行氧气吸入，考查学生对危重症患者病情观察及救治能力，并体现沟通能力］。

【主要用物】

设备：氧气筒或中心供氧装置。

治疗车上层：一次性湿化瓶、一次性吸氧管、氧气表、治疗碗（内盛冷开水）、棉签、纱布、弯盘、别针、手电筒、医嘱执行单、用氧记录单、笔、扳手（必要时）。

治疗车下层：医疗垃圾桶、生活垃圾桶。

【实施操作】

一、操作流程

具体操作流程见表 2.2.5。

表 2.2.5　氧气吸入操作流程

简要流程	操　作　要　点	图　　示
护士准备	1. 素质要求：着装整洁 2. 核对：医嘱及执行单	
评估解释	1. 解释：核对患者床号、姓名、腕带；解释操作目的、方法、注意事项，以取得配合 2. 评估：年龄、病情、意识、鼻黏膜、鼻中隔情况，心理状况及对吸氧的认知和合作程度	
操作准备	1. 护士：着装整洁，洗手、戴口罩 2. 用物：备齐用物，放置合理 3. 环境：安静、整洁，禁止明火，避开热源 4. 患者：了解吸氧的目的、方法及注意事项，愿意合作，体位舒适	
操作过程	1. 核对患者 2. 安装氧气表： （1）氧气筒法：先将氧气筒安置在氧气支架上，打开总开关，放出少量氧气吹去气门处灰尘，将氧气表接在氧气筒的气门上，略向后倾斜，用手初步旋紧螺帽，再用扳手旋紧，使氧气表垂直于地面，连接湿化瓶，关闭流量开关，打开总开关，再开流量开关，检查氧气是否流出通畅、无漏	

简要流程	操作要点	图示
操作过程	气，关闭总开关及流量开关（图 2.2.5） （2）中心供氧法：将湿化瓶安装在流量表上，检查、关闭流量开关，将流量表安装在中心供氧装置上（听到"咔嚓"声代表接头已被锁住）(图 2.2.6) 3. 给氧： （1）用棉签蘸清水清洁鼻腔（图 2.2.7），检查鼻导管，并连接在流量表上 （2）根据医嘱调节氧流量 （3）湿润鼻导管，并检查鼻导管是否通畅 （4）将鼻导管轻轻插入患者鼻腔 （5）于耳后或颌下固定鼻导管（图 2.2.8） 4. 观察告知：密切观察患者病情及用氧效果，按需调节氧流量，告知患者及家属安全用氧的注意事项 5. 整理记录：协助患者取舒适卧位，整理床单位，用物分类处置，洗手、摘口罩，记录用氧时间、氧流量，签名 6. 遵医嘱停氧：核对解释，拔出鼻导管，清洁鼻部，关闭流量开关，分离鼻导管与氧气流量表，取下流量表和湿化瓶	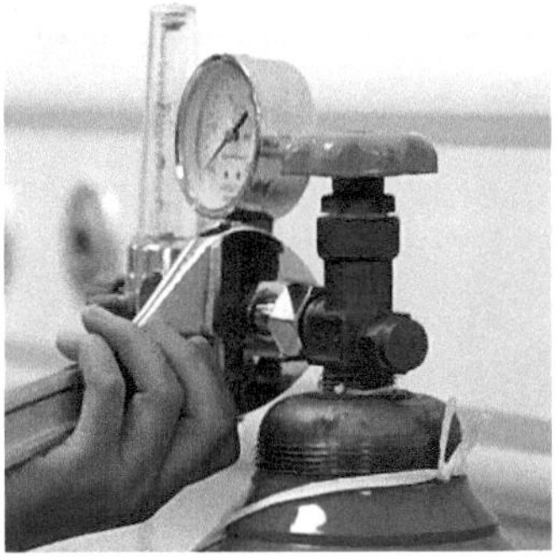 图 2.2.5　安装氧气表（氧气筒法） 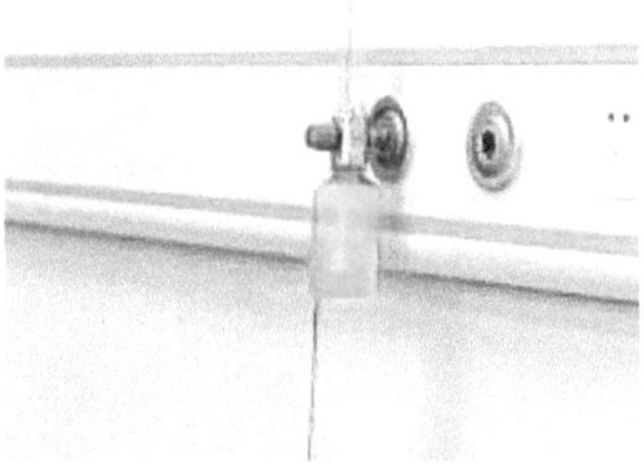 图 2.2.6　安装氧气表（中心供氧法） 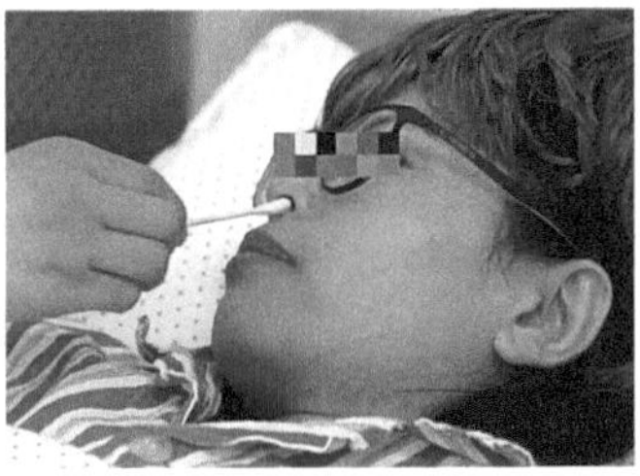 图 2.2.7　清洁鼻腔 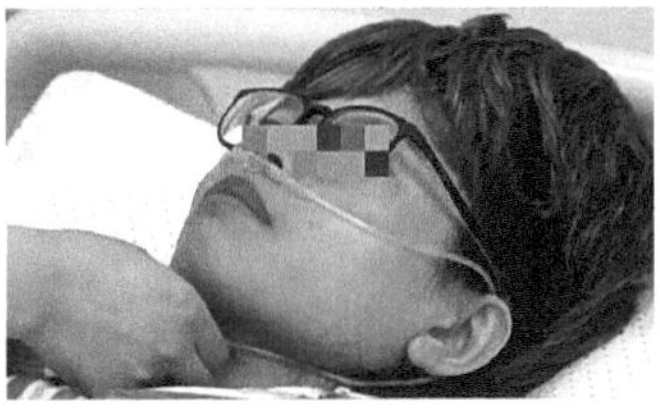 2.2.8　固定鼻导管
操作后	1. 整理：协助患者取舒适卧位，整理床单位 2. 用物处理：用物分类处理，一次性物品按医疗垃圾处理 3. 洗手、记录：洗手、摘口罩，记录停氧时间，签名	

二、简要操作流程图

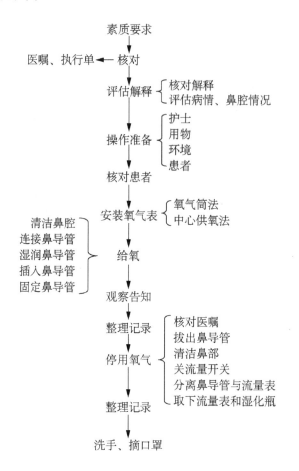

素质要求

医嘱、执行单 ◀── 核对

评估解释 ⎰ 核对解释
　　　　　⎱ 评估病情、鼻腔情况

操作准备 ⎧ 护士
　　　　 ⎪ 用物
　　　　 ⎨ 环境
　　　　 ⎩ 患者

核对患者

安装氧气表 ⎰ 氧气筒法
　　　　　 ⎱ 中心供氧法

清洁鼻腔 ⎫
连接鼻导管 ⎪
湿润鼻导管 ⎬ 给氧
插入鼻导管 ⎪
固定鼻导管 ⎭

观察告知

整理记录 ⎧ 核对医嘱
　　　　 ⎪ 拔出鼻导管
停用氧气 ⎪ 清洁鼻部
　　　　 ⎨ 关流量开关
　　　　 ⎪ 分离鼻导管与流量表
整理记录 ⎩ 取下流量表和湿化瓶

洗手、摘口罩

三、操作注意事项

（1）严格执行操作规程，注意用氧安全：切实做好"四防"，即防火、防热、防油、防震。

（2）正确调节氧流量：供给氧气时，先调节好氧流量，再插入鼻导管；停氧时，先拔出鼻导管，再关流量表；如用氧期间需要改变氧流量，应先分离鼻导管，调节好流量后再接上鼻导管。

（3）吸氧护理：用氧过程中，观察患者意识、呼吸、脉搏、血压情况，血气分析结果，判断用氧疗效；持续吸氧者应保持管道通畅，必要时进行更换，每天更换湿化瓶。

（4）急性肺水肿的患者吸氧时，应用乙醇湿化给氧。

（5）氧气筒内氧气不可用尽，压力表指针降至 0.5 MPa 时，即不可再用。

四、健康宣教

（1）指导患者加强营养，摄入高蛋白、高维生素、足够热量饮食，避免油腻、辛辣食物，以免刺激呼吸道加重咳嗽。保证每日饮水量在 1 500 mL 以上。

（2）指导患者进行呼吸功能锻炼，如腹式呼吸和缩唇呼吸。

（3）指导患者逐步提高活动耐力，制订日间活动计划，以不感觉疲乏为宜。若病情允许，可有计划地逐步增加活动量。

【操作测评】

操作测评内容见表2.2.6。

表2.2.6 氧气吸入操作评分标准

项目		项目总分	操作要求	标准分数	得分	备注
评估	患者情况	7	1. 评估患者病情全面 2. 检查鼻腔方法正确	3 4		
计划	护士准备	2	1. 着装规范，语言表达清晰 2. 洗手、戴口罩方法正确	1 1		
	用物准备	2	1. 用物准备齐全 2. 放置合理	1 1		
	环境准备	2	符合操作要求，禁止明火、远离热源	2		
	患者准备	2	理解、配合，体位舒适	2		
实施	核对解释	4	1. 核对患者 2. 解释清楚并取得配合	2 2		
	安装氧气表	10	1. 检查湿化瓶方法正确 2. 安装湿化瓶方法正确 3. 检查、关闭流量开关方法正确 4. 安装流量表方法正确	2 3 2 3		
	供给氧气	18	1. 清洁鼻腔方法正确 2. 一次性鼻导管与流量表连接正确 3. 根据医嘱调节氧流量方法准确 4. 湿润鼻导管、检查鼻导管通畅方法正确 5. 将鼻导管插入患者鼻腔方法正确 6. 固定鼻导管方法正确	2 3 5 3 3 2		
	观察告知	10	1. 观察患者病情及用氧效果及时 2. 按需调节氧流量方法正确 3. 告知患者及家属用氧的注意事项	2 5 3		
	整理记录	8	1. 患者卧位舒适，床单位整洁 2. 用物、医疗废物处理符合要求 3. 洗手、摘口罩方法正确 4. 记录用氧时间、氧流量方法正确	2 2 2 2		
	停用氧气	12	1. 核对解释方法正确 2. 拔出鼻导管，清洁鼻部方法正确 3. 关闭流量表、分离鼻导管与流量表方法正确 4. 取下流量表及湿化瓶方法正确	2 4 3 3		
	整理	8	1. 患者卧位舒适，床单位整洁 2. 用物、医疗废物处理符合要求 3. 洗手、摘口罩方法正确 4. 记录停氧时间正确	2 2 2 2		
评价	操作质量	5	1. 操作熟练、正确、动作轻巧 2. 安全、无污染	3 2		
	操作时间	5	操作时间＜5 min	5		
	操作态度	3	态度严谨、认真	3		
	指导患者	2	护患沟通良好，能对患者进行正确指导	2		
总分				100		

任务四　吸痰

患者脑损伤，出现意识障碍，长期卧床，咳嗽、咳痰无力，遵医嘱给予吸痰（该技术主要为技能操作，在模型上进行吸痰操作，考查学生的病情观察及动手操作能力，并体现人文关怀精神）。

【主要用物】

一次性吸痰包、无菌生理盐水、听诊器、弯盘、医嘱执行单、笔、免洗手消毒剂、电动吸引器或中心负压吸引装置、干燥瓶，必要时备压舌板、张口器、舌钳、手电筒、护目镜、一次性隔离衣。

【实施操作】

一、操作流程

具体操作流程见表 2.2.7。

表 2.2.7　吸痰操作流程

简要流程	操　作　要　点	图　　　示
护士准备	1. 素质要求：着装整洁 2. 核对：医嘱和执行单	
评估解释	1. 解释：核对患者床号、姓名、腕带；解释操作目的、方法、注意事项，以取得配合 2. 评估：意识、病情，咳嗽、咳痰情况，听诊肺部呼吸音，叩背，检查鼻腔、口腔情况，有无活动性义齿，心理状况及合作程度	
操作准备	1. 护士：着装整洁，洗手、戴口罩 2. 用物：备齐用物，放置合理 3. 环境：整洁、宽敞、安全，温湿度适宜 4. 患者：了解吸痰的目的、方法、注意事项及配合要点，取下活动性义齿	
操作过程	1. 核对患者 2. 安置吸氧：协助患者取舒适卧位，给予高流量吸氧 1～2 min；如为气管插管/气管切开患者，将呼吸机的氧浓度调为 100%，2～3 min 3. 调节负压：安装电动负压吸引器装置，连接各部件，打开负压开关，调节负压，经口/鼻腔吸痰，成人为 300～400 mmHg（0.04～0.053 MPa），小儿小于	

简要流程	操作要点	图示
操作过程	300 mmHg（0.04 MPa）；经气管插管/气管切开处吸痰，成人为150～200 mmHg（0.02～0.027 MPa），小儿为100～150 mmHg（0.013～0.02 MPa） 4. 连管试吸：暂停吸氧，戴手套，连接吸痰管，试吸生理盐水，检查吸痰管是否通畅 5. 吸净痰液： （1）经口腔吸痰：嘱患者张口（昏迷患者用压舌板、张口器协助），一手反折吸痰管末端，另一手持吸痰管前端，从口腔的一侧将导管插入口咽部，放松折叠处，吸净口咽部分泌物，抽吸生理盐水冲管（图2.2.9） （2）经鼻腔吸痰：一手反折吸痰管末端，另一手持吸痰管前端，用拇指和示指将吸痰管轻而快地插入鼻腔，并在患者吸气时沿着鼻腔壁向深处插入。鼻咽吸引插入导管长度约为患者鼻尖至耳垂的距离，成人约为16 cm，儿童为8～12 cm，婴幼儿为4～8 cm，边旋转边向上提拉，吸净痰液、冲管（图2.2.10） （3）经气管插管/气管切开处吸痰：一手断开呼吸机与气管导管，将呼吸机接头放在无菌纸巾上（开口勿朝向患者或工作人员），反折吸痰管末端，另一手迅速并轻轻地沿气管导管送入吸痰管，遇阻力略上提后加负压，边上提边旋转吸引，吸痰结束后立即接呼吸机通气，用生理盐水冲管（图2.2.11） （4）吸痰后：弃去吸痰管，冲洗接头，如需再次吸痰须隔3～5 min，更换吸痰管重吸，关闭负压开关，擦净患者面部，脱手套，给予患者高流量吸氧1～2 min 6. 观察记录：观察患者病情及吸痰后反应，听诊肺呼吸音，检查口、鼻黏膜，交代注意事项，记录吸痰时间、次数及痰液性状、颜色和量	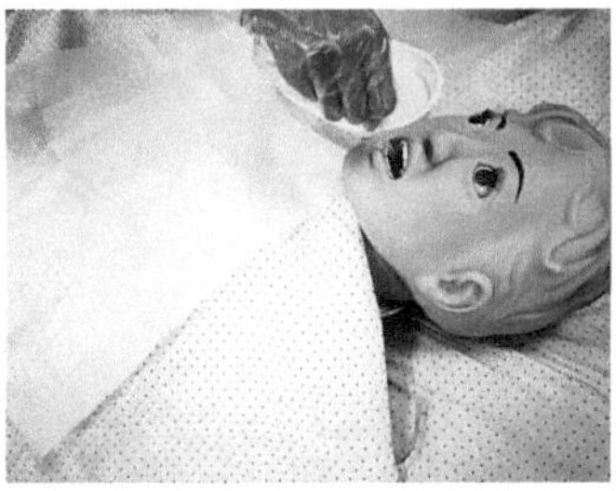 图2.2.9　经口腔吸痰 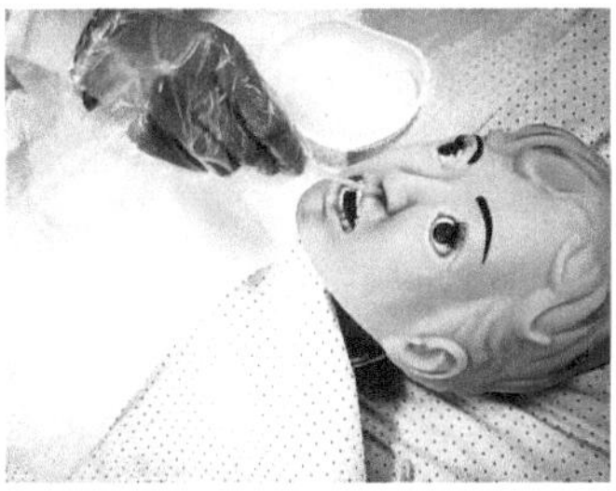 图2.2.10　经鼻腔吸痰 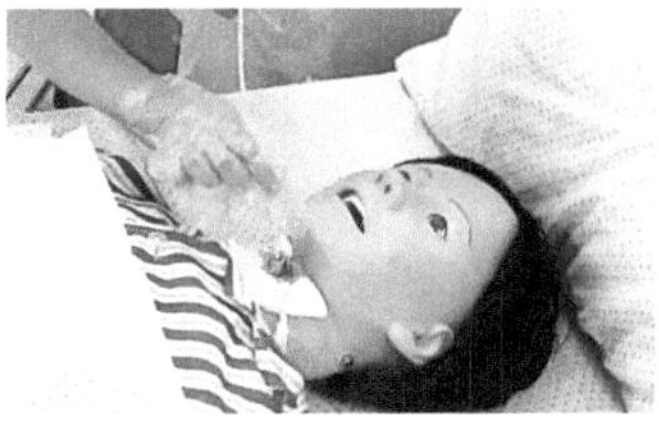 图2.2.11　经气管切开处吸痰
操作后	1. 整理：协助患者取舒适卧位，整理床单位 2. 用物处理：分类处理用物，及时倾倒储液瓶 3. 洗手、摘口罩	

二、简要操作流程图

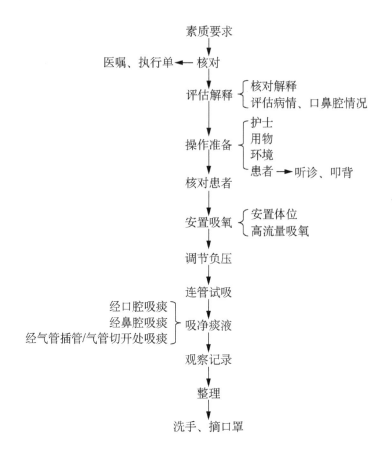

三、操作注意事项

（1）严格执行无菌技术操作原则：治疗盘内吸痰用物每天更换 1～2 次，吸痰管每次更换，勤做口腔护理。

（2）每次吸痰时间不超过 15 s，以免造成缺氧。

（3）选择粗细适宜的吸痰管，吸痰管不宜过粗，特别是小儿吸痰。

（4）吸痰动作轻柔，防止呼吸道黏膜损伤。

（5）如果患者出现发绀、心率下降等缺氧症状，应立即停止吸痰，并酌情处理。

（6）吸痰器储液瓶内液体量不能超过容积的 2/3，须及时倾倒。

四、健康宣教

（1）指导患者有效咳嗽：适用于神志清楚且尚能咳嗽者。患者坐位或立位，先行 5～6 次深而慢的呼吸，然后深吸气至膈肌完全下降，屏住呼吸 3～5 s，身体前倾，从胸腔进行 2～3 次短促有力的咳嗽，咳嗽的同时收缩腹肌，或用手按压上腹部，帮助痰液咳出。

（2）指导慢性阻塞性肺疾病患者进行呼吸功能锻炼，如腹式呼吸和缩唇呼吸，以加强膈肌运动，提高支气管内压，提高通气量，避免小气道过早陷闭，从而利于肺泡气体排出。

【操作测评】

操作测评内容见表 2.2.8。

表 2.2.8 吸痰操作评分标准

项 目		项目总分	操 作 要 求	标准分数	得分	备注
评估	患者情况	7	1. 核对患者 2. 观察痰液性状 3. 听诊呼吸音、拍背方法正确 4. 检查鼻腔、口腔方法正确	2 2 2 1		
计划	护士准备	2	1. 着装整洁，语言表达清晰 2. 洗手、戴口罩	1 1		
	用物准备	2	1. 用物准备齐全 2. 放置合理	1 1		
	环境准备	2	安全、整洁，光线适中，温湿度适宜	2		
	患者准备	2	理解、配合，取下活动性义齿	2		
实施	核对患者	2	核对患者	2		
	安置吸氧	5	1. 患者卧位舒适 2. 高流量吸氧方法、时间正确	2 3		
	调节负压	9	1. 安装电动负压吸引装置方法正确 2. 检查各部件连接是否紧密 3. 打开负压开关，调节负压准确	3 2 4		
	连管试吸	5	1. 停止吸氧，戴手套 2. 连接吸痰管、检查吸痰管是否通畅方法正确	2 3		
	吸净痰液	38	1. 经口腔插入吸痰管方法正确、深度适宜 2. 经鼻腔插入吸痰管方法正确、深度适宜 3. 经气管插管/气管切开处吸痰方法正确、深度适宜 4. 吸痰手法正确，吸痰时间适宜，吸净痰液 5. 吸痰后冲管方法正确 6. 吸痰管处理方法正确 7. 关闭负压开关、擦净面部，脱手套 8. 高流量吸氧方法、时间正确	5 5 5 8 4 3 3 5		
	观察记录	5	1. 观察患者病情并交代注意事项 2. 记录内容正确	2 3		
	整理	6	1. 患者面部清洁，卧位舒适，床单位整洁 2. 用物、医疗废物处理符合要求 3. 洗手、摘口罩方法正确	2 2 2		
评价	操作质量	5	动作轻巧、稳重、准确、安全、无污染	5		
	操作时间	5	操作时间 < 8 min	5		
	操作态度	3	态度严谨、认真，关爱患者	3		
	指导患者	2	治疗性沟通有效，能对患者进行正确指导	2		
总分				100		

模块三

内科护理技能

慢性阻塞性肺疾病（COPD）患者护理技能

 学习目标

1. 具有严谨求实的态度，严格遵守护理操作原则和查对制度，关爱患者，具备良好的沟通应变能力及团队协作能力。

2. 掌握 COPD 患者的护理评估及护理诊断方法，掌握促进有效排痰、呼吸功能锻炼的目的、要点和注意事项；熟悉护理操作相关的护理评估和健康宣教。

3. 能够正确、熟练地为 COPD 患者实施、指导护理操作。

【导入案例】

一、一般资料

男，52 岁，厨师，中专学历。

主诉：咳嗽、咳痰 10 年余，加重 3 天。

现病史：10 年前冬季首次出现持续咳嗽、咳痰，近 2 年四季咳嗽、咳痰不断，呈进行性呼吸困难，冬春季加剧。近 3 天因急性上呼吸道感染，咳脓痰，痰液黏稠，不易咳出，气促，不能平卧，昼睡夜醒，收治入院。起病以来，精神较差，食欲缺乏，睡眠颠倒。

既往史：平素健康状况一般。呼吸系统症状：咳脓痰，痰液黏稠，不易咳出，气促，不能平卧。传染病史：无。预防接种史：不详。手术外伤史：无。输血史：无。药物过敏史：无。

个人史：经常居留地为山西太原，无地方病地区居住史。吸烟史：30 年，10 支 / 天。饮酒史：偶尔。毒品接触史：无。

婚育史：已婚。

家族史：父已故，死因为心肌梗死。母健在，有慢性支气管炎。否认三代内家族性遗传疾病史。

二、护理体检

生命体征为 T 37.9 ℃，P 87 次 /min，R 29 次 /min，BP 126/70 mmHg，SpO_2 90%。

患者神志稍恍惚，全身浅表淋巴结无肿大，全身皮肤黏膜无黄染，胸廓呈桶状，呼吸动度弱，触觉语颤减弱，叩诊双肺野呈过清音，听诊双肺呼吸音减低，双肺底可闻及散在干、湿啰音，心律齐，无贫血貌，腹部平坦，未见肠型或胃蠕动波，未见腹壁静脉曲张，全腹软，无压痛，无反跳痛、肌紧张，未扪及明显肿块，肝脾肋下未及，移动性浊音（－），肠鸣音正常，双下肢无水肿。

三、实验室及其他检查

（1）动脉血气分析：PaO_2 60 mmHg，$PaCO_2$ 70 mmHg，pH 7.30，HCO_3^- 34 mmol/L。

（2）血常规：白细胞（WBC）10×10^9/L，中性粒细胞（N）百分比 94.3%，血红蛋白 170 g/L。

（3）肺功能检查：第 1 秒用力呼气容积（FEV_1）占预计值百分比 70%。

（4）胸部 CT：慢性支气管炎并肺气肿，双肺多发肺大疱，肺动脉高压，双肺少许纤维灶；右肺下叶少许炎症；纵隔淋巴结轻度增大。

四、主要诊疗过程

入院后完善相关检查；低浓度低流量鼻导管吸氧；抗感染治疗，哌拉西林他唑巴坦 4.5 mg q8h；同时用止咳、化痰、平喘药，如肺力咳、乙酰半胱氨酸、氨溴索等。

任务一 COPD 患者护理评估及护理诊断

根据提供的病例，评估该患者本次入院相关的健康史、阳性体征、辅助检查等，询问目前症状及睡眠、饮食、二便等情况，并提出目前该患者存在的主要护理问题。

一、健康史

10 年前冬季首次出现持续咳嗽、咳痰，近 2 年全年咳嗽、咳痰不断，呈进行性呼吸困难，冬春季加剧。近 3 天因急性上呼吸道感染，咳脓痰，痰液黏稠，不易咳出，气促，不能平卧，昼睡夜醒，收治入院。起病以来，精神较差，食欲缺乏，睡眠颠倒。吸烟史：30 年，10 支 / 天。母亲有慢性支气管炎。

二、身体状况（阳性体征）

胸廓呈桶状，呼吸动度减弱；触觉语颤减弱；叩诊双肺野呈过清音；呼吸音弱，双肺底闻及散在干、湿啰音。

三、辅助检查

（1）动脉血气分析：PaO_2 60 mmHg，$PaCO_2$ 70 mmHg，pH 7.30，HCO_3^- 34 mmol/L。

（2）血常规：白细胞 10×10^9/L，中性粒细胞百分比 94.3%，血红蛋白 170 g/L。

（3）肺功能检查：第 1 秒用力呼气容积（FEV_1）占预计值百分比 70%。

（4）胸部 CT：慢性支气管炎并肺气肿，双肺多发肺大疱，肺动脉高压，双肺少许纤维灶；右肺下叶少许炎症；纵隔淋巴结轻度增大。

四、心理及社会状况

患者因长期患病，社会活动减少，经济收入降低，易产生焦虑、压抑等心理状态，失去自信，逃避生活。由于经济原因可能无法遵医嘱进行常规治疗，只在病情加重时就医。晚期患者自理能力下降，容易产生悲观厌世、自卑、抑郁等不良情绪。

五、治疗原则

（1）在急性期控制感染是治疗的关键。首选 β 内酰胺类抗生素，次选大环内酯类抗生素和喹诺酮类抗菌药物，若培养出致病菌，按药敏试验结果选用抗生素。

（2）祛痰选用盐酸氨溴索、溴己辛、复方甘草合剂等，有喘息症状者可用平喘药 $β_2$ 受体激动剂、氨茶碱等。

（3）低氧血症给予鼻导管低流量低浓度吸氧。

六、护理诊断 / 问题

（1）气体交换受损　与气道阻塞、通气不足、分泌物过多和肺泡呼吸面积减少有关。

（2）清理呼吸道无效　与呼吸道分泌物多而黏稠、气道湿度减低和无效咳嗽有关。

（3）活动无耐力　与呼吸困难、缺氧有关。

（4）睡眠形态紊乱　与昼睡夜醒有关。

（5）潜在并发症：慢性肺源性心脏病、自发性气胸等。

任务二　促进有效排痰与吸氧

患者入院后第 2 天，完善相关检查，仍然咳脓痰，痰液黏稠，不易咳出。请促进有效排痰，改善症状。

子任务一　指导有效咳嗽

【适应证】

适用于神志清楚且尚能咳嗽的患者。

【实施操作】

一、操作流程

（1）指导患者取坐位或立位，上身略前倾。

（2）缓慢深吸气，深吸气末屏气几秒钟，继而咳嗽 2～3 次。咳嗽时收缩腹肌，腹壁回缩，或用自己的手按压上腹部帮助咳嗽。

（3）停止咳嗽，缩唇，将余气尽量呼出。

（4）再缓慢深吸气，重复以上动作连做 2～3 次，休息几分钟后再重新开始。

二、操作注意事项

（1）在指导有效咳嗽时，气道内的痰液必须有一定的量，无或仅有少量稀薄分泌物时不必用力咳嗽。

（2）胸腹部外伤或手术后患者，为避免因咳嗽而加重伤口疼痛，咳嗽时用手或枕头轻压伤口两侧起固定或扶持作用，以抑制咳嗽所致的伤口局部牵拉。

（3）胸痛明显者，遵医嘱用止痛剂，30 min 后再进行深呼吸和有效咳嗽，以减轻疼痛。

子任务二　湿化气道

湿化气道的方法包括超声雾化吸入法和蒸汽吸入法。常用的湿化液有蒸馏水、生理盐水、低渗盐水。在湿化的同时加入药物，如痰溶解剂、平喘药、抗生素（与全身用药一致）等，起到祛痰、消炎、止咳、平喘的作用。可与氧气吸入法同时进行（参照模块一项目四任务六）。

子任务三　胸部叩击

【适应证】

久病体弱、长期卧床、排痰无力者。

【主要用物】

薄毛巾一块，纸巾若干。

【实施操作】

一、操作流程

（1）患者取侧卧位。叩击者手指并拢弯曲，拇指紧靠示指，手呈背隆掌空状，肩部放松，以手腕力量从肺底自下而上，由外向内迅速而有节律地叩击胸壁。

（2）每肺叶叩击 1～3 min，每次叩击 5～15 min，叩击频率为 120～180 次/min。

二、操作注意事项

（1）咯血、低血压、肺水肿、未经引流的气胸、肋骨骨折者禁做。

（2）胸部叩击操作前，用单层薄布保护胸廓部位，避免过厚覆盖物。

（3）叩击时避开乳房、心脏和骨骼突出部位。

（4）叩击力量要适中，以不使患者感到疼痛为宜。

（5）叩击时发出一种空而深的拍击音，表明手法正确，如出现拍打实体音则说明手法错误。

（6）叩击部位不要超过胸腔范围。餐后两 2 h 进行叩击，叩击 30 min 后方可进食。

子任务四　机械吸痰

参照模块二项目二任务四。

任务三　呼吸功能锻炼

患者需要增加呼吸频率来代偿呼吸困难，其代偿多依赖于呼吸辅助肌参与胸式呼吸及腹式呼吸，而胸式呼吸的效能低于腹式呼吸，故而患者容易疲劳。因此，在疾病缓解期，应指导患者进行呼吸功能训练，以及使用吸气阻力器等进行呼吸训练，以加强胸膈、呼吸肌的肌力和耐力，改善呼吸功能，提高生存质量。请为患者进行呼吸功能训练培训，并口述其护理措施。

【适应证】

COPD 缓解期患者。

【实施操作】

一、操作流程

1. 缩唇呼吸　通过缩唇形成的微弱阻力来延长呼气时间，增加气道压力，延缓气道塌陷。嘱患者闭口，经鼻吸气，然后缩唇（吹口哨）样缓慢呼气，同时收缩腹部。吸气与呼气时间之比为 1∶2 或 1∶3。

2. 腹式呼吸（膈式呼吸）　患者取立位、平卧位或半卧位，两手分别放于前胸部和上腹部，用鼻缓慢吸气时，使膈肌最大限度下降，腹肌松弛，腹部突出，手能感到腹部向上抬起；经口呼气时腹肌收缩，膈肌随腹内压增加而上抬，推动腹部气体排出，用手能感到腹部下凹。

二、操作注意事项

（1）缩唇的程度与呼气流量，以能使距口唇 15～20 cm 处、与口唇等高的蜡烛火焰随气流倾斜而又不至于熄灭为宜。

（2）训练腹式呼吸时，可在腹部放置小枕、杂志或书。如果吸气时物体上升，则证明是腹式呼吸。

（3）腹式呼吸需要增加能量消耗，因此只能在疾病恢复期或出院前进行训练。

任务四　COPD 患者健康教育

患者经治疗后好转出院，护士遵医嘱向其及家属进行健康教育。请说出健康教育的主要内容。

一、疾病知识指导

介绍 COPD 的自然进程、临床表现、危害和治疗目标，让患者了解戒烟和呼吸锻炼等行为的重要性。教会患者和家属依据呼吸困难与活动的关系，判断呼吸困难的严重程度，合理安排工作和生活。制订个体化训练计划，有效地进行呼吸训练及步行、慢跑、气功等运动锻炼。

二、生活指导

学会避免导致病情加重的因素。例如，不在呼吸道传染病流行期间到人群密集的公共场所；室外空气质量不良时不进行室外活动，以减少有害粉尘或气体的吸入；根据天气变化及时增减衣物，避免感冒。指导患者及家属掌握饮食的原则和方法。指导患者掌握自我心理调节技巧，培养生活兴趣，鼓励家属对患者给予理解、支持和照顾。

三、用药指导

告知患者所用药物的名称、剂量、给药时间、给药方法和注意事项，教会其观察药物疗效及不良反应。

四、长期家庭氧疗（LTOT）指导

患者应了解氧疗的目的、必要性及注意事项，并注意氧疗安全。患者被诊断为 COPD 后，当症状较重时尽量做动脉血气分析，当动脉中氧分压低于 55 mmHg 时，建议患者不管在医院还是在家中都需要长期氧疗。若患者家中有简易经皮的测氧仪，当指端的末梢氧低于 88% 时，也建议进行 LTOT。需要持续低流量吸氧，持续指每天吸氧时间尽量要超过 15 h，低流量指流量控制在 1～3 L，不可高流量吸氧，可能引起或加重 COPD 患者二氧化碳潴留。合理的 LTOT 能让患者呼吸困难减轻及活动耐力增加。

高血压患者护理技能

 学习目标

1. 具有严谨求实的态度，严格遵守护理操作原则和查对制度，关爱患者，具备良好的沟通应变能力及团队协作能力。

2. 掌握高血压患者的护理评估及护理诊断方法，掌握血压测量、心电图检查的目的、要点和注意事项；熟悉护理操作相关的护理评估和健康宣教。

3. 能够正确、熟练地为高血压患者实施护理操作。

【导入案例】

一、一般资料

患者，男，65 岁，高中学历。

主诉：间断头晕、头痛 5 年，发作性胸痛 3 个月。

现病史：患者 5 年前开始无明显诱因出现间断头晕、头痛，曾于当地医院诊断为高血压，血压最高为 160/95 mmHg，间断口服降压药（具体不详），未定期监测血压。3 个月前开始，患者间断出现发作性胸痛，活动后明显，发作时呈闷痛感，一般持续 1～2 min 可自行缓解，发作时胸闷，无咳嗽、咳痰，无腹部不适。患者自觉上述症状加重，胸痛发作频繁，故入院进一步治疗，自发病以来，精神可，饮食、睡眠可，体重无明显变化。

既往史：平素健康状况一般。传染病史：无。预防接种史：无。手术外伤史：无。输血史：无。药物过敏史：无。

个人史：经常居留地为山东济南。地方病地区居住史：无。吸烟史：30 年，10 支 / 天。饮酒史：30 年，白酒 2 两（1 两 =50 克）/ 天。毒品接触史：无。

婚育史：已婚。

家族史：母亲已故，死因为心肌梗死；父亲健在。否认家族性遗传疾病史。

二、护理体检

生命体征为 T 36.6 ℃，P 74 次 /min，R 16 次 /min，BP 180/100 mmHg，SpO$_2$ 98%。

患者神志清楚，全身浅表淋巴结无肿大，全身皮肤黏膜无黄染，双肺呼吸音清，未闻及干、湿啰音，心前区无隆起，心尖搏动向左下移位，心律齐，心率 74 次 /min，各瓣膜区无明显杂音，腹软，无压痛、反跳痛，肝脾肋下未及，肠鸣音正常，移动性浊音

（一），双下肢无水肿，病理征未引出。

三、实验室及其他检查

（1）血常规、尿常规、血生化、肝肾功能、心肌损伤标志物等相关检查大致正常。

（2）超声心动图：左心增大，左室壁增厚。

（3）颈动脉超声：双侧颈动脉粥样斑块形成。

（4）24 h动态血压平均值：160/95 mmHg。

四、主要诊疗过程

患者入院后完善相关辅助检查，根据结果立即调整血压，给予硝苯地平缓释片30 mg + 美托洛尔23.75 mg口服；同时给予阿司匹林抗血小板聚集，单硝酸异山梨酯扩张冠状动脉，瑞舒伐他汀调脂、稳定斑块，曲美他嗪改善心肌代谢等对症支持治疗。经过5天住院治疗，患者血压平稳、住院期间无胸痛发作，病情稳定，准予出院。

任务一　高血压患者护理评估及护理诊断

根据提供的病例，评估该患者本次入院相关的病史、阳性体征、辅助检查等，并提出目前该患者存在的主要护理问题。

一、健康史

老年男性，5年前开始出现间断头晕、头痛，曾诊断为高血压，间断口服降压药，未定期监测血压。3个月前开始，患者间断出现发作性胸痛，活动后明显，发作时呈闷痛感，一般持续1～2 min可自行缓解。吸烟史：30年，10支/天。饮酒史：30年，白酒2两/天。家族史：母亲已故，死因为心肌梗死。

二、身体状况（阳性体征）

BP 180/100 mmHg，心尖搏动向左下移位。

三、辅助检查

（1）血常规、尿常规、血生化、肝肾功能、心肌损伤标志物等相关检查大致正常。

（2）超声心动图：左心增大，左室壁增厚。

（3）颈动脉超声：双侧颈动脉粥样斑块形成。

（4）24 h动态血压平均值：160/95 mmHg。

四、心理及社会状况

高血压是一种慢性病，迁延不愈，需要终身用药，且并发症多而严重，给患者带来生活痛苦和精神压力，常有精神紧张、烦躁不安、焦虑、抑郁等不良情绪。尤其是症状加重或伴有心、脑、肾等并发症，治疗不当或治疗不佳时，患者更加烦躁，或出现抑郁、失眠，甚至恐惧。

五、治疗原则

（1）降血压，预防高血压并发症。

（2）抗血小板聚集、扩张冠状动脉、调脂、稳定斑块、改善心肌代谢，预防心肌梗死，改善预后。

六、护理诊断/问题

（1）疼痛：头痛　与血压升高有关。

（2）急性疼痛：胸痛　与心肌缺血、缺氧有关。

（3）活动无耐力　与心肌氧的供需失调有关。

（4）潜在并发症：高血压急症、心肌梗死。

（5）知识缺乏：缺乏非药物治疗、药物治疗及自我监控血压的相关知识，缺乏预防心绞痛发作的知识。

（6）焦虑　与血压控制不满意、已发生并发症有关。

任务二 血压测量

患者入院第 2 天，为监测患者血压变化，请为患者完成血压测量。

【适应证】

（1）怀疑有高血压或确诊高血压的人群。

（2）经常加班熬夜、情绪不稳者，以及有大量吸烟、饮酒等习惯者。

（3）肥胖者及高血脂、糖尿病患者。

（4）有高血压家族史的人群。

【主要用物】

治疗车上层：治疗盘、血压计、听诊器、免洗手消毒剂、记录单、笔。

治疗车下层：医疗垃圾桶、生活垃圾桶。

【实施操作】

一、操作流程

具体操作流程见表 3.2.1。

表 3.2.1 血压测量操作流程

简要流程	操 作 要 点	图 示
护士准备	1. 素质要求：着装整洁，语言柔和，举止端庄 2. 核对：核对患者信息	
评估解释	1. 核对解释：核对患者床号、姓名、腕带；解释操作目的、方法、注意事项，以取得配合 2. 评估患者：身体状况、意识状态、用药情况、肢体活动能力、局部皮肤情况、心理状态、合作程度，有无影响测量结果的因素	
操作准备	1. 护士：洗手、戴口罩 2. 用物：备齐用物，放置合理，血压计性能完好 3. 环境：安静，整洁，温度、光线适宜，无噪声干扰 4. 患者：安静休息 20～30 min，避免进食、剧烈运动、洗澡、情绪紧张等影响测量结果的因素	
操作过程	1. 核对：再次核对床号、姓名及腕带 2. 安置体位：协助患者取坐位或平卧位，一般为坐位 3. 测量血压： （1）测量部位：根据病情选择合适的测量部位，最常用肱动脉	

简要流程	操 作 要 点	图 示
操作过程	（2）放置血压计：手臂位置（肱动脉）和血压计零点、心脏处于同一水平线，坐位时平第4肋，卧位时平腋中线 （3）开启血压计：放稳血压计，轻开盒盖，开启水银槽开关 （4）缠袖带：上肢外展30°～45°，肘部伸直手掌向上，卷袖暴露上臂长度1/2以上。驱净袖带内空气，平整缠于患者上臂，下缘距肘窝2～3 cm，松紧以放入一根手指为宜（图3.2.1） （5）放置听诊器：戴好听诊器，先触摸肱动脉搏动，再将听诊器胸件置于肱动脉搏动最明显处并一手固定（图3.2.2） （6）充气放气：另一手握充气球，关闭气门，向袖带内均匀充气，至肱动脉搏动音消失，再升高20～30 mmHg，然后松开气门缓慢放气，放气速度以4 mmHg/s为宜 （7）判读数值：从听诊器听到第一声搏动声，此时水银柱所指刻度为收缩压；继续放气，搏动声突然变弱或消失，此时水银柱所指刻度为舒张压（图3.2.3） 4. 整理血压计：放尽空气，取下袖带，驱净袖带内空气，平整放于盒内，将血压计盒右倾45°，使水银全部流入槽内，关闭水银槽开关，轻关血压计盒盖，放于治疗车下层	图 3.2.1　缠袖带 图 3.2.2　放置听诊器 图 3.2.3　判读数值
操作后	1. 整理：协助患者取舒适体位，整理床单位 2. 用物处理：分类整理用物 3. 洗手、摘口罩 4. 记录：记录血压数值	

二、简要操作流程图

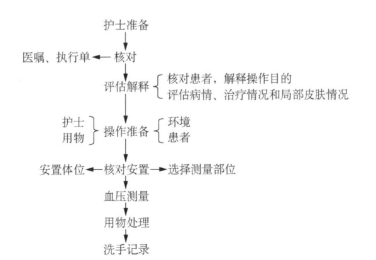

护士准备

医嘱、执行单 ◀── 核对

评估解释 ┤ 核对患者，解释操作目的
　　　　　 └ 评估病情、治疗情况和局部皮肤情况

护士 ┐
　　 ├ 操作准备 ┤ 环境
用物 ┘　　　　　 └ 患者

安置体位 ◀── 核对安置 ──▶ 选择测量部位

血压测量

用物处理

洗手记录

三、操作注意事项

1. 相关制度　严格执行查对制度。

2. 避免影响测量结果的因素　如有剧烈运动、进食、洗澡、精神紧张等情况，应推迟 30 min 测量。

3. 选择合适的测量部位　根据病情选择合适的测量部位，偏瘫、肢体外伤或手术患者应选择健侧肢体测量。

4. 测量血压时注意

（1）根据患者的年龄、上臂围等指标选择合适的袖带。

（2）患者衣袖过紧或过厚时应脱掉上衣，以免影响测量结果。

（3）如病情需要，可测量下肢腘动脉血压。

（4）充气、放气要均匀：测量时，充气不可过猛、过快，以免水银溢出；放气不可过快，以免数值读取错误。

（5）重复测量：当动脉搏动音听不清时需要重复测量，应先驱净袖带内空气，水银柱降至零点，稍待片刻后再测量。

（6）排除影响测量结果的人为因素。① 袖带松紧：袖带过松数值偏高，袖带过紧数值偏低。② 袖带宽窄：袖带过窄数值偏高，袖带过宽数值偏低。③ 血压计零点和肱动脉位置高低：血压计零点和肱动脉位置高于心脏平面数值偏低，低于心脏平面数值偏高。④ 测量者视线高低：测量者视线高于水银柱平面读数偏低，低于水银柱平面读数偏高。

5. 告知解释　测量数值告知患者，并给予合理解释，发现测量数值与病情不符时，应重新测量。

【操作测评】

操作测评内容见表 3.2.2。

表 3.2.2　血压测量操作评分标准

项　　目		项目总分	操　作　要　求	标准分数	得分	备注
评估	患者情况	10	1. 正确核对患者床号、姓名、腕带，准确解释操作目的和配合技巧 2. 评估患者身体状况、意识状态、用药情况、肢体活动能力、局部皮肤情况、心理状态、合作程度，内容全面	5 5		
计划	护士准备	6	1. 着装整洁，仪表、语言合适 2. 核对医嘱、执行单 3. 洗手、戴口罩方法正确	2 2 2		
	用物准备	5	用物准备齐全，血压计性能完好	5		
	环境准备	4	1. 安静、整洁，温度、光线适宜 2. 周围无噪声	2 2		
	患者准备	4	1. 安静休息 20～30 min 2. 无影响测量结果的因素	2 2		

项　　目		项目总分	操　作　要　求	标准分数	得分	备注
实施	再次核对	5	再次核对床号、姓名、腕带	5		
	安置体位测量部位	6	1. 患者取坐位或平卧位 2. 测量部位选择正确	3 3		
	测量血压	30	1. 血压计放置合适 2. 缠袖带部位、方法正确，松紧适宜 3. 听诊器胸件位置正确 4. 充气、放气速度均匀平稳 5. 一次判读数值成功、准确	6 6 6 6 6		
	整理	10	1. 患者卧位舒适，床单位整洁 2. 用物处理恰当 3. 洗手、摘口罩方法正确 4. 记录及时、数值准确	4 2 2 2		
评价	操作质量	10	1. 动作轻巧、稳重、准确、安全 2. 沟通有效	5 5		
	操作时间	5	操作时间＜10 min	5		
	操作态度	5	态度严谨、认真，关爱患者	5		
总分				100		

任务三　心电图检查

患者入院第 2 天，根据病史考虑存在高血压心血管并发症，请完成心电图检查。

【适应证】

（1）伴胸痛、胸闷、上腹不适等症状的可疑急性心肌梗死、急性肺栓塞。

（2）各类心律不齐、窦房结病变。

（3）高血压、先天性心脏病、风湿性心脏病、肺心病等。

（4）心血管以外其他系统危重症患者的临床监测。

（5）对心脏可能产生影响的疾病，如急性传染病及呼吸、血液、神经、内分泌、肾脏疾病等。

（6）了解某些药物如洋地黄、抗心律失常药物，对心脏的影响。

（7）了解某些电解质如血钾、血钙等异常，对心脏的影响。

（8）心脏手术或大型手术的术前、术后检查及术中监测。

（9）各种心血管疾病的临床监测、随访。

【主要用物】

治疗车上层：心电图机、导联线、电极板地线、备用心电图纸、导电膏、棉签、弯盘、笔。

治疗车下层：医疗垃圾桶、生活垃圾桶。

【实施操作】

一、操作流程

具体操作流程见表 3.2.3。

表 3.2.3　心电图检查操作流程

简要流程	操作要点	图　　示
护士准备	1. 素质要求：着装整洁，语言柔和，举止端庄 2. 核对：两人核对医嘱和执行单，签名	
评估解释	1. 核对解释：核对患者床号、姓名、腕带；解释操作目的、方法、注意事项，以取得配合 2. 评估患者：身体状况、意识状态、用药情况、局部皮肤情况、心理状态、合作程度	
操作准备	1. 护士：着装整洁，洗手、戴口罩 2. 用物：备齐用物，放置合理 3. 环境：安静整洁，温度、光线适宜，适当遮挡	

简要流程	操 作 要 点	图 示
操作准备	4. 患者： （1）安静放松：休息 3～5 min，平静呼吸，身体放松，无情绪紧张 （2）取下干扰物：取下四肢佩戴的金属饰品、手表、手机等电子设备	
操作过程	1. 核对：再次核对床号、姓名、腕带 2. 开机检查：打开电源，检查心电图机性能 3. 设定标准： （1）设定标准电压：调节控制按钮，校对标准电压，一般 1 mV 对应 10 mm （2）设定走纸速度：选择走纸速度，一般为 25 mm/s 4. 安置患者：协助患者取平卧位 5. 连接肢体导联： （1）暴露四肢：协助患者暴露四肢末端 （2）涂导电膏：在患者双侧腕关节屈侧上方 3 cm 处和双侧内踝上方 7 cm 处涂抹导电膏 （3）连接导联：红色导联电极连接右上肢，黄色导联电极连接左上肢，黑色导联电极连接右下肢，绿色导联电极连接左下肢（图 3.2.4） 6. 连接胸导联： （1）暴露胸部：协助患者解开上衣扣子，暴露胸部 （2）涂导电膏：在患者胸部涂抹导电膏，取 6 个胸导联球形吸杯电极，V_1～V_6 颜色分别为红、黄、绿、棕、黑、紫 （3）连接导联：V_1 放在胸骨右缘第 4 肋间，V_2 放在胸骨左缘第 4 肋间，V_4 放在左锁骨中线与第 5 肋间交接处，V_3 放在 V_2 与 V_4 连线的中点，V_5 放在左腋前线与 V_4 同一水平，V_6 放在左腋中线与 V_4 同一水平（图 3.2.5） 7. 切换导联、描记波形： （1）常规描记：启动导联选择按钮，按"开始"键，依次描记，Ⅰ、Ⅱ、Ⅲ、aVR、aVL、aVF、V_1、V_2、V_3、V_4、V_5、V_6 12 个导联心电图，每个导联描记 3～4 个完整的心动周期（图 3.2.6） （2）特殊导联：可根据需要加做特殊导联 8. 取下导联：描记完毕按"停止"键，轻轻取下电极并擦净皮肤，为患者扣好衣服	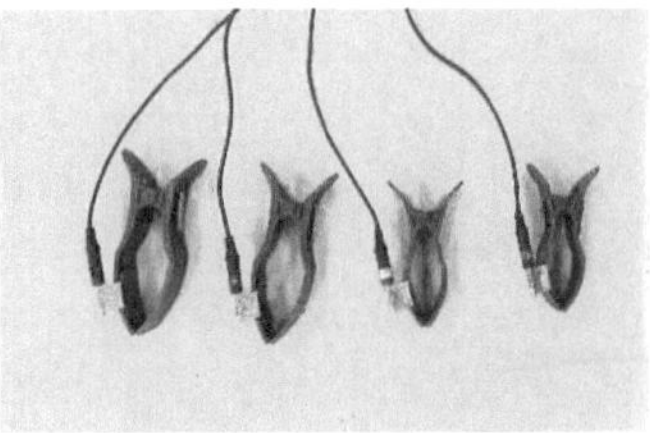 图 3.2.4　肢体导联 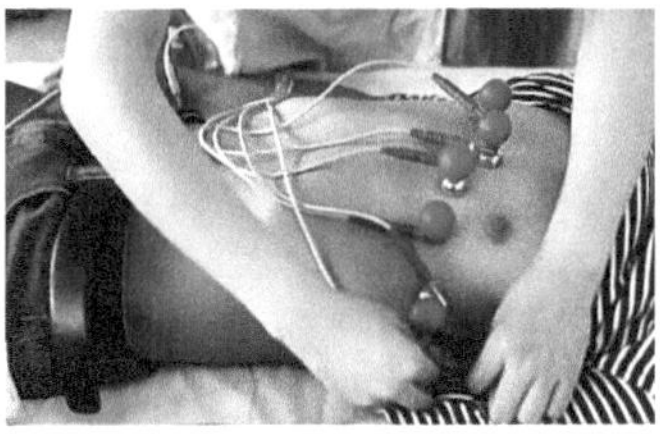 图 3.2.5　连接胸导联 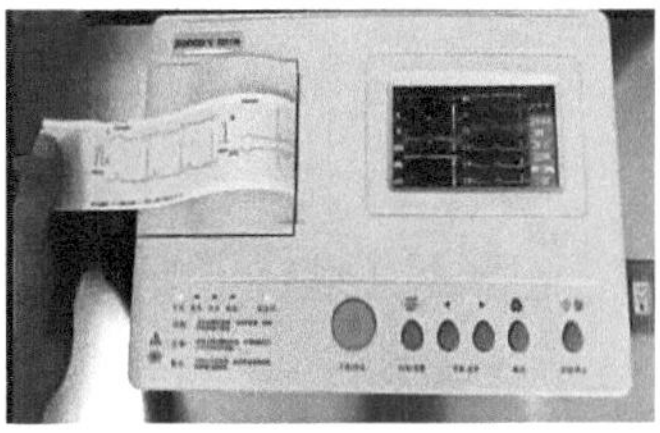 图 3.2.6　描记心电图
操作后	1. 整理：协助患者取舒适体位，整理床单位 2. 用物处理：切断电源，整理导联线，并分类整理用物 3. 洗手、摘口罩 4. 记录：取下心电图纸，标记导联、患者姓名、年龄、性别、描记日期和时间等	

二、简要操作流程图

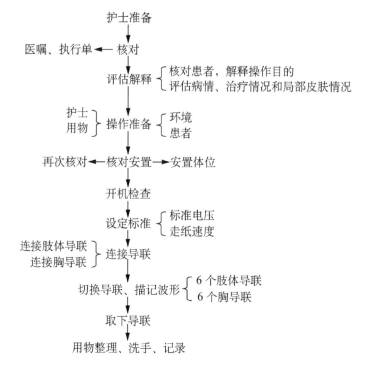

护士准备

医嘱、执行单 ◄—— 核对

评估解释 { 核对患者，解释操作目的
评估病情、治疗情况和局部皮肤情况 }

护士
用物 } 操作准备 { 环境
患者 }

再次核对 ◄—— 核对安置 —► 安置体位

开机检查

设定标准 { 标准电压
走纸速度 }

连接肢体导联
连接胸导联 } 连接导联

切换导联、描记波形 { 6个肢体导联
6个胸导联 }

取下导联

用物整理、洗手、记录

三、操作注意事项

1. 避免干扰因素

（1）检查床规格：心电图检查床宽度应大于 0.8 m，避免由肢体紧张所致的肌电干扰。

（2）排除干扰：检查前应取下四肢佩戴的手表、金属饰品及手机等电子设备，以排除干扰。

（3）导电剂：尽量不要使用生理盐水、75% 乙醇或自来水代替导电膏，以免引起基线不稳。

2. 注意导联电极安放位置　乳房下垂患者应托起乳房，将 V_4、V_5、V_6 导联电极安放在乳房下面的胸壁上，而不应安放在乳房上。

3. 结果反馈　检查结果告知患者，并给予合理解释。

【操作测评】

操作测评内容见表 3.2.4。

表 3.2.4　心电图检查操作评分标准

项　　目		项目总分	操　作　要　求	标准分数	得分	备注
评估	患者情况	6	1. 正确核对患者床号、姓名、腕带，准确解释操作目的和配合技巧	3		
			2. 评估患者身体状况、意识状态、用药情况、安放导联电极部位皮肤情况、心理状态、合作程度，内容全面	3		

项	目	项目总分	操 作 要 求	标准分数	得分	备注
计划	护士准备	3	1. 着装整洁，仪表、语言合适 2. 核对医嘱、执行单 3. 洗手、戴口罩方法正确	1 1 1		
	用物准备	2	用物准备齐全，心电图机性能完好	2		
	环境准备	2	安静、整洁，温度适宜，光线自然	2		
	患者准备	2	1. 安静放松，无情绪紧张 2. 取下身上干扰物	1 1		
实施	核对安置	4	1. 再次核对床号、姓名、腕带 2. 协助患者取平卧位	2 2		
	开机检查	4	开机，检查心电图机性能方法正确	4		
	选择标准	8	1. 设定标准电压正确 2. 设定走纸速度正确	4 4		
	连接导联	24	1. 暴露部位、涂导电膏位置正确 2. 肢体导联电极连接正确 3. 胸导联电极安放位置准确	4 8 12		
	切换导联描记波形	20	1. 12 个导联切换顺序正确 2. 每个导联描记 3～4 个心动周期 3. 基线平稳 4. 根据需要加做特殊导联	12 3 3 2		
	整理	10	1. 取下电极方法正确，擦净患者皮肤，卧位舒适，床单位整洁 2. 心电图机整理恰当 3. 洗手、摘口罩方法正确 4. 记录及时、准确	4 2 2 2		
评价	操作质量	8	1. 动作轻巧、稳重、准确、安全 2. 沟通有效	5 3		
	操作时间	3	操作时间＜ 10 min	3		
	操作态度	4	态度严谨、认真，关爱患者	4		
总分				100		

任务四　高血压患者健康教育

患者入院第 5 天，经过入院治疗，一般状态良好，血压平稳，无发作性胸痛，医生同意出院，请为患者进行出院后相关健康指导。

一、高血压的健康指导

1. 疾病知识指导　向患者及家属解释高血压对机体的危害，使患者对疾病有足够的重视；坚持长期的饮食、运动、药物治疗，将血压控制在正常范围，预防或减轻靶器官损害。

2. 生活方式指导

（1）控制体重：告知患者高血压与肥胖密切相关，减轻体重可以改善降压药物的效果及降低心血管事件的风险。将体重指数 [BMI= 体重（kg）/ 身高 ^{2}（m^2），18.5 < BMI < 24.0 为正常，24.0 ≤ BMI < 28.0 为超重，BMI ≥ 28.0 为肥胖] 控制在正常范围。

（2）低盐饮食：高钠饮食导致血压增高，高血压患者的食盐摄入量应控制在 1.5～3.0 g/d。

（3）限酒戒烟：向患者及家属讲解限酒戒烟的重要性，指导其限制乙醇摄入量，并有计划性地戒烟。

（4）运动疗法：指导患者根据年龄和血压水平选择适宜的运动方式，合理安排运动量。高龄和已有心、脑、肾损害的高血压患者应控制运动量，因为过度剧烈的运动可诱发严重并发症。

3. 用药指导　应详细告知患者药物的名称、剂量、用法，以及药物疗效和不良反应的观察与应对方法；嘱患者遵医嘱服药，不可随意增减药量、漏服或突然停药。

4. 定期监测指导　定期门诊复查，监测血压变化，血压升高或病情异常时应及时就医。

二、冠心病的健康指导

1. 疾病知识指导　指导患者避免各种诱发因素，如情绪激动、过度劳累、饱餐、用力排便、寒冷刺激等，避免精神紧张和长时间工作；对于规律发作的劳力性心绞痛，预防性用药，积极预防心血管事件。

2. 饮食指导　指导患者低脂、低胆固醇、低盐饮食；多食新鲜蔬菜、水果及粗纤维食物，少量多餐，控制总热量，戒烟限酒，忌浓茶、咖啡和辛辣等刺激性饮食，预防肥胖。

3. 用药指导　指导患者遵医嘱服药，不要擅自增减药量，自我监测药物的不良反应。外出时随身携带硝酸甘油，以备急救。硝酸甘油见光易分解，应放在棕色瓶内。

4. 病情监测指导　教会患者及其家属心绞痛的缓解方法。胸痛发作时应立即终止活动，舌下含服硝酸甘油；如连续含服 3 次仍不缓解，心绞痛发作频繁、持续时间延长、程度加重，应立即就医。不典型心绞痛发作时，可表现为上腹痛、牙痛等，应先按心绞痛处理，并及时就医。告知患者定期复查心电图、血压、血脂、血糖、肝功能等。

心肌梗死患者护理技能

 学习目标

1. 具有严谨求实的态度，严格遵守护理操作原则和查对制度，关爱患者，具备良好的沟通应变能力及团队协作能力。

2. 掌握心肌梗死患者的护理评估及护理诊断方法，掌握心电监护、电除颤测量的目的、要点和注意事项；熟悉护理操作相关的护理评估和健康宣教。

3. 能够正确、熟练地为心肌梗死患者实施护理操作。

【导入案例】

一、一般资料

患者，男，68岁，务农，初中学历。

主诉：活动后胸闷半年，加重伴胸痛2 h。

现病史：患者半年前出现活动后胸闷，无明显胸痛、心悸等，持续3～5 min可自行缓解，曾诊断为"冠状动脉粥样硬化性心脏病"，未行系统治疗。患者2 h前活动后感胸闷、憋气，伴心前区疼痛，持续不缓解，伴有出汗、乏力，无恶心、呕吐、腹痛、头晕、发热等症状。患者此次起病以来，神志清楚，精神差，体重无明显减轻，未解二便。

既往史：平素健康状况一般。循环系统症状：冠状动脉粥样硬化性心脏病半年。否认病毒性肝炎、结核等传染病史。否认食物、药物过敏史。否认手术外伤史。否认输血史。预防接种史不详。

个人史：经常居留地为山东东营。地方病地区居住史：无。吸烟史：30年，20支/天。饮酒史：偶尔。毒品接触史：无。

婚育史：已婚，配偶体健，育有2子。

家族史：父母已故，卒因不详，母亲生前有高血压病史。否认三代内家族性遗传疾病史。

二、护理体检

生命体征为T 36.6 ℃，P 95次/min，R 18次/min，BP 125/70 mmHg，SpO$_2$ 95%。

患者神志清楚，全身浅表淋巴结无肿大，全身皮肤黏膜无黄染，双肺呼吸音清，未闻及干、湿啰音，心前区无隆起，心尖搏动位于第5肋间左锁骨中线内0.5 cm，心尖搏动减弱，无震颤及心包摩擦感，心脏相对浊音界无异常，心率95次/min，心律齐，第一心音减弱，未闻及杂音、额外心音及心包摩擦音，腹软，无压痛、反跳痛，肝脾肋下未及，肠鸣音正常，双下肢无水肿，病理征未引出。

三、实验室及其他检查

（1）心电图检查：窦性心律，$V_2 \sim V_4$ 导联的 ST 段抬高，其余正常。

（2）心肌酶谱：肌红蛋白较前升高，肌酸激酶同工酶、肌钙蛋白正常。

（3）心脏超声：节段性室壁运动不良。

四、主要诊疗过程

患者入院后完善辅助检查，根据结果立即予硝酸异山梨酯片 10 mg 舌下含服、心电监护、经皮冠状动脉介入治疗（PCI）前准备。其间患者突然意识丧失、呼吸停顿、脉搏触不到，发生心室颤动，立即行电除颤，后患者转复为窦性心律、意识恢复、生命体征稳定。电除颤成功后，积极行 PCI，手术顺利，术后予抗凝、抗血小板、稳定斑块、改善心肌代谢、降低心肌耗氧及对症支持治疗。患者治疗好转后办理出院。

任务一　心肌梗死患者护理评估及护理诊断

　　根据提供的病例，评估该患者本次入院相关的健康史、阳性体征、辅助检查等，询问目前症状、睡眠、饮食、二便等情况，并提出目前该患者存在的主要护理问题。

　　一、健康史

　　患者半年前出现活动后胸闷，持续 3～5 min 可自行缓解，曾诊断为"冠状动脉粥样硬化性心脏病"。患者 2 h 前活动后感胸闷、憋气，伴心前区疼痛，持续不缓解，伴有出汗、乏力。患者此次起病以来，神志清楚，精神差。既往冠状动脉粥样硬化性心脏病半年。吸烟史：30 年，20 支 / 天。饮酒史：偶尔。父母已故，母亲生前有高血压病史。

　　二、身体状况（阳性体征）

　　心前区无隆起，心尖搏动位于左侧第 5 肋间左锁骨中线内侧 0.5 cm，心尖搏动减弱，无震颤及心包摩擦感，心脏相对浊音界无异常，心率 95 次 /min，心律齐，第一心音减弱，未闻及杂音、额外心音及心包摩擦音。

　　三、辅助检查

　　（1）心电图检查：窦性心律，V_2～V_4 导联的 ST 段抬高，其余正常。

　　（2）心肌酶谱：肌红蛋白较前升高，肌酸激酶同工酶、肌钙蛋白正常。

　　（3）心脏超声：节段性室壁运动不良。

　　四、心理及社会状况

　　患者因突发剧烈的胸痛而产生恐惧、濒死感；频繁检查、治疗及陌生的环境进一步加重患者的焦虑与恐惧；评估患者及家属对急性心肌梗死及其后果的认识，以及家庭对患者的支持等。

　　五、治疗原则

　　（1）尽快恢复心肌的血液再灌注，以挽救濒死心肌、防止梗死范围扩大或缩小心肌缺血范围。

　　（2）保护和维持心脏功能。

　　（3）及时处理严重心律失常、心力衰竭和各种并发症，防止猝死。

　　六、护理诊断 / 问题

　　（1）急性疼痛：胸痛　与心肌缺血坏死有关。

　　（2）活动无耐力　与心肌缺氧、心室颤动导致心排血量减少有关。

　　（3）恐惧　与发作时的濒死感、监护室陌生环境及担心预后等有关。

　　（4）潜在并发症：猝死、恶性心律失常、休克等。

任务二 心电监护

患者入院后遵医嘱进行心电监护，请完成心电监护操作。

【适应证】

凡是病情危重，需要对心跳频率和节律、体温、呼吸、血压、脉搏及经皮血氧饱和度等进行持续不间断的监测的患者，如心血管疾病者、手术患者，以及其他各种类型的休克、脑血管疾病、酸碱平衡失调、多脏器功能下降者等。

【主要用物】

治疗车上层：心电监护仪、导联线、电极片、75% 乙醇棉球、纱布、弯盘、记录单、笔、免洗手消毒剂。

治疗车下层：医疗垃圾桶、生活垃圾桶。

【实施操作】

一、操作流程

具体操作流程见表 3.3.1。

表 3.3.1　心电监护操作流程

简要流程	操　作　要　点	图　　　示
护士准备	1. 素质要求：仪表、着装符合护士礼仪规范，语言柔和，举止端庄 2. 核对：两人核对医嘱和执行单	
评估解释	1. 核对解释：查看床头牌、询问患者姓名，核对手腕带与执行单信息是否一致，向患者解释操作目的、注意事项，以取得配合 2. 评估患者：身体状况、病情、意识状态、用药情况、吸氧流量、指端末梢循环、胸前皮肤情况、合作情况及心理反应	
操作准备	1. 护士：着装整洁，洗手、戴口罩 2. 用物：备齐用物，放置合理，监护仪性能良好 3. 环境：环境安静，温度适宜，光线适中，无电磁干扰，适当遮挡 4. 患者：安静休息，平静呼吸，肢体放松，无情绪紧张，平卧位，排大小便	

简要流程	操 作 要 点	图 示
操作过程	1. 核对：再次核对床号、姓名、腕带 2. 开机预检：开机，接通电源，开机预热，检查监护仪性能良好 3. 连接导联和插件：将心电导联、袖带插件、血氧饱和度插件连接主机 4. 安放电极片、袖带、血氧传感器： 　（1）暴露清洁皮肤：暴露胸部，用75%乙醇棉球清洁安放电极片部位的皮肤 　（2）安放电极片：三导联位置——R为右锁骨中点下缘，L为左锁骨中点下缘，V为左腋前线第6肋间；五导联位置——RA为右锁骨中点下缘，LA为左锁骨中点下缘，RL为右锁骨中线剑突水平处，LL为左锁骨中线剑突水平处，C为胸骨左缘第4肋间（图3.3.1） 　（3）整理衣被：导联线固定牢固，为患者系好衣扣 　（4）安放袖带：将袖带平整无折地缠于上臂中部，松紧以能放入一根手指为宜，下缘距肘窝处2～3 cm（图3.3.2） 　（5）安放血氧传感器：将血氧饱和度探头光源处对准患者指甲，夹在指端，使感应区对准指甲，接触良好，松紧适宜（图3.3.3） 5. 调节心电、血压参数： 　（1）输入患者资料 　（2）调节波形：选择P波显示良好的导联（一般为Ⅱ导联），波幅设定为1 mV 　（3）血压设定手动或自动模式，自动模式选择测量间隔时间 6. 设定报警参数：确定心电监护各项报警处于开启状态，逐项设定报警参数，调整报警音量 7. 观察指导：观察心电监护运行情况（图3.3.4），指导患者监护期间注意事项 8. 手消毒，记录各项监测数值 9. 停止监护： 　（1）查对解释：核对患者，向患者解释目的 　（2）关机：除去患者胸前电极片并用纱布清洁皮肤，关监护仪开关，拔除电源线	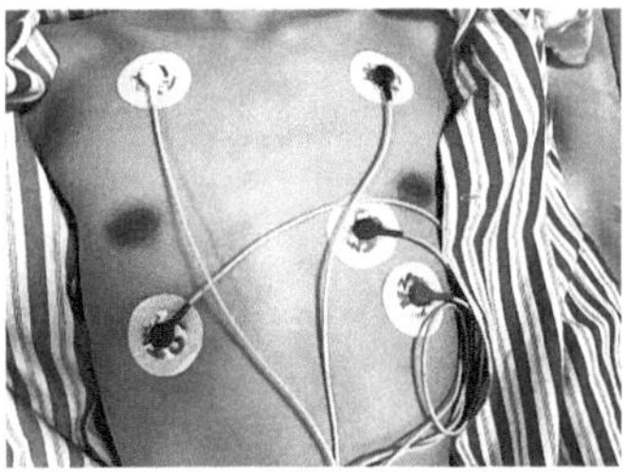 图 3.3.1　安放电极片（五导联） 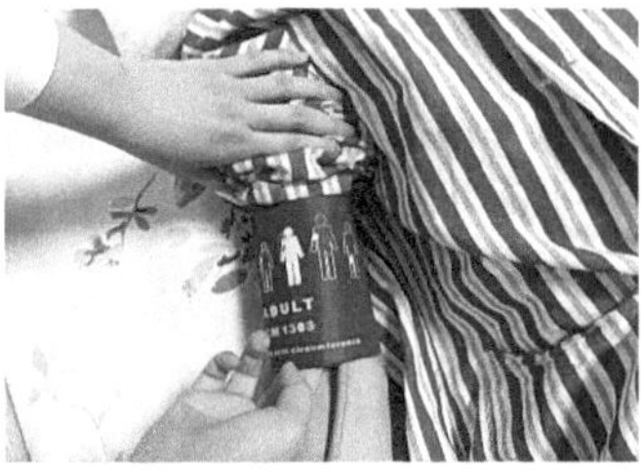 图 3.3.2　安放袖带 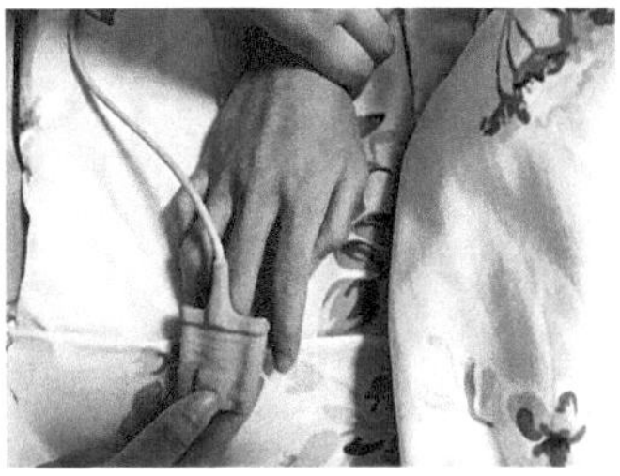 图 3.3.3　安放血氧传感器 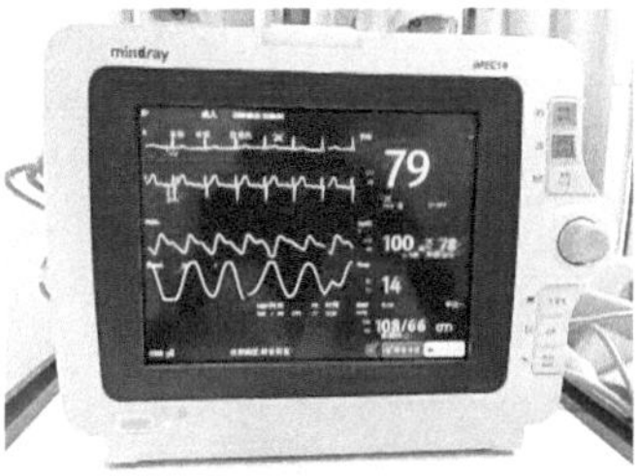 图 3.3.4　调节参数
操作后	1. 整理床单位：协助患者取舒适卧位，整理床单位 2. 整理监护仪：从主机上拔下导联线，消洁监护仪，分类整理用物，按照医院感染防控标准正确处理物品 3. 洗手、摘口罩 4. 记录：停止监护时数值及时间	

二、简要操作流程图

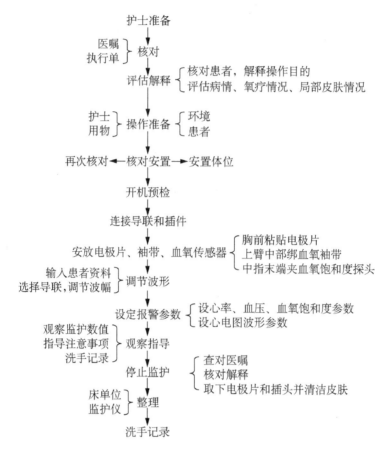

三、操作注意事项

（1）注意电极片位置，电极片应避开皮肤泛红处、伤口、皮疹等。

（2）注意上肢皮肤情况、肢体活动情况及有无静脉输液。

（3）不能关闭报警声音，并应及时处理报警。

【操作测评】

操作测评内容见表3.3.2。

表3.3.2 心电监护操作评分标准

项 目		项目总分	操 作 要 求	标准分数	得分	备注
自身准备		6	1. 着装整洁 2. 核对医嘱、执行单	3 3		
评估	患者情况	6	1. 核对患者床号、姓名、腕带，解释操作目的、配合事项 2. 评估患者身体状况、病情、意识状态、用药情况、吸氧流量、指端末梢循环、胸前皮肤情况、合作情况及心理反应	3 3		

项　　目		项目总分	操　作　要　求	标准分数	得分	备注
计划	护士准备	3	1. 着装整洁，仪表、语言合适 2. 核对医嘱、执行单 3. 洗手、戴口罩方法正确	1 1 1		
	用物准备	2	用物准备齐全，仪器性能良好	2		
	环境准备	2	环境整洁，温度、光线适宜，无电磁干扰	2		
	患者准备	2	1. 平卧位 2. 肢体放松，嘱患者排空大小便	1 1		
实施	再次核对	3	核对床号、姓名、腕带	3		
	开机预检	4	1. 开机 2. 检查心电监护仪性能是否良好	2 2		
	连接导联线和插件	8	1. 导联线和电极片连接正确 2. 袖带插件连接正确 3. 血氧饱和度插件连接正确	4 2 2		
	安放电极片、袖带、血氧传感器	20	1. 胸前电极片安放位置正确 2. 血压袖带安放位置正确，松紧度合适 3. 血氧饱和度传感器安放位置正确，与指端接触好	10 5 5		
	调节心电、血压参数	5	1. 输入患者资料 2. 选择导联、调节波幅	3 2		
	设定报警参数	3	设定合适的报警参数	3		
	观察指导	6	1. 及时、准确地观察、记录监测项目 2. 全面告知注意事项	3 3		
	停止监护	7	1. 查对医嘱、告知解释 2. 取下电极片、袖带和血氧传感器，清洁皮肤 3. 关机、切断电源	2 3 2		
	整理	8	1. 协助患者穿衣，整理床单位 2. 整理监护仪、用物方法正确 3. 手消毒、摘口罩方法正确 4. 及时、准确记录	2 2 2 2		
评价	操作质量	8	动作准确、柔和 沟通有效	5 3		
	操作时间	3	操作时间 < 10 min	3		
	操作态度	4	关爱患者，态度严谨、认真	4		
总分				100		

任务三　电除颤

患者入院后突然意识丧失、呼吸停顿、脉搏触不到，发生心室颤动，拟行电除颤，请完成电除颤操作。

【适应证】

电除颤主要适用于心室颤动、心室扑动的患者，采取非同步直流电复律。同步直流电除颤主要适用于转复心房颤动、心房扑动、室上性心动过速、预激综合征等伴有血流动力学改变的快速心律失常。

【主要用物】

除颤仪、导电膏、纱布、免洗手消毒剂、弯盘、记录单等。

【实施操作】

一、操作流程

具体操作流程见表 3.3.3。

表 3.3.3　电除颤操作流程

简要流程	操 作 要 点	图　示
护士准备	1. 素质要求：仪表端正，着装整洁 2. 核对：两人核对医嘱	
评估解释	1. 核对解释：核对患者床号、姓名、腕带；向家属解释操作目的及配合事项 2. 评估患者：意识、生命体征	
操作准备	1. 护士：反应迅速、准确、敏捷 2. 用物：备齐用物，放置合理 3. 环境：确保周围环境安全 4. 患者：皮肤有无损伤	
操作过程	1. 判断呼救： （1）判断患者意识 （2）立即呼救，记录抢救时间 2. 检查仪器： （1）迅速携除颤仪到床旁，接通电源，检查除颤仪、电极板是否完好 （2）调至监护位置，贴电极片，连接心电监护，监测患者心律，确认是否为心室颤动，必要时遵医嘱给予药物，以提高心室颤动阈值（图 3.3.5） 3. 摆体位： （1）患者去枕平卧，头偏向一侧，检查有无义齿，	 图 3.3.5　调至监护位置

简要流程	操 作 要 点	图 示
操作过程	保持呼吸道通畅，解衣领、松腰带（图 3.3.6） （2）将除颤部位暴露，用纱布擦干患者除颤部位皮肤，去除身体上的金属物品，检查有无心脏起搏器及通信设施干扰 4. 电击除颤： （1）根据心电图选择放电模式 （2）将电极板均匀涂抹导电糊 （3）选择能量，进行充电（一般成人除颤单相波 360 J，双相波 200 J） （4）两个电极板分别位于右锁骨中线第 2 肋间、左腋中线平第 5 肋间，将电极板贴紧胸壁，压力适当，垂直下压 （5）再次确认心电图结果为心室颤动 （6）充电，安全评估并确认所有人已离开，放电（图 3.3.7） 5. 判断效果： （1）放下电极板，将除颤仪按钮旋至监护模式，观察心电监护仪、患者意识、生命体征，确认除颤是否成功 （2）记录时间	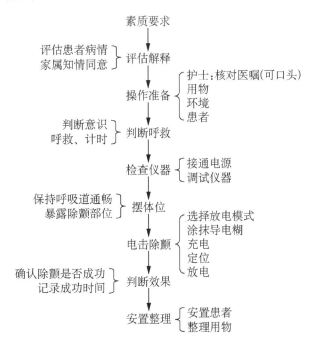 图 3.3.6　贴电极片、摆体位 图 3.3.7　放电
安置整理	1. 擦净患者身上的导电糊，观察局部皮肤有无灼伤，协助患者穿衣、取舒适卧位，整理床单位 2. 继续心电监护，安慰清醒患者 3. 擦净电极板导电糊，充电备用 4. 洗手、摘口罩、记录	

二、简要操作流程图

素质要求

评估患者病情 ｝ 评估解释
家属知情同意

操作准备 { 护士：核对医嘱（可口头）
　　　　　 用物
　　　　　 环境
　　　　　 患者

判断意识 ｝ 判断呼救
呼救、计时

检查仪器 { 接通电源
　　　　　 调试仪器

保持呼吸道通畅 ｝ 摆体位
暴露除颤部位

电击除颤 { 选择放电模式
　　　　　 涂抹导电糊
　　　　　 充电
　　　　　 定位
　　　　　 放电

确认除颤是否成功 ｝ 判断效果
记录成功时间

安置整理 { 安置患者
　　　　　 整理用物

三、操作注意事项

（1）除颤前检查患者皮肤，确认胸前无破损、红肿等情况。

（2）除颤过程中所有人员必须离开病床，以防不必要的伤害。

（3）除颤之后还要继续给予心肺复苏和血管活性药物，继续实施抢救治疗。

【操作测评】

操作测评内容见表3.3.4。

表3.3.4　电除颤操作评分标准

项	目	项目总分	操 作 要 求	标准分数	得分	备注
评估	患者情况	4	1. 评估患者病情 2. 评估患者心理反应及合作程度	2 2		
计划	护士准备	4	1. 着装规范、戴口罩、反应迅速、敏捷 2. 双人核对医嘱，可口头	2 2		
	用物准备	3	备齐用物 放置合理	2 1		
	环境准备	2	安全，保护患者隐私	2		
	患者准备	2	1. 患者皮肤无损伤 2. 体内无植入性装置	1 1		
实施	判断呼救	6	1. 判断意识 2. 呼救、计时	4 2		
	检查仪器	10	1. 接通电源，打开开关方法正确 2. 检查除颤仪性能	5 5		
	摆体位	6	1. 体位安置正确 2. 暴露胸部，除去金属物品	4 2		
	电击除颤	30	1. 选择合适的放电模式 2. 电极板上均匀涂抹导电糊 3. 根据医嘱调节能量 4. 正确放置电极板 5. 再次确认患者需要除颤 6. 电极板紧贴皮肤，放电方法正确	5 5 5 5 5 5		
	判断效果	10	1. 调至监护模式，正确观察心电监护仪，确认除颤是否成功 2. 记录成功时间	8 2		
	安置整理	8	1. 擦净患者胸部的导电糊，检查皮肤有无灼伤，协助患者取舒适卧位 2. 继续心电监护，清醒者给予心理安慰 3. 清洁消毒电极板，除颤器处于充电备用状态 4. 洗手、摘口罩、记录	2 2 2 2		
评价	操作质量	7	1. 操作熟练、准确 2. 具有急救意识	4 3		
	操作时间	4	操作时间 < 5 min	4		
	操作态度	4	态度认真，关爱患者	4		
总分				100		

任务四 心肌梗死患者的健康教育

患者术后第 10 天，病情稳定，医生同意出院，请为患者进行出院后相关健康指导。

1. 疾病知识指导 指导患者进行二级预防，预防心血管事件的再次发生。

2. 生活指导 指导患者适量活动，规律作息，避免过于劳累，低脂、低胆固醇、低盐饮食，戒烟限酒，保持大便通畅。

3. 用药指导 告知患者应在医生的指导下长期用药，不要擅自增减药量。

4. 心理指导 情绪紧张易使交感神经兴奋，心肌耗氧量增加，诱发心肌梗死的发作，应注意避免，注意调节心情。

项目四

糖尿病酮症酸中毒患者护理技能

 学习目标

1. 具有严谨求实的态度，严格遵守护理操作原则和查对制度，关爱患者，具备良好的沟通应变能力及团队协作能力。

2. 掌握糖尿病酮症酸中毒患者的护理评估及护理诊断方法，掌握末梢血糖测量的目的、要点和注意事项；熟悉护理操作相关的护理评估和健康宣教。

3. 能够正确、熟练地为糖尿病酮症酸中毒患者实施护理操作。

【导入案例】

一、一般资料

患者，女性，54 岁，教师。

主诉：腹痛、恶心、呕吐 3 天。

现病史：患者确诊为 2 型糖尿病 3 年，平素不规律口服"二甲双胍肠溶片"，未监测血糖，未进行饮食、运动等生活方式管理。3 天前生日聚餐大量进食蛋糕等食物后逐渐出现腹部隐痛，间断伴恶心、呕吐，呕吐物为胃内容物，无咖啡色液体，共 3 次，无黑便，在家对症处理效果差，遂来我院就诊，门诊检查随机血糖 26.4 mmol/L，尿酮体（+++），尿糖（++++），血 pH 7.11，以"2 型糖尿病并酮症酸中毒"收治住院。患者自发病以来，精神差，睡眠不佳、食欲缺乏、大便稍稀，小便在发病前 2 天量多，第 3 天量较少。

既往史：平素健康状况一般，否认冠心病、消化性溃疡病史。否认病毒性肝炎、结核等传染病史。否认药物及食物过敏史。否认手术、外伤史。否认输血史。预防接种史不详。

个人史：经常居留地为山东济南。地方病地区居住史：无。吸烟史：无。饮酒史：偶尔。毒品接触史：无。

婚育史：已婚，配偶健康，育有 1 女。

家族史：父已故，死因为心肌梗死。母健在。否认三代内家族性遗传疾病史。

二、护理体检

生命体征为 T 35.8 ℃，P 81 次 /min，R 18 次 /min，BP 98/68 mmHg。

患者身高 160 cm，体重 75 kg，BMI 29.3 kg/m²，腹型肥胖。神志清楚，精神萎靡，扶入病房，查体合作，对答切题，皮肤干燥、弹性差，浅表淋巴结无肿大，眼球下陷，

舌黏膜干燥，呼吸较深，呼出气有烂苹果味，双肺呼吸音清，未闻及干、湿啰音，心率
81 次 /min，心律齐。各瓣膜区未闻及病理性杂音。腹软，全腹轻压痛，无肌紧张和反跳
痛。肝脾肋下未及，墨菲征阴性，双肾区无叩击痛。双下肢无水肿，无溃疡，双足背动
脉搏动正常，病理征未引出。

三、实验室及其他检查

血糖 26.4 mmol/L，糖化血红蛋白（HbA1c）11.2%，糖尿病自身抗体阴性，血
D-3- 羟丁酸 3.8 mmol/L，尿酮体（+++），尿糖（++++），pH 7.11，HCO_3^- 5.4 mmol/L，
K^+ 3.4 mmol/L。

四、主要诊疗过程

补液，小剂量胰岛素持续静脉滴注降血糖，纠正电解质及酸碱平衡失调，奥美拉唑
抑酸保护胃黏膜、甲氧氯普胺注射液止吐。

任务一　糖尿病酮症酸中毒患者护理评估及护理诊断

　　根据提供的病例，评估该患者本次入院相关的健康史、阳性体征、辅助检查，询问目前症状、睡眠、饮食、二便等情况，并提出目前该患者存在的主要护理问题。

　　一、健康史

　　患者，女性，54 岁，确诊为 2 型糖尿病 3 年，平素不规律口服"二甲双胍肠溶片"，未监测血糖，未进行饮食、运动等生活方式管理。2 天前生日聚餐大量进食蛋糕等食物后逐渐出现腹部隐痛、恶心、呕吐，呕吐物为胃内容物，无咖啡色液体，共 3 次，无黑便。门诊检查随机血糖 26.4 mmol/L，尿酮体（+++），尿糖（++++），血 pH 7.11。以"2 型糖尿病并酮症酸中毒"收治住院。患者自发病以来，精神差，睡眠不佳、食欲缺乏、大便稍稀，小便在发病前 2 天量多，第 3 天量较少。平素健康状况一般，无吸烟史，偶尔饮酒。

　　二、身体状况（阳性体征）

　　BMI 29.3 kg/m^2，腹型肥胖。神志清楚，精神萎靡，皮肤干燥、弹性差，眼球下陷，舌黏膜干燥，呼吸深大，呼出气有烂苹果味，腹软，全腹轻压痛，无肌紧张和反跳痛。双下肢无水肿，无溃疡，无感染，双足背动脉搏动正常，病理征未引出。

　　三、辅助检查

　　血糖 26.4 mmol/L，HbA1c 11.2%，糖尿病自身抗体阴性，血 D-3-羟丁酸 3.8 mmol/L，尿酮体（+++），尿糖（++++），pH 7.11，HCO_3^- 5.4 mmol/L，K^+ 3.4 mmol/L。

　　四、心理及社会状况

　　患者缺乏糖尿病相关知识，导致 3 年前确诊为糖尿病后，口服降糖药不规律，未监测血糖，未进行饮食、运动等生活方式管理，但其职业为教师，推测应具有较高的理解和接受能力，经过耐心宣教后，有望改善。

　　五、治疗原则

　　（1）补液是首要原则和关键措施。输液的基本原则为"先快后慢，先盐后糖"，同时鼓励患者饮水。

　　（2）胰岛素治疗，采用小剂量胰岛素持续静脉输注，当患者血糖降至 11.1 mmol/L 时，输入 5% 葡萄糖并继续胰岛素治疗。

　　（3）纠正电解质紊乱和酸中毒。

　　（4）消除诱因，防治并发症。

　　六、护理诊断 / 问题

　　（1）有体液不足的危险　与多尿、呕吐导致脱水有关。

　　（2）疼痛：腹痛　与酮体及酸性代谢产物堆积、脱水有关。

　　（3）舒适度的改变　与恶心、呕吐有关。

（4）低效性呼吸形态（深大呼吸）　与酮症酸中毒有关。

（5）营养失调：低于机体需要量　与呕吐、进食减少以及糖、蛋白质、脂肪代谢紊乱有关。

（6）知识缺乏　与信息来源受限有关。

（7）有皮肤完整性受损的危险　与营养不良、机体抵抗力下降、长时间卧床等因素有关。

任务二 糖尿病酮症酸中毒患者输液

患者入院后，遵医嘱立即给予补液、小剂量胰岛素持续静脉输注降血糖、纠正电解质及酸碱平衡失调、奥美拉唑抑酸保护胃黏膜、甲氧氯普胺注射液止吐等治疗，并密切监测血糖变化。

一、补液治疗的注意事项

补液治疗能纠正失水，恢复血容量和肾灌注，同时有助于降低血糖和清除酮体，请说出糖尿病酮症酸中毒患者补液治疗的注意事项。

（1）补液速度应先快后慢。第1小时输入生理盐水，速度为15～20 mL/（kg·h）（一般成人1.0～1.5 L）。随后的补液速度取决于失水程度、电解质水平、尿量等。

（2）要在第1个24 h内补足预先估计的液体丢失量。

（3）对有心、肾功能不全的患者，在补液过程中要监测血浆渗透压，并经常评估患者的心脏、肾脏和神经系统状况，以防止补液过快。

（4）当糖尿病酮症酸中毒患者血糖≤11.1 mmol/L时，须补充5%葡萄糖并继续胰岛素治疗，直至血酮、血糖均得到控制。

二、静脉输液操作

此患者需要建立两条静脉通路补液，请建立静脉通路（静脉输液的操作流程及操作测评见模块一项目四任务三）。

任务三　糖尿病足的预防

一、糖尿病足概述

糖尿病足是指糖尿病患者踝关节以远的皮肤及其深层组织破坏，常合并感染和（或）下肢不同程度的动脉闭塞症，严重者累及肌肉和骨组织。

糖尿病足的整体危险因素包括男性、糖尿病长病程、吸烟、视力障碍、并发症与合并症多等；糖尿病足的局部危险因素包括糖尿病周围神经病变、糖尿病周围动脉病变、截肢（趾）病史、足底压力异常等。

临床常用瓦格纳（Wagner）分级法对糖尿病足进行分级（表 3.4.1）。

表 3.4.1　不同 Wagner 分级糖尿病足的临床表现

Wagner 分级	临 床 表 现
0 级	有发生足溃疡的危险因素，但目前无溃疡
1 级	足部表浅溃疡，无感染征象，突出表现为神经性溃疡
2 级	较深溃疡，常合并软组织感染，无骨髓炎或深部脓肿
3 级	深部溃疡，有脓肿或骨髓炎
4 级	局限性坏疽（趾、足跟或前足背），其特征为缺血性坏疽，通常合并神经病变
5 级	全足坏疽

二、请评估此患者的足部情况

患者目前双下肢无水肿，无溃疡，无感染，双足背动脉搏动正常，尚未出现糖尿病足。

三、糖尿病足的宣教

糖尿病足强调"预防重于治疗"。糖尿病足治疗困难，但预防则比较有效。请向患者宣教如何进行糖尿病足的预防。

（1）每天检查双足，特别是趾间，了解足部有无感觉减退、麻木、刺痛感；检查足部皮肤有无颜色、温度改变及足部动脉搏动情况；观察有无胼胝、鸡眼、甲沟炎、脚癣、水疱、溃疡、坏死等。

（2）每天清洗足部，水温要适宜，不超过 37 ℃；洗完用柔软的浅色干毛巾擦干，尤其要注意擦干足趾间；若足部皮肤干燥，可涂抹油脂类护肤品。

（3）修剪趾甲时，应将趾甲边缘修剪至与脚趾平齐，并锉圆边缘尖锐部分；避免自行修剪胼胝或用化学制剂处理胼胝和趾甲；应由专业人员修除胼胝或过度角化的组织。

（4）不宜用热水袋、电热器等物品直接保暖足部，以防烫伤；避免赤足行走。

（5）每天换干净的袜子，选择透气、吸水性好的浅色袜子，不穿长度高过膝盖的袜子，不穿过紧的或带有毛边的袜子或鞋，穿鞋前先检查鞋内是否有异物，内衬和鞋垫是否平整。

（6）一旦发现足部有问题，及时就医。

任务四 糖尿病患者饮食及运动护理

患者经治疗病情好转，请向患者及家属宣教糖尿病患者如何进行饮食及运动护理。

一、饮食护理

（一）能量

能量摄入参考通用系数方法，按照 25～30 kcal/［kg（标准体重）·d］计算（表 3.4.2），再根据患者的身高、体重、性别、年龄、活动量、应激状况等进行系数调整。超重或肥胖者，应控制总能量摄入，调整生活方式，至少减轻体重的 5%。

表 3.4.2　不同身体活动水平的成人糖尿病患者每日能量供给量

单位：kcal/kg（标准体重）

身体活动水平	体重过低	正常体重	超重或肥胖
重（如搬运工）	45～50	40	35
中（如电工安装）	40	30～35	30
轻（如办公室工作）	35	25～30	20～25
休息状态（如卧床）	25～30	20～25	15～20

注：标准体重参考世界卫生组织（1999 年）计算方法，男性标准体重 =［身高（cm）-100］× 0.9（kg），女性标准体重 =［身高（cm）-100］× 0.9（kg）-2.5（kg）。根据我国体重指数的评判标准，≤ 18.5 kg/m² 为体重过低，18.6～23.9 kg/m² 为正常体重，24.0～27.9 kg/m² 为超重，≥ 28.0 kg/m² 为肥胖。

（二）脂肪

（1）脂肪所供能量应占膳食总能量的 20%～30%。如果是优质脂肪（如单不饱和脂肪酸和 n-3 多不饱和脂肪酸组成的脂肪），脂肪供能比可提高到 35%。

（2）尽量减少反式脂肪酸和饱和脂肪酸的摄入；单不饱和脂肪酸和 n-3 多不饱和脂肪酸（如鱼油、部分坚果及种子）可适当增加；控制胆固醇的过多摄入。

（三）碳水化合物

（1）碳水化合物供能应占总能量的 50%～65%。

（2）应选择低血糖生成指数碳水化合物，减少精加工谷类的摄入，适当增加非淀粉类蔬菜、水果和全谷类食物，全谷类应占总谷类的一半以上。增加膳食纤维的摄入，严格控制蔗糖、果糖制品的摄入。

（四）蛋白质

蛋白质供能占总能量的 15%～20%，其中鱼、瘦肉、牛奶、蛋类等优质蛋白应占一半以上。

（五）餐次分配

确定每日饮食总能量和碳水化合物、蛋白质、脂肪的组成比例后，按每克碳水化合物或蛋白质产生能量 4 kcal，每克脂肪产生能量 9 kcal，将能量换算成食物后制订食谱，并根据患者的生活习惯、病情和药物治疗需要进行安排。可按每天 3 餐 1/5、2/5、2/5 或各 1/3 分配，或按每天 4 餐分为 1/7、2/7、2/7、2/7。规律饮食、定时定量，注意进餐顺序。

（六）盐

每天食盐＜ 5 g，限制摄入含钠盐高的食物，如味精、酱类食品、腌制食品等。

（七）饮酒

本病例患者为女性，一天饮酒的乙醇量不超过 15 g；若为男性，一天饮酒的乙醇量不超过 25 g（15 g 乙醇相当于 350 mL 啤酒、150 mL 葡萄酒或 45 mL 蒸馏酒）。每周饮酒不超过 2 次。

二、运动护理

（1）每周至少进行 150 min（如每周运动 5 天、每次 30 min）中等强度（50%～70% 最大心率，运动时有点费力，心跳和呼吸加快但不急促）的有氧运动，如快步走、打太极拳、骑单车、打乒乓球、打羽毛球等。

（2）每周最好进行 2～3 次中等强度的抗阻运动（两次锻炼间隔≥ 48 h），以锻炼肌肉力量和耐力。

（3）最佳运动时间是餐后 1 h（以进食开始计时）。

（4）运动前后要加强血糖监测，运动量大时应临时调整饮食及药物治疗方案，以防发生低血糖。运动中应注意及时补充水分。

（5）如患者存在严重低血糖、糖尿病酮症酸中毒、合并急性感染、增殖性视网膜病变、严重心脑血管疾病等情况，则禁止运动，待病情稳定后方可逐步恢复运动。

（6）培养健康的生活方式，如增加日常身体活动、打破久坐习惯、减少静坐时间，将有益健康的体育活动融入日常生活中。

任务五　便捷式血糖仪血糖监测

患者出院后须进行自我血糖监测，请为患者示范便捷式血糖仪血糖监测操作。

【适应证】

糖尿病及其他可导致血糖异常的疾病。

【主要用物】

手消毒剂、血糖仪、与血糖仪相匹配的血糖试纸、采血笔、采血针、75%乙醇、棉签、弯盘、记录单。

【实施操作】

一、操作流程。

具体操作过程见表3.4.3。

表3.4.3　便捷式血糖仪血糖监测操作流程

简要流程	操 作 要 点	图　　示
护士准备	1. 素质要求：仪表整洁，语言柔和，举止端庄 2. 核对：两人核对医嘱和执行单	
评估解释	1. 查看床头牌，询问患者姓名，核对腕带与执行单信息是否一致 2. 评估患者的合作程度、病情、手指皮肤情况、是否空腹，若测餐后血糖，询问进餐时间 3. 向患者解释血糖监测的目的及配合事项，以取得患者合作	
操作准备	1. 护士：着装整洁，无长指甲，用七步洗手法洗净双手，戴口罩 2. 环境：清洁、安静，光线适中 3. 用物：手消毒剂、血糖仪、与血糖仪相匹配的血糖试纸、采血笔、采血针、75%乙醇、棉签、弯盘、记录单 4. 患者：取舒适体位，洗净双手	
操作过程	1. 安装采血针：将采血针装入采血笔，根据患者手指皮肤情况调整采血笔上的数字环，数值越大，采血越深（图3.4.1） 2. 消毒：指导患者手臂下垂5～10 s，用75%乙醇消毒采血部位，待干 3. 插入试纸开机：打开试纸瓶（或试纸的包装袋），取出试纸（试纸取出后应立即盖紧试纸瓶瓶盖，以防	 图3.4.1　调整数字环

简要流程	操 作 要 点	图 示
操作过程	剩余试纸失效）。将试纸插入血糖仪的插样口自动开机（图3.4.2）。对于需要进行编码调节的血糖仪，应核对试纸瓶上的校正码与血糖仪屏幕上显示的校正码是否一致；若不一致，则进行调码校正 4. 采血：当血糖仪屏幕上采血符号闪现时，开始采血。将采血笔对准消毒后的皮肤，按动激发按钮采血，弃去第一滴血，用第二滴血进行测试（图3.4.3） 5. 吸入血样：当手指上的血样成滴状时，将试纸吸样端与血滴接触，自动吸入血样至试纸的反应室（图3.4.4）。血样吸满后，移开手指，仪器自动开始测试并倒计时。用棉签按压采血部位，直至不出血为止 6. 读取结果：倒计时结束后，血糖仪屏幕上显示结果，读取并告知患者或家属。若血糖结果有异常，应及时通知医生 7. 退样关机，拔出针头：推动退样键退出试纸，将其放入弯盘，血糖仪自动关机。拧开采血笔调整套，并将采血针头插入护帽后拔出，放入锐器盒内	 图3.4.2　插入试纸开机 图3.4.3　采血 图3.4.4　吸入血样
操作后	1. 询问患者需求，协助患者取舒适卧位，整理床单位，向患者交代注意事项 2. 分类整理用物，按照医院感染防控标准正确处理物品 3. 洗手、摘口罩 4. 记录血糖结果，测量日期、时间	

二、操作注意事项

（1）请确认使用的是与血糖仪相配套的试纸。

（2）请确认试纸在有效期内。

（3）若血糖仪和试纸的保存温度与进行血糖检测的环境温差较大，需要先将血糖仪和试纸在检测环境温度中平衡30 min以上，再进行检测。

（4）如在手指采血，应取指腹侧面作为采血部位，因此处有更丰富的血供和较少的痛觉神经末梢。

（5）采血部位请勿用碘酒、碘伏等含"碘"的消毒液消毒。

（6）应待采血部位的消毒乙醇挥发干净后再采血。

（7）吸入血样时，如果血液没有一次性注满试纸的反应室，请勿重复吸取血样，应更换新试纸。

【操作测评】

操作测评内容见表 3.4.4。

表 3.4.4　便捷式血糖仪血糖监测操作评分标准

项目		项目总分	操作要求	标准分数	得分	备注
评估	患者情况	6	1. 查看床头牌、询问患者姓名、核对腕带与执行单信息是否一致	2		
			2. 评估患者的合作程度、病情、手指皮肤情况、是否空腹，若测餐后血糖，询问进餐时间	2		
			3. 向患者解释血糖监测的目的及配合事项	2		
计划	护士准备	4	1. 仪表整洁，语言柔和，举止端庄，洗手、戴口罩	2		
			2. 双人核对医嘱和执行单，可口头	2		
	用物准备	6	用物准备齐全、放置合理，仪器性能良好	6		
	环境准备	2	清洁、安静，光线适中	2		
	患者准备	2	1. 取舒适体位	1		
			2. 洗净双手	1		
实施	装采血针	10	1. 采血针正确装入采血笔	5		
			2. 调整采血笔上的数字环，使之适合患者手指皮肤情况	5		
	消毒	8	1. 75% 乙醇消毒采血部位	4		
			2. 待干	4		
	开机	10	1. 正确取出试纸	2		
			2. 将试纸插入血糖仪的插样口自动开机	4		
			3. 若使用需要编码调节的血糖仪，进行调码校正	4		
	采血	12	1. 当血糖仪采血符号闪现时，开始采血	4		
			2. 采血部位正确	4		
			3. 弃去第一滴血，用第二滴血	4		
	吸入血样	10	1. 正确吸入血样	8		
			2. 用棉签按压采血部位，至不出血	2		
	读取结果	5	1. 正确读取结果	3		
			2. 将结果告知患者或家属	1		
			3. 若血糖结果有异常，及时通知医生	1		
	整理	10	1. 询问患者需求，协助患者取舒适卧位，整理床单位，向患者交代注意事项	4		
			2. 分类整理用物，按照院感防控标准正确处理物品	3		
			3. 洗手、摘口罩、记录	3		
评价	操作质量	7	1. 操作熟练、准确	4		
			2. 沟通有效	3		
	操作时间	4	操作时间 < 10 min	4		
	操作态度	4	严谨认真，关爱患者	4		
总分				100		

任务六　糖尿病患者健康教育

患者经治疗好转出院，护士遵医嘱向患者及家属进行健康教育，请说出糖尿病患者健康教育的主要内容。

1. 疾病知识指导　　向患者及家属介绍糖尿病的自然进程、临床表现、危害和治疗目标，让患者了解终身治疗和自我管理的重要性，知晓本病需要定期随访，坚持有效治疗，将血糖、血脂等指标控制在目标范围内，预防或延缓慢性并发症的发生和发展。

2. 生活指导　　指导患者及家属掌握饮食、运动治疗具体实施及调整的原则和方法，掌握糖尿病常见急性并发症的主要临床表现、识别方法及应对措施，掌握糖尿病足的预防和护理方法；指导患者掌握自我心理调节技巧，鼓励家属对患者给予理解、支持和照顾。

3. 病情监测指导　　指导患者学会监测血糖、血压、体重指数的方法，知晓糖尿病的控制目标。根据血糖是否达标，知晓血糖监测的频率并能按时监测。定期测量体重、腰围、臀围，定期进行尿液、糖化血红蛋白、肝功能、肾功能、血脂、超声、心电图、动态血压、眼底、神经病变等检查或监测。

4. 用药指导　　告知患者所用药物的名称、剂量、给药时间、给药方法和注意事项，教会其观察药物疗效及不良反应。告知患者及家属低血糖的危险因素、表现和处理方法，教会其采取自救措施。

外科护理技能

项目一

手术室护理技能

学习目标

1. 具有严谨求实的工作态度，严格遵守无菌操作原则和查对制度，培养良好的团队协作能力。

2. 掌握外科手消毒、穿无菌手术衣、戴无菌手套的操作目的和操作过程，熟悉操作相关的注意事项。

3. 进行外科手消毒、穿无菌手术衣、戴无菌手套时，动作熟练、准确。

【导入案例】

张某，男，21岁，学生。主诉：转移性右下腹痛8 h，伴恶心、呕吐、发热。患者8 h前于餐后感觉脐周隐痛，无明显诱因，能忍受，呕吐胃内容物1次，未治疗。现腹痛加重，疼痛难忍，部位由脐周转移至右下腹，并伴有发热，来院就诊。发病以来未进食，少量饮水，排尿2次，未排便。

体检：T 38.5 ℃，P 85次/min，R 20次/min，BP 120/80 mmHg。患者神志清楚，急性痛苦面容，体型偏瘦，心、肺未见异常。全身皮肤及黏膜无黄染，全身浅表淋巴结无增大。腹平坦，未见胃肠型及蠕动波，右下腹麦氏点压痛（+）、反跳痛（+），轻度腹肌紧张，未触及包块，结肠充气试验（+）。血常规：白细胞 15.2×10^9/L，中性粒细胞百分比85.3%，红细胞（RBC）4.1×10^{12}/L。诊断：急性阑尾炎，收治入院。

医嘱：全身麻醉下行"腹腔镜阑尾切除术"。

作为该手术的器械护士，请完成下列任务。

任务一　外科手消毒

【主要用物】

外科洗手池、储刷槽、无菌毛刷、储槽、无菌毛巾、污物桶、洗手衣、洗手液、手消毒剂、一次性口罩、一次性外科手术帽等。

【实施操作】

一、操作流程

具体操作流程见表 4.1.1。

表 4.1.1　外科手消毒操作流程

简要流程	操作要点	图示
护士准备	素质要求：换手术室专用鞋，穿洗手衣，取下手表等饰物，修剪指甲	
操作前评估	1. 评估皮肤：器械护士双上肢无炎症、无皮肤破损 2. 评估设施：具备完善的外科手消毒条件、洗手设施及物品	
操作准备	1. 护士：按手术室护士要求着装，戴帽子和口罩 2. 用物：备齐用物，均在有效期内，放置合理 3. 环境：环境整洁，符合无菌操作要求，光线适中	
操作过程	1. 清洗双手：洗手前卷袖过肘，用流动水冲洗双手、前臂至上臂下 1/3 处；取适量洗手液，按七步洗手法搓洗双手、腕部、前臂至上臂下 1/3 处。用流水冲净洗手液，保持手指朝上，将双手悬空举在胸前，使水由指尖流向肘部，避免倒流（图 4.1.1） 2. 刷手：用无菌毛刷取适量洗手液分段、左右交替刷洗约 3 min，流水冲净，保持手指朝上，将双手悬空举在胸前，使水由指尖流向肘部，避免倒流。取无菌方巾擦干双上肢（顺序：双手→前臂→上臂），一手一巾，一用一灭菌，不可回擦（图 4.1.2、图 4.1.3） 3. 消毒双臂：取适量（约 5 mL）手消毒剂，按七步洗手法涂抹双手、前臂及上臂下 1/3 处；再次取适量手消毒剂，按七步洗手法涂抹双手及腕部，待手消毒剂干燥	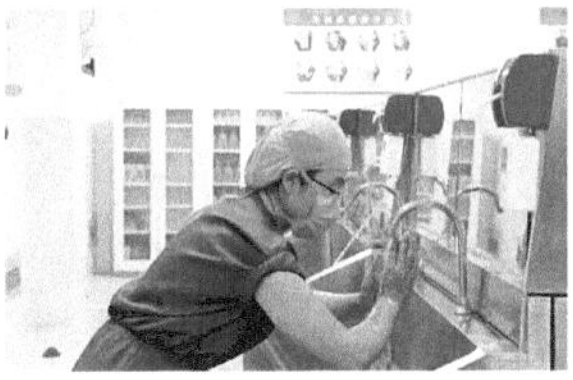 图 4.1.1　流动水冲洗 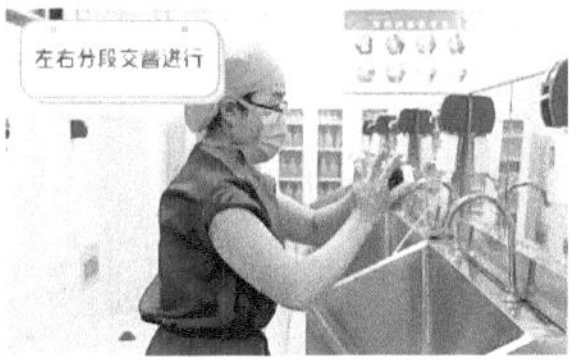 图 4.1.2　刷手 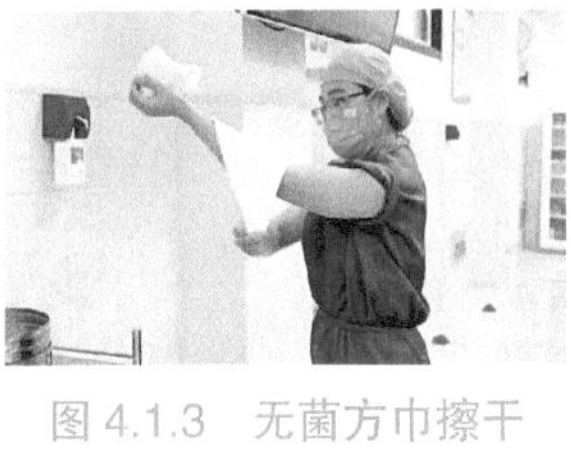 图 4.1.3　无菌方巾擦干

续表

简要流程	操 作 要 点	图 示
操作后	外科手消毒后，取胸前拱手姿势（图4.1.4）	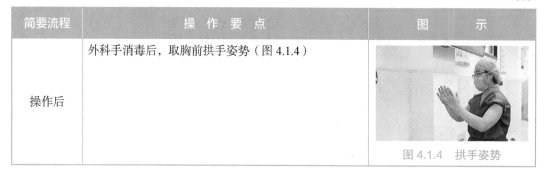 图4.1.4 拱手姿势

二、简要操作流程图

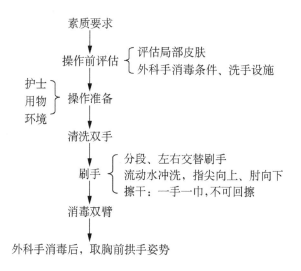

素质要求

操作前评估 { 评估局部皮肤
外科手消毒条件、洗手设施

护士
用物 } 操作准备
环境

清洗双手

刷手 { 分段、左右交替刷手
流动水冲洗，指尖向上、肘向下
擦干：一手一巾，不可回擦

消毒双臂

外科手消毒后，取胸前拱手姿势

三、操作注意事项

（1）刷手时分段（顺序：指尖→腕部，腕部→肘部，肘部→上臂下1/3处）、左右交替（顺序：指甲→指缝→手掌→手背→手腕→前臂→上臂下1/3处）进行；冲洗双手时，指尖向上、肘向下，水从指间流向肘部，避免倒流；水流不可过大，以免溅湿衣裤；擦干时一手一巾，不可回擦。

（2）外科手消毒后，取胸前拱手姿势，不可碰触任何有菌物品。

【操作测评】

操作测评内容见表4.1.2。

表4.1.2 外科手消毒操作评分标准

项　　目		项目 总分	操 作 要 求	标准 分数	得分	备注
评估	皮肤、设施	7	1. 评估局部皮肤 2. 评估外科手消毒条件、洗手设施	3 4		
计划	护士准备	4	服装、帽子、口罩穿戴正确	4		

项	目	项目 总分	操 作 要 求	标准 分数	得分	备注
计划	用物准备	2	准备齐全、放置合理	2		
	环境准备	2	环境整洁，符合无菌操作要求，光线适中	2		
实施	清洗双手	20	1. 洗手前卷袖过肘，用流动水冲洗双手、前臂至上臂下 1/3 处	5		
			2. 取适量洗手液，按七步洗手法搓洗双手、腕部、前臂至上臂下 1/3 处	10		
			3. 流水冲净，保持手指朝上，将双手悬空举在胸前，使水由指尖流向肘部，避免倒流	5		
	刷手	30	1. 用无菌毛刷取适量洗手液分段（顺序：指尖→腕部，腕部→肘部，肘部→上臂下 1/3 处）、左右交替（顺序：指甲→指缝→手掌→手背→手腕→前臂→上臂下 1/3 处）刷洗约 3 min	15		
			2. 流水冲净，保持手指朝上，将双手悬空举在胸前，使水由指尖流向肘部，避免倒流	5		
			3. 取无菌方巾擦干双上肢（顺序：双手→前臂→上臂），一手一巾，一用一灭菌，不可回擦	10		
	消毒双臂	20	1. 取适量（约 5 mL）手消毒剂，按七步洗手法涂抹双手、前臂及上臂下 1/3 处	10		
			2. 再次取适量手消毒剂，按七步洗手法涂抹双手及腕部，操作结束后取胸前拱手姿势，待手消毒剂干燥	10		
评价	操作质量	5	1. 操作熟练、正确、动作连贯 2. 无菌意识强，操作无污染	3 2		
	操作时间	5	操作时间＜ 10 min	5		
	操作态度	5	态度严谨、认真	5		
总分				100		

任务二 穿无菌手术衣、戴无菌手套

【主要用物】

不锈钢器械车、卵圆钳及容器、无菌敷料包、手术衣、无菌手套等。

【实施操作】

一、操作流程

具体操作流程见表 4.1.3。

表 4.1.3 穿无菌手术衣、戴无菌手套操作流程

简要流程	操 作 要 点	图 示
护士准备	素质要求：换手术室专用鞋，穿洗手衣，取下手表等饰物，戴帽子和口罩，修剪指甲	
操作前评估	1. 评估皮肤：器械护士双上肢无炎症、皮肤破损 2. 评估环境：洁净宽敞，适合操作	
操作准备	1. 护士：按手术室护士要求着装，完成外科手臂消毒并已晾干 2. 用物：备齐用物，均在有效期内，放置合理	
操作过程	1. 取手术衣：巡回护士将无菌手术衣包裹打开置于器械车台面上。器械护士从无菌台一把抓起手术衣，选择宽敞的地方站立 2. 展开手术衣：器械护士认出衣领位置，用双手提起衣领的两角，手术衣内面朝向自己，充分展开手术衣（图 4.1.5） 3. 双臂伸进衣袖：器械护士看准袖筒的入口，将衣服轻轻抛起，双手迅速、同时伸入袖筒内，两臂向前平举伸直，此时由巡回护士在后面拉紧衣带，手不出袖口。巡回护士从身后提拉手术衣，系好领口带和内片腰带（图 4.1.6） 4. 戴无菌手套（闭合式、干手套）：巡回护士准备大小合适的一次性无菌手套，打开外包装置于无菌台面上。器械护士穿无菌手术衣后，双手不伸出袖口，隔衣袖打开内包装袋，分清左右，先用右手取出左手的无菌手套，倒扣于左手袖口上，手套与手掌面对合，手套的手指向上，各手指相对。放上手套的手隔着衣袖抓住手套翻折边，另一手隔着衣袖捏住另一侧翻折边，将手套翻套于袖口上，手指迅速伸入手套内。整理手套和手术衣袖口。再用已戴好手套的左手，同法戴另一只手套（图 4.1.7） 5. 系腰带：器械护士戴好无菌手套后，将右手腰带递出，巡回护士用无菌卵圆钳夹取腰带末端，由器械护士身后绕到前面（或器械护士旋转身体），将腰带交器械护士，与左腰带一起系结于左腰部前方，使器械护士背侧全部被无菌手术衣遮盖（图 4.1.8）	 图 4.1.5 展开手术衣 图 4.1.6 双臂伸进衣袖 图 4.1.7 戴手套 图 4.1.8 系腰带

简要流程	操作要点	图示
操作后	1. 检查手套，如有破损，立即更换；用无菌生理盐水冲洗手套外面滑石粉 2. 穿好无菌手术衣、戴好无菌手套后，双手应置于胸前无菌区，不可碰触手术衣非无菌区域及其他任何有菌物品（图4.1.9）	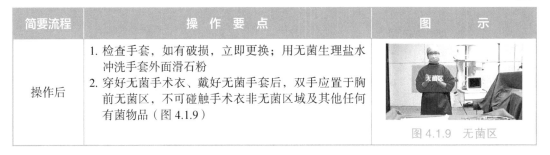 图4.1.9 无菌区

二、简要操作流程图

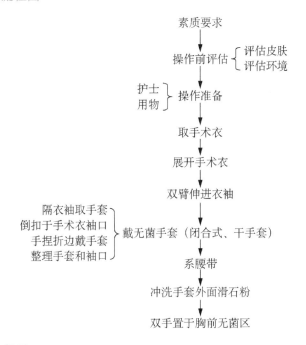

三、操作注意事项

（1）严格无菌操作。

（2）穿手术衣时手不出袖口；先戴手套，后系腰带。

（3）穿好无菌手术衣、戴好无菌手套后，胸前区及指尖到上臂下1/3处视为无菌区域，双手应置于胸前，不可碰触手术衣非无菌区域及其他任何有菌物品。

【操作测评】

操作测评内容见表4.1.4。

表4.1.4 穿无菌手术衣、戴无菌手套操作评分标准

项 目		项目总分	操 作 要 求	标准分数	得分	备注
评估	皮肤、环境	6	1. 评估局部皮肤：无炎症、皮肤破损 2. 评估操作环境：环境整洁，符合无菌操作要求，光线适中	3 3		

项 目		项目总分	操 作 要 求	标准分数	得分	备注
计划	护士准备	6	1. 服装、帽子、口罩穿戴正确 2. 已进行外科手消毒 3 双手置于胸前	3 1 2		
	用物准备	3	准备齐全、放置合理	3		
实施	穿无菌手术衣（全遮盖式）	30	1. 巡回护士将无菌手术衣包裹打开置于无菌台。器械护士从无菌台一把抓起手术衣，选择宽敞的地方站立 2. 器械护士认出衣领位置，用双手提起衣领的两角，手术衣内面对着自己，充分抖开手术衣 3. 器械护士看准袖筒的入口，将衣服轻轻抛起，双手迅速、同时伸入袖筒内，两臂向前平举伸直，此时由巡回护士在后面拉紧衣带，手不出袖口。巡回护士从身后提拉手术衣，系好领口带和内片腰带 4. 器械护士戴好无菌手套后，解开腰部系带，置于双手，并将右手的外片系带末端递出，由巡回护士用无菌卵圆钳夹持，器械护士原地旋转，使手术衣外片盖住内片，并接过腰带，与左腰带一起系结于左腰部前方	5 5 10 10		
	戴无菌手套（闭合式、干手套）	40	1. 巡回护士准备大小合适的一次性无菌手套，打开外包装置于无菌台面上。器械护士穿无菌手术衣后，双手不伸出袖口，隔衣袖打开内包装袋，分清左右 2. 先用右手取出左手的无菌手套，倒扣于左手袖口上，手套与手掌面对合，手套的手指向上，各手指相对 3. 放上手套的手隔着衣袖抓住手套翻折边，另一手隔着衣袖捏住另一侧翻折边，将手套翻套于袖口上，手指迅速伸入手套内，整理手套和手术衣袖口 4. 再用已戴好手套的左手，同法戴另一只手套。戴好无菌手套后，将无菌手术衣腰带系好 5. 检查手套有无破损，并用无菌生理盐水冲洗手套外面滑石粉（口述） 6. 穿好无菌手术衣、戴好无菌手套后，双手应置于胸前无菌区	5 5 10 10 5 5		
评价	操作质量	5	1. 操作熟练、正确、动作连贯 2. 无菌意识强，操作无污染	3 2		
	操作时间	5	操作时间 < 6 min	5		
	操作态度	5	态度严谨、认真	5		
总分				100		

胃癌患者护理技能

学习目标

1. 具有严谨求实的工作态度,培养责任心、同情心和爱心,具备良好的沟通应变能力及团队协作能力。

2. 掌握胃癌的概念、临床表现、常见护理诊断、常见并发症的观察和护理、手术前后护理措施。

3. 能够熟练、正确地为胃癌患者实施术前和术后护理,如护理评估、术区备皮、胃肠减压、饮食指导、健康教育等。

【导入案例】

一、一般资料

患者,男,68 岁,高中学历。

主诉:上腹部胀痛不适 3 年余,伴消瘦及黑便 6 个月。

现病史:患者 3 年前无明显诱因出现上腹部饱胀不适,时有嗳气、反酸,无明显腹痛、腹泻等不适。5 个月前患者出现明显上腹部疼痛、食欲减退、伴消瘦及黑便等症状,发病以来,精神可,食欲缺乏,睡眠可,体重下降约 5 kg。

既往史:否认冠心病、糖尿病、高血压病史;否认肝炎、结核等传染病史及接触史,无重大外伤及手术史;否认药物、食物过敏史;预防接种史不详。

个人史:经常居留地为辽宁沈阳。地方病地区居住史:无。吸烟史:40 年,10 支/天。饮酒史:偶尔。毒品接触史:无。

婚育史:已婚,育有 1 子 1 女。

家族史:父已故,死于胃癌。母健在。否认三代内家族性遗传疾病史。

二、护理体检

生命体征为 T 37.2 ℃,P 74 次/min,R 22 次/min,BP 135/70 mmHg,SpO_2 95%。

患者为老年男性,发育正常,营养中等,贫血貌,神志清楚,自主体位,检查合作。全身皮肤黏膜无黄染及出血点。全身浅表淋巴结未触及肿大。头颅发育正常,毛发分布均匀,眼睑无水肿,结膜苍白,巩膜无黄染,双侧瞳孔等大等圆,对光反射存在,耳、鼻无异常,口唇无发绀,咽部无充血,扁桃体无肿大。气管居中,双侧颈静脉无怒张,胸廓对称无畸形,双肺呼吸音清,未闻及干、湿啰音。心前区无隆起及凹陷,心界无扩大，心率 74 次 /min，节律规则，心脏各瓣膜听诊区未闻及明显病理性杂音。脊柱及四肢无畸形，双下肢无水肿。双下肢足背动脉搏动正常。肱二头肌反射正常，膝腱反射正常，腹壁反射正常。巴宾斯基征阴性，布鲁津斯基（Brudzinski）征阴性。

专科查体：腹部平软，未见肠型或蠕动波，未见腹壁静脉曲张；上腹部有压痛，无反跳痛、肌紧张，未扪及明显肿块；肝脾肋下未及，墨菲征阴性；肝肾区无叩痛，移动性浊音阴性；肠鸣音正常。

三、实验室及其他检查

（1）胃镜检查：胃窦占位；活检提示低分化腺癌。

（2）血常规：血红蛋白 90 g/L。

（3）大便隐血试验：持续阳性。

（4）胸部正位 X 线：两肺未见活动性病变。

（5）上腹部 CT：考虑胃窦部占位病变，疑肿瘤性病变。

四、心理及社会状况

患者得知自己罹患胃癌并即将进行手术，情绪紧张焦虑，担心预后。

五、目前诊疗情况

患者入院后完善相关检查及术前准备，拟行手术治疗。

任务一 胃癌患者护理评估及护理诊断

　　根据提供的病例，评估该患者本次入院相关的病史、阳性体征、辅助检查等，询问目前症状、睡眠、饮食、二便等情况，并提出目前该患者存在的主要护理问题。

　　一、健康史

　　患者 3 年前无明显诱因出现上腹部饱胀不适，时有嗳气、反酸。6 个月前出现明显上腹部疼痛、食欲缺乏、伴消瘦及黑便等症状，发病以来，精神可，食欲缺乏，睡眠可，体重明显减轻。平素有上腹部不适、食后饱胀感。吸烟史：40 年，10 支 / 天。偶尔饮酒。父已故，死于胃癌。

　　二、身体状况（阳性体征）

　　（1）症状：上腹部疼痛、食欲缺乏、伴消瘦及黑便等症状，食欲缺乏，体重明显减轻。

　　（2）体征：上腹部压痛。

　　三、辅助检查

　　（1）胃镜：胃窦占位；活检提示低分化腺癌。

　　（2）血常规：血红蛋白 90 g/L。

　　（3）大便隐血试验：持续阳性。

　　（4）上腹部 CT：考虑胃窦部占位病变，疑肿瘤性病变。

　　四、心理及社会状况

　　患者得知自己罹患胃癌并即将进行手术，情绪紧张焦虑，担心预后。

　　五、护理诊断 / 问题

　　（1）焦虑　与即将手术、担心预后有关。

　　（2）营养失调：低于机体需要量　与恶性肿瘤导致机体消耗增加有关。

　　（3）知识缺乏：患者缺乏疾病防治及围术期护理相关知识。

　　（4）潜在并发症：术后出血、吻合口瘘、吻合口梗阻等。

任务二　术区备皮

患者入院后第 2 天已完善相关检查，拟定于第 3 天上午 9 点在全身麻醉插管下行胃癌根治术（根治性远端胃大部切除术毕 Ⅱ 式），请完成术前皮肤准备。

【主要用物】

多功能护理床、护理示教人。

治疗车上层：治疗盘、一次性备皮包（内含弯盘、剃毛刀、肥皂液或滑石粉、海绵刷、治疗巾、纱布、手套等）、75% 乙醇、松节油、棉签、手电筒、毛巾、脸盆、热水、免洗手消毒剂。

治疗车下层：医疗垃圾桶、生活垃圾桶、锐器盒。

【实施操作】

一、操作流程

具体操作流程见表 4.2.1。

表 4.2.1　术区备皮操作流程

简要流程	操　作　要　点	图　　　示
护士准备	1. 素质要求：服装鞋帽整洁 2. 核对：两人核对医嘱和执行单，签名	
评估解释	1. 核对解释：核对患者床号、姓名、腕带；解释操作目的、方法、注意事项，以取得配合 2. 评估患者：评估患者病情及配合程度，了解手术方式，确定手术部位及备皮范围，评估备皮区域皮肤情况	
操作准备	1. 护士：着装整洁，修剪指甲，洗手、戴口罩 2. 用物：备齐用物，放置合理 3. 环境：环境整洁，温度适宜，光线明亮，围帘遮挡以保护患者隐私 4. 患者：体位舒适	
操作过程	1. 安置体位：协助患者取舒适卧位，充分暴露备皮区的皮肤，胃癌根治术备皮范围上自乳头连线，下至耻骨联合，两侧至腋后线 2. 铺治疗巾：备皮部位下铺治疗巾以保护床单，注意保暖并保护患者隐私 3. 剃除毛发：戴手套，用肥皂水涂擦备皮区域皮肤，一手持纱布紧绷皮肤，另一手持剃毛刀，刀架与皮肤成 45°角，从上到下顺毛发生长的方向，分区剃净毛发，注意不要划伤皮肤（图 4.2.1）	 图 4.2.1　剃除毛发

简要流程	操 作 要 点	图 示
操作过程	4. 对光检查：用纱布擦去毛发和肥皂液，用手电筒照射，仔细检查有无残留毛发，如有遗漏，重复上述步骤（图 4.2.2） 5. 清洁脐窝：用棉签蘸松节油，清除脐部污垢及油脂，然后用 75% 乙醇消毒（图 4.2.3） 6. 清洁皮肤：用毛巾浸热水擦净皮肤，检查皮肤有无割痕或裂缝及发红等异常状况	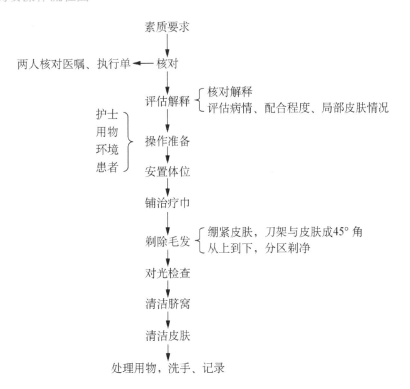 图 4.2.2　对光检查 图 4.2.3　清洁脐窝
操作后	1. 安置患者：脱手套，协助患者穿好衣裤，取舒适体位，整理床单位 2. 用物处理：整理用物，垃圾分类处理，洗手、记录	

二、简要操作流程图

素质要求

两人核对医嘱、执行单 ◄——— 核对

评估解释 ｛核对解释
　　　　　评估病情、配合程度、局部皮肤情况

护士
用物　｝ 操作准备
环境
患者　　安置体位

铺治疗巾

剃除毛发 ｛绷紧皮肤，刀架与皮肤成45°角
　　　　　从上到下，分区剃净

对光检查

清洁脐窝

清洁皮肤

处理用物，洗手、记录

三、操作注意事项

（1）剃毛刀片应锐利。

（2）剃毛时，应绷紧皮肤，剃毛刀与皮肤成 45° 角，顺着毛发生长的方向剃除毛发，不能逆行，以免损伤毛囊，切忌剃破皮肤。

（3）剃毛后应检查皮肤有无损伤，一旦发现应详细记录并通知医生。

（4）操作过程中应关心、爱护患者，动作轻柔、熟练，注意为患者保暖。

四、健康宣教

向患者解释操作目的，备皮后嘱患者沐浴，修剪指（趾）甲，更换清洁衣物。告知其备皮区域应保持清洁，避免污染，如有损伤及时告知医护人员。

【操作测评】

操作测评内容见表 4.2.2。

表 4.2.2　术区备皮操作评分标准

项　　目		项目总分	操 作 要 求	标准分数	得分	备注
评估	患者情况	7	1. 评估手术部位，确定备皮区域 2. 评估备皮区域皮肤情况 3. 核对解释	2 3 2		
计划	护士准备	2	洗手、戴口罩方法正确	2		
	用物准备	2	准备齐全、放置合理	2		
	环境准备	2	1. 环境整洁，温度适宜，光线明亮 2. 围帘遮挡	1 1		
	患者准备	2	体位舒适	2		
实施	剃除毛发	60	1. 协助患者取舒适卧位，充分暴露备皮区的皮肤，胃癌根治术备皮范围上自乳头连线，下至耻骨联合，两侧至腋后线 2. 铺治疗巾：备皮部位下铺治疗巾以保护床单，注意保暖并保护患者隐私 3. 剃除毛发：戴手套，用海绵刷蘸取肥皂水涂擦备皮区域皮肤，一手持纱布绷紧皮肤，另一手持剃毛刀，刀架与皮肤成 45° 角，从上到下顺毛发生长的方向，分区剃净毛发，注意不要划伤皮肤 4. 对光检查：用纱布擦去毛发和肥皂液，用手电筒照射，仔细检查有无残留毛发，如有遗漏，重复上述步骤 5. 清洁脐窝：用棉签蘸松节油，清除脐部污垢及油脂，然后用 75% 乙醇消毒 6. 清洁皮肤：用毛巾浸热水擦净皮肤，检查皮肤有无割痕等异常状况	10 10 10 10 10 10		
	安置整理	10	1. 安置患者：脱手套，协助患者穿好衣裤，取舒适体位，整理床单位 2. 用物处理：整理用物，垃圾分类处理，洗手、记录	5 5		

项　　目		项目总分	操　作　要　求	标准分数	得分	备注
评价	操作质量	6	1. 操作熟练、正确、动作连贯 2. 查对到位，操作无污染	3 3		
	操作时间	3	操作时间 < 10 min	3		
	操作态度	3	态度严谨、认真	3		
	指导患者	3	关爱患者，治疗性沟通有效，能对患者进行正确指导	3		
总分				100		

任务三　术日晨留置胃管

患者入院后第 3 天已完善相关检查及术前准备，定于当天上午 9 点在全身麻醉插管下行胃癌根治术（根治性远端胃大部切除术毕 Ⅱ 式），为防止术中呕吐误吸及术后腹胀，请给该患者留置胃管。

【主要用物】

插管用物：无菌巾内为治疗碗、普通胃管或硅胶胃管、20 mL 注射器、压舌板、镊子、纱布；无菌巾外为治疗巾、液体石蜡、棉签、胶布、夹子或橡胶圈、别针、纸巾、弯盘、听诊器、手套、手消毒剂。

【实施操作】

一、操作流程

具体操作流程见表 4.2.3。

表 4.2.3　留置胃管操作流程

简要流程	操 作 要 点	图　　示
护士准备	1. 素质要求：着装整洁，举止端庄 2. 核对：两人核对医嘱和执行单，签名	
评估解释	1. 核对解释：核对患者床号、姓名、腕带；向患者及家属解释操作目的、过程及配合方法 2. 评估患者：意识状态、配合能力、鼻黏膜情况	
操作准备	1. 护士：着装整洁，洗手、戴口罩 2. 用物：备齐用物，放置合理 3. 环境：整洁、宽敞、干燥、安全 4. 患者：根据病情协助患者取合适体位	
操作过程	【插管法】 1. 核对：备齐用物至床旁，核对患者床号、姓名、住院号、腕带 2. 取下义齿：有活动性义齿者取下活动义齿 3. 安置体位：根据病情协助患者取坐位、半坐卧位或仰卧位；病情较重者可采取右侧卧位；昏迷患者取去枕仰卧位，头向后仰 4. 铺巾放盘：将治疗巾铺于患者颌下，弯盘置于口角旁，备好胶布 5. 清洁鼻腔：观察鼻腔情况，选择通畅一侧，用湿棉签清洁鼻腔 6. 测长标记：取出胃管，用 20 mL 注射器抽取少量空气注入胃管中，检查胃管是否通畅。测量插管长度，成人为前额发际至剑突的距离或鼻尖经耳垂至剑突的距离，测量好长度后做好标记或参照胃管上的刻度（图 4.2.4）	 图 4.2.4　测长标记

简要流程	操 作 要 点	图 示
操作过程	7. 润滑胃管：将少许液体石蜡倒在纱布上，润滑胃管前端10～20 cm 8. 规范插管：一手持纱布托住胃管，一手持镊子夹住胃管前端沿一侧鼻孔先稍向上平行，再向后下缓缓插入（图4.2.5），插入10～15 cm（清醒患者）时嘱患者做吞咽动作，顺势将胃管插入胃内，昏迷患者应先取去枕仰卧位，头向后仰，当胃管插入10～15 cm时，托起患者头部，使下颌靠近胸骨柄，慢慢插入胃管至所需长度 9. 确认入胃：确认胃管在胃内的方法有三种。①用注射器连接胃管末端，回抽出胃液；②将听诊器放于胃部，用注射器快速注入10 mL空气，听到气过水声；③将胃管末端放入盛水的治疗碗中无气泡溢出 10. 固定胃管：用胶布固定胃管于鼻翼及一侧面颊部 11. 反折固定：将胃管末端反折并用纱布包好，再用橡皮圈扎紧（或用夹子夹紧），最后用别针固定于患者衣领、大单或枕旁	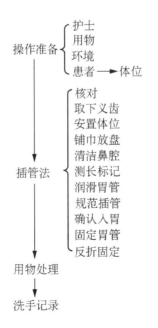 图4.2.5　规范插管
操作后	1. 安置患者：脱手套，擦净患者面部，询问其感受，协助患者取舒适卧位，向其交代注意事项，整理床单位 2. 用物处理：正确处理用物 3. 洗手、摘口罩、记录：记录操作时间、患者的反应，签名	

二、简要操作流程图

操作准备 ┤ 护士
　　　　　用物
　　　　　环境
　　　　　患者 —→ 体位

插管法 ┤ 核对
　　　　取下义齿
　　　　安置体位
　　　　铺巾放盘
　　　　清洁鼻腔
　　　　测长标记
　　　　润滑胃管
　　　　规范插管
　　　　确认入胃
　　　　固定胃管
　　　　反折固定

用物处理

洗手记录

三、操作注意事项

（1）插管动作轻柔，尤其是通过食管3个狭窄部位（环状软骨水平处、平气管分叉处、食管通过膈肌处）时，避免损伤食管黏膜。同时应避免镊子尖端碰及患者鼻黏膜，以免造成疼痛和损伤。

（2）昏迷患者因吞咽和咳嗽反射消失不能合作，为提高插管的成功率，在插管前将患者头后仰，当插至10～15 cm时，用一手将患者头部托起，使下颌靠近胸骨柄以增加咽喉部通道的弧度，便于胃管顺利通过会厌部。

（3）插管过程中如患者出现恶心、呕吐，可暂停片刻，嘱患者做深呼吸，待缓解后再插入；患者出现呛咳、呼吸困难、发绀，表示胃管误入气管，应立即拔管，休息片刻后再重新插入。插管过程中如出现插入不畅，将胃管抽出少许，再小心向前推进或检查患者咽部，了解胃管是否盘曲在口咽部，不得强行插入，以免损伤黏膜。

四、健康宣教

向患者及其家属解释留置胃管的目的、配合方法及注意事项，告知患者及其家属勿用手自行拔出胃管，防止患者大幅度翻身、活动，避免胃管受压、脱落。

【操作测评】

操作测评内容见表4.2.4。

表4.2.4　留置胃管操作评分标准

项 目		项目总分	操 作 要 求	标准分数	得分	备注
评估	患者情况	5	1. 评估患者病情、鼻黏膜情况 2. 核对解释	3 2		
计划	护士准备	3	着装整洁，洗手、戴口罩	3		
	用物准备	3	1. 用物准备齐全 2. 胃管包装完整，无破损，在有效期内	1 2		
	环境准备	2	整洁、宽敞、干燥、安全	2		
	患者准备	2	安置合适体位	2		
实施	插管	60	1. 取下活动义齿 2. 放置治疗巾或弯盘方法正确 3. 备好胶布 4. 清洁鼻腔 5. 检查胃管通畅性 6. 正确测量胃管长度 7. 润滑胃管 8. 正确插管，嘱患者做吞咽动作 9. 昏迷患者托起头部 10. 验证方法准确（任选择一种） 11. 胃管固定位置合适，方法正确	5 3 2 5 6 6 4 10 5 6 8		
	整理	10	1. 用物处理恰当 2. 洗手、摘口罩方法正确，记录正确全面	4 6		

项 目		项目总分	操 作 要 求	标准分数	得分	备注
评价	操作质量	5	1. 操作熟练、正确，动作连贯 2. 隔离概念清晰，操作无污染	3 2		
	操作时间	5	操作时间 < 15 min	5		
	操作态度	3	态度严谨、认真	3		
	指导患者	2	护患沟通良好，能对患者进行正确指导	2		
总分				100		

任务四　铺麻醉床

患者离开病房至手术室接受手术，请给其铺麻醉床。

铺麻醉床的操作流程及操作评分标准详见模块一"基本护理技能"。

任务五 胃肠减压

患者全身麻醉插管下胃癌根治术毕，返回病房，生命体征平稳，为减轻患者术后腹胀，促进伤口愈合，请为患者连接胃肠减压器，并口述胃肠减压期间的护理措施。

1. 连接胃肠减压器 打开并检查胃肠减压器，排出气体，反折连接管与胃管连接，观察引流通畅后，将胃肠减压器固定于床边。

2. 胃肠减压护理措施

（1）妥善固定胃肠减压管，避免扭曲、受压或脱出。胃管脱出后应严密观察病情，不应再盲目插入。引流装置及引流连接管应每天更换 1 次。

（2）保持胃管通畅和维持有效负压，经常挤压胃管，防止内容物阻塞，每天用生理盐水冲洗胃管 1 次，每次 30～40 mL，如有阻塞物应随时冲洗并及时吸出。

（3）观察并记录引流液的量和性状。一般胃肠手术后 24 h 内，引流液多呈暗红色，量较多，2～3 天后逐渐减少。如有鲜红色液体流出，则说明有出血，应停止胃肠减压，及时报告医生。

（4）减压期间患者应禁食及停止口服药物，如医嘱指定从胃管内注入药物时，应将胃管夹住，暂停胃肠减压 1 h，以免药物被吸出。

（5）持续减压时间较长时，应每天进行口腔护理，预防口腔感染和呼吸道感染，并给予雾化吸入以保护口咽部黏膜。同时静脉补充液体，维持水、电解质平衡。

任务六　术后饮食指导

术后第 3 天，患者胃肠蠕动恢复，肛门已排气，请为患者拔除胃管，并为患者进行术后饮食指导。

1. 拔除胃管　详见模块一"基本护理技能"。

2. 胃癌术后饮食指导

（1）拔除胃管当天可饮少量水或米汤。

（2）第 2 天进半量流质饮食。

（3）若患者无腹痛、腹胀等不适，第 3 天进全量流质饮食。

（4）第 4 天可进半流质饮食，以稀饭为宜。

（5）第 10～14 天可进软食。

（6）少进食牛奶、豆类等产气食物，忌生、冷、硬及刺激性食物。

（7）进食应少量多餐，循序渐进，每天 5～6 餐，逐渐减少进餐次数并增加每次进餐量，过渡为正常饮食。

任务七　健康教育

患者术后第 10 天，伤口愈合好，已拆线，医生同意出院，请为患者进行出院后相关健康指导。

1. 知识宣教　向患者及家属讲解有关疾病康复知识，使患者学会自我调节情绪，保持乐观态度，坚持综合治疗。

2. 饮食指导　指导患者饮食，应定时定量，少量多餐，营养丰富，逐步过渡为正常饮食。少食腌、熏制食品，避免进食过冷、过硬、过烫、过辣及煎炸的食物。

3. 并发症预防指导　告知患者及家属有关手术后期可能出现的并发症及表现。

4. 生活指导　保持良好的营养状态，注意休息与活动。

5. 出院指导　告知患者注意休息、避免过劳，同时劝告患者放弃喝酒、吸烟等对身体有危害性的不良习惯。向患者及家属讲解化疗的必要性和副作用。嘱患者定期门诊随访，若有不适及时就诊。

项目三

肺癌患者护理技能

学习目标

1. 具有严谨求实的工作态度，严格遵守无菌操作原则和查对制度，关爱患者，具备良好的沟通应变能力及团队协作能力。

2. 掌握肺癌护理评估、术前术后的呼吸道管理、胸腔闭式引流的护理要点；熟悉肺癌健康宣教。

3. 能够熟练、正确地为患者实施吸氧、叩背排痰、术后切口换药，并指导患者进行腹式深呼吸训练及有效的咳嗽排痰。

【导入案例】

一、一般资料

患者，男，56 岁，初中学历。

主诉：刺激性咳嗽、咳痰伴痰中带血 1 月余。

现病史：患者 1 月余前无明显诱因出现刺激性咳嗽，伴有少量白痰，偶有痰中带血，为少量血丝，无咯血，无胸闷喘憋、无盗汗、无心悸，无声音嘶哑、饮水呛咳，无头晕头痛。在当地诊所行消炎治疗后不见好转，遂在家属陪同下来院就诊。门诊行胸部增强 CT 考虑"右肺上叶癌"，为求进一步治疗收入院。患者自发病以来，精神状态尚可，饮食睡眠可，大小便无明显异常，体重无减轻。

既往史：既往体健，无肺部慢性感染病史；无高血压、糖尿病及心脑血管等病史；无乙肝、结核等传染病史及密切接触史；预防接种史不详；无手术、重大外伤及输血史；无药物及食物过敏史。

个人史：生于原籍，无外地久居史，无疫区长期居住史。吸烟 30 年，约 30 支 / 天，偶尔饮酒。无冶游史，无重大精神创伤史，无毒品及放射性物质接触史。

婚育史：已婚，育有 1 子。

家族史：父母已故。家族中无类似病史及遗传病史。

二、护理体检

生命体征为 T 36.6 ℃，P 80 次 /min，R 26 次 /min，BP 135/76 mmHg，SpO_2 97%。

患者一般情况可，营养良好，神志清楚，精神可，自主体位。全身皮肤黏膜未见黄染、皮疹及出血点，无明显贫血貌。浅表淋巴结未触及肿大，头颅大小正常，无畸形。

双侧眼睑无水肿，结膜无充血，巩膜无黄染，双侧瞳孔等大等圆，对光反射存在。耳鼻无畸形及异常分泌物，听力正常。口唇无发绀，口腔黏膜光滑，未见疱疹及溃疡。咽部无充血，扁桃体不大。颈软，气管居中，颈静脉无怒张。腹平软，腹壁静脉无曲张，肝脾肋下未及，无压痛及反跳痛，移动性浊音阴性，肠鸣音正常。肛门及外生殖器未见明显异常。脊柱、四肢无畸形，活动可，无杵状指、趾。巴宾斯基（Babinski）征阴性，克尼格（Kernig）征阴性。

专科情况：双侧锁骨上及颈部淋巴结未及肿大，胸廓对称，无畸形，双侧呼吸动度对称，语颤正常，双肺呼吸音粗，未闻及明显干、湿啰音。心前区无隆起，心率为80次/min，心律齐，各瓣膜听诊区未闻及病理性杂音。

三、实验室及其他检查

（1）胸部增强CT：右肺上叶见大小约6.4 cm×8.2 cm高密度灶，考虑右肺上叶肺癌CT表现；右肺多个实性及磨玻璃结节灶，部分高危结节。

（2）肺穿刺病理：右肺占位穿刺符合低分化腺癌。

四、心理及社会状况

自确诊为肺癌并决定手术以来，患者感到恐惧、焦虑，担忧手术效果及预后。

五、目前诊疗情况

患者入院后完善相关检查及术前准备，给予抗炎、止咳、祛痰等对症处理，拟行手术治疗。

任务一　肺癌患者护理评估及护理诊断

根据提供的病例，评估该患者本次入院相关的病史、阳性体征、辅助检查等，询问目前症状、睡眠、饮食、二便等情况，并提出目前该患者存在的主要护理问题。

一、健康史

患者1月余前无明显诱因出现刺激性咳嗽，伴有少量白痰，偶有痰中带血，为少量血丝，在当地诊所行消炎治疗后不见好转，门诊行胸部增强CT考虑"右肺上叶癌"。患者自发病以来，精神状态尚可，饮食睡眠可，大小便无明显异常，体重无减轻。无既往病史。吸烟30年，约30支／天，偶尔饮酒。

二、身体状况（阳性体征）

刺激性咳嗽，伴有少量白痰，偶有痰中带血丝。

查体双肺呼吸音粗，未闻及明显干、湿啰音，余未见明显异常。

三、辅助检查

（1）肺穿刺病理：右肺占位穿刺符合低分化腺癌。

（2）胸部增强CT：右肺上叶见大小约6.4 cm×8.2 cm高密度灶，考虑右肺上叶肺癌CT表现；右肺多个实性及磨玻璃结节灶，部分高危结节。

四、心理及社会状况

患者恐惧、焦虑，担心预后。

五、护理诊断／问题

（1）焦虑与恐惧　与担心手术、疼痛、疾病预后等因素有关。

（2）知识缺乏：缺乏疾病防治及护理相关知识。

（3）潜在并发症：肺不张、支气管胸膜瘘、胸腔内出血、肺炎、心律失常等。

任务二　术前呼吸道准备

患者入院后第 2 天，已完善相关检查，拟定于第 3 天上午 9 点在全身麻醉下行胸腔镜右侧全肺切除术＋淋巴结清扫术，请完成术前呼吸道准备。

1. 防治呼吸道感染

（1）术前劝导患者戒烟，减少呼吸道分泌物。

（2）注意口腔卫生，若有口腔疾病如龋齿、口腔溃疡、口腔慢性感染等应先治疗。

（3）遵医嘱应用抗生素和止咳、化痰药，控制肺部感染，减少呼吸道分泌物。

2. 保持呼吸道通畅

（1）深呼吸运动训练：指导患者训练腹式呼吸，吸气时从鼻慢慢深吸气，使腹部隆起，屏气 3 s；呼气时口唇缩小呈吹口哨状，收缩腹肌，缓慢呼出气体；一般吸气和呼气时间比为 1∶2 或 1∶3；如此反复数次，如出现头晕、反酸等不适症状，要及时停止。也可借用气球或呼吸训练器进行深呼吸训练。

（2）训练有效咳嗽、排痰：指导并帮助患者取坐位或半坐卧位，先轻咳数次使痰液松动；然后手掌轻按胸部，深吸一口气后屏气 3 s，收缩腹部，借助胸腹部力量排痰。

任务三 吸氧

患者全身麻醉下肺癌根治术毕，返回病房，神志清楚，生命体征平稳，切口敷料干燥，保留胸腔闭式引流管和尿管各1根，常规给予心电监护，为防止肺切除术后缺氧，请给患者吸氧。

1. 吸氧原则　给予鼻导管吸氧2～4 L/min，根据血气分析结果调整氧浓度。

2. 吸氧的操作流程及操作评分标准　详见模块二"急救护理技能"。

任务四 叩背排痰

术后第 2 天，患者自觉痰阻气道，不易咳出。请鼓励患者进行相关呼吸功能训练，并为其叩背排痰。

1. 呼吸功能训练 同本项目任务二"保持呼吸道通畅"相关内容。

2. 叩背排痰 在咳前，由下向上、由外向内轻叩健侧背部，使肺叶、肺段分泌物松动，流至支气管中，指导患者做 3～5 次深呼吸，然后深吸气，屏气 3 s，收缩腹部，借助胸腹部力量排痰，咳嗽时固定胸部伤口以减轻疼痛。

任务五　胸腔闭式引流

患者术后留置右侧胸腔闭式引流管一根，请口述胸腔闭式引流的护理措施。

1. 保持管道密闭性　引流装置应安装正确，衔接紧密；水封瓶长管应插入液面下3～4 cm，并保持直立；胸腔引流管周围皮肤用油纱布包盖严密；搬动患者或更换引流瓶时，应双重夹闭引流管。随时检查引流装置是否密闭，防止引流管脱落。

2. 妥善固定引流装置　引流瓶应低于胸腔引流口60～100 cm 并妥善固定于床旁，依靠重力引流，防止逆行感染。

3. 保持引流通畅　全肺切除后为保证术后患者胸腔内有一定的积气、积液，减轻或纠正明显的纵隔移位，胸腔引流一般呈钳闭状态。根据胸腔内压力的改变酌情引流适量的气体或液体，以维持气管、纵隔于中间位置。引流期间定时向水封瓶方间挤捏引流管，防止引流管受压、扭曲和阻塞。患者应取半卧位并经常改变体位，鼓励患者咳嗽、咳痰和进行深呼吸运动；水封瓶不可倒置或倾斜，不可高于胸部。

4. 观察并记录引流情况　密切注意水封瓶长管中水柱波动的情况，以判断引流管是否通畅。观察并准确记录引流液的颜色、性状和量。全肺切除后每次放液量不超过100 mL 且速度宜慢，避免快速多量放液引起纵隔突然移位，导致心脏停搏。

5. 严格无菌操作，防止逆行感染　严格遵守无菌技术原则，定时更换引流装置；保持胸壁引流口处敷料清洁、干燥，一旦渗湿，及时更换。

6. 拔管护理

（1）拔管指征：留置引流管48～72 h 后，引流管无气体逸出或引流量明显减少且颜色变淡，24 h 引流液＜50 mL 或脓液＜10 mL，X 线检查示肺复张良好，无漏气，患者无呼吸困难或气促，即可考虑拔管。

（2）拔管方法：协助医生拔管，嘱患者先深吸一口气，在深吸气末屏气时，迅速拔管，并立即用凡士林纱布和厚敷料封闭胸壁伤口，包扎固定。

（3）注意事项：拔管后观察患者有无胸闷、呼吸困难、切口漏气、渗液、出血、皮下气肿等，若发现异常应及时通知医生处理。

任务六　术后切口换药

患者术后第 3 天，切口敷料有少许血性渗出，请评估患者手术切口情况，并进行换药。

【主要用物】

多功能护理床、护理示教人。

治疗车上层：治疗盘、无菌换药包（内含治疗碗 2 个、镊子 3 把或镊子 2 把、血管钳 1 把）、卵圆钳及容器、储槽（内放无菌纱布）、碘伏棉球、生理盐水棉球、治疗巾、胶布、弯盘、免洗手消毒剂等。

治疗车下层：医疗垃圾桶、生活垃圾桶、锐器盒。

【实施操作】

一、操作流程

具体操作流程见表 4.3.1。

表 4.3.1　术后切口换药操作流程

简要流程	操　作　要　点	图　　示
护士准备	1. 素质要求：服装鞋帽整洁 2. 核对：两人核对医嘱和执行单，签名	
评估解释	1. 核对解释：核对患者床号、姓名、腕带；解释操作目的、方法、注意事项，以取得配合 2. 评估患者：评估患者病情及配合程度，了解手术方式，评估手术切口情况	
操作准备	1. 护士：工作服整洁，洗手、戴口罩 2. 用物：备齐用物，放置合理 3. 环境：环境整洁，符合无菌操作要求，光线适中；遮挡屏风或拉窗帘并调节室温 4. 患者：体位舒适	
操作过程	1. 安置体位：协助患者取舒适卧位，充分暴露切口 2. 铺治疗巾：在切口下铺治疗巾，放弯盘于切口旁边 3. 揭除敷料： （1）撕胶布，以切口为中心由外向内用手揭除 （2）胶布痕迹可用棉签蘸松节油轻轻擦除 （3）外层敷料用手揭除（图 4.3.1） （4）少量血性渗出使内层敷料与切口黏着，用无菌镊夹取生理盐水棉球，将黏着敷料润湿 （5）用无菌镊将内层敷料顺着切口长轴方向揭除（图 4.3.2） （6）取下的内层敷料连同该镊一起放在弯盘内，沾有渗血的一面向上	 图 4.3.1　揭除外层敷料 图 4.3.2　揭除内层敷料

简要流程	操 作 要 点	图 示
操作过程	4. 处理创面： （1）双手执镊或双手执镊及血管钳，一般左手镊用于传递无菌物品（如棉球、纱布等），右手镊或血管钳用于处理切口。首先，左手持镊将碘伏棉球传递至右手镊，两镊不可接触（图4.3.3） （2）右手执镊或血管钳夹持碘伏棉球，消毒切口周围皮肤，消毒范围大于敷料覆盖范围（图4.3.4） （3）同法，右手执镊或血管钳夹持生理盐水棉球轻拭去切口分泌物，如分泌物多，可重复上述步骤（图4.3.5） （4）最后，再次右手执镊或血管钳夹持碘伏棉球，消毒切口周围皮肤，消毒范围大于敷料覆盖范围 5. 覆盖敷料：以无菌纱布覆盖切口，敷料大小以不显露切口并达切口外3 cm左右为宜，敷料数量视渗出情况而定，用胶布妥善固定切口敷料，粘贴方向与肢体或躯体纵轴垂直（图4.3.6）	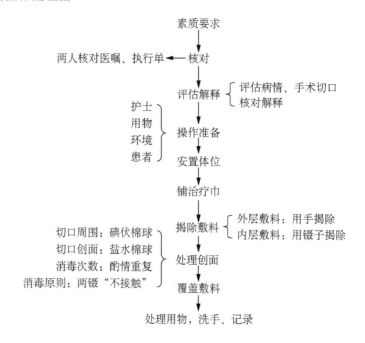 图4.3.3 双手执镊（"不接触"原则） 图4.3.4 碘伏棉球消毒切口周围 图4.3.5 生理盐水棉球擦拭切口 图4.3.6 覆盖敷料（胶布固定）
操作后	1. 安置患者：协助患者穿好衣裤，取舒适体位，整理床单位 2. 用物处理：整理用物，垃圾分类处理，洗手、记录	

二、简要操作流程图

```
                        素质要求
                          ↓
  两人核对医嘱、执行单 ←—— 核对
                          ↓
                       评估解释 ┤ 评估病情、手术切口
           护士                  核对解释
           用物         ↓
           环境       操作准备
           患者         ↓
                       安置体位
                          ↓
                       铺治疗巾
                          ↓
                       揭除敷料 ┤ 外层敷料：用手揭除
                                  内层敷料：用镊子揭除
    切口周围：碘伏棉球    ↓
    切口创面：盐水棉球  处理创面
    消毒次数：酌情重复    ↓
    消毒原则：两镊"不接触" 覆盖敷料
                          ↓
                处理用物，洗手、记录
```

三、操作注意事项

（1）保持敷料清洁干燥，敷料污染潮湿时，必须立即更换。

（2）手术后遗留于皮肤的消毒药水可用温水毛巾擦拭；胶布留下的痕迹可用松节油或液体石蜡擦拭。

（3）保持双手持镊法，左手镊相对无菌，右手镊接触切口。接触患者的镊子不得直接夹取无菌棉球或纱布，操作时棉球不能过湿。

（4）给不同患者切口换药时，应按照清洁切口、污染切口、感染切口、特殊感染切口的先后顺序进行，避免交叉感染。

（5）操作过程中应关心、爱护患者，动作轻柔、熟练，注意为患者保暖。

四、健康宣教

向患者解释操作目的，告知患者注意保持切口敷料清洁干燥，如果敷料有渗血、潮湿，及时告知医护人员，以便及时更换。

【操作测评】

操作测评内容见表 4.3.2。

表 4.3.2　术后切口换药操作评分标准

项　　目		项目总分	操　作　要　求	标准分数	得分	备注
评估	患者情况	7	1. 评估患者病情、手术部位 2. 评估手术切口情况 3. 核对解释	3 2 2		
计划	护士准备	2	洗手、戴口罩方法正确	2		
	用物准备	2	准备齐全、放置合理	2		
	环境准备	2	1. 环境整洁，符合无菌操作要求，光线适中 2. 遮挡屏风或拉窗帘并调节室温	1 1		
	患者准备	2	体位舒适	2		
实施	切口换药	60	1. 安置体位：协助患者取舒适卧位，充分暴露切口 2. 铺治疗巾：须在切口下铺治疗巾，放弯盘于切口旁边 3. 揭除敷料： （1）撕胶布，以切口为中心由外向内用手揭除 （2）胶布痕迹可用棉签蘸松节油轻轻擦除 （3）外层敷料用手揭除 （4）若内层敷料与切口黏着，用无菌镊夹取生理盐水棉球，将黏着敷料润湿（若无黏着须口述） （5）用无菌镊将内层敷料顺着切口长轴方向揭除 （6）取下的内层敷料连同该镊一起放在弯盘内，沾有渗血的一面向上	5 5 2 2 2 2 2 2		

项　　目		项目总分	操　作　要　求	标准分数	得分	备注
实施	切口换药	60	4. 处理创面： （1）双手执镊，一般左手镊用于传递无菌物品（如棉球、纱布等），右手镊处理切口。首先，左手持镊将碘伏棉球传递至右手镊，两镊不可接触	7		
			（2）右手执镊夹持碘伏棉球，消毒切口周围皮肤，消毒范围大于敷料覆盖范围	7		
			（3）同法，右手执镊夹持生理盐水棉球轻拭去切口分泌物，如分泌物多，可重复上述步骤	7		
			（4）最后，再次右手执镊夹持碘伏棉球，消毒切口周围皮肤，消毒范围大于敷料覆盖范围	7		
			5. 覆盖敷料：以无菌纱布覆盖切口，敷料大小以不显露切口并达切口外 3 cm 左右为宜，敷料数量视渗出情况而定，用胶布妥善固定切口敷料，粘贴方向与肢体或躯体纵轴垂直	10		
	安置整理	10	1. 安置患者：协助患者穿好衣裤，取舒适体位，整理床单位	5		
			2. 用物处理：整理用物，垃圾分类处理，洗手、记录	5		
评价	操作质量	6	1. 操作熟练、正确、动作连贯 2. 查对到位，无菌意识强，操作无污染	3 3		
	操作时间	3	操作时间＜ 10 min	3		
	操作态度	3	态度严谨、认真	3		
	指导患者	3	关爱患者，沟通有效，能对患者进行正确指导	3		
总分				100		

任务七　健康教育

　　患者术后给予抗生素预防感染、止咳、化痰、对症止痛等药物治疗，给予肝素预防静脉血栓。术后早期卧床休息，第 4 天协助其下床活动，第 6 天拔除胸腔闭式引流管；第 10 天切口愈合好，拆线，医生同意出院。请为患者进行出院后相关健康指导。

　　1. 知识宣教　　让患者了解吸烟的危害，力劝戒烟，向患者及家属讲解有关疾病康复知识，学会自我调节情绪，保持乐观态度，坚持综合治疗。

　　2. 锻炼指导　　指导患者进行肩臂功能锻炼。手臂和肩关节的活动：以患肩的前屈、后伸、内收、外展、内旋、外旋活动为主，综合进行患侧肘、前臂、肩胛区及健侧肢体活动，并逐渐增大运动量和范围。全肺切除术后，患者在坐、立、行走或卧床时，都应保持脊柱的直立功能姿势，重视躯干部胸、背肌的功能锻炼，预防脊柱侧弯畸形。

　　3. 卫生指导　　保持良好的口腔卫生，预防呼吸道感染。术后一段时间内避免出入公共场所或与上呼吸道感染者接触，避免与烟雾、化学刺激物接触。

　　4. 生活指导　　保持良好的营养状态，注意休息与活动。

　　5. 复查指导　　出院后定期复查，注意休息、避免过度劳累。如有进行性疲倦、伤口疼痛、剧烈咳嗽、咯血等症状，应考虑复发的可能，及时返院复诊。

模块五

妇产科护理技能

项目一

妊娠期妇女护理技能

 学习目标

1. 具有严谨认真的工作态度，严格遵守操作规范，关爱孕妇，具备良好的沟通应变能力及团队协作能力。

2. 掌握骨盆外测量和宫高、腹围测量，四步触诊法及胎心听诊的操作目的、要点和注意事项；熟悉产前检查相关的护理评估、健康宣教。

3. 能够熟练、正确地为孕妇实施骨盆外测量和宫高、腹围测量，四步触诊法及胎心听诊。

【导入案例】

一、一般资料

张女士，28 岁，公司职员。

就诊时间：2023-09-18。科别：产科门诊。

主诉：停经 28 周，自觉乏力 1 周。

现病史：既往月经规律，周期 27 天，经期 4～5 天，量正常，无血块，无痛经。末次月经：2023-03-06。G_1P_0。停经 38 天时自觉恶心，测尿人绒毛膜促性腺激素（HCG）（＋）。停经 45 天时 B 超检查显示：宫内早孕（6 周$^+$），可见胚芽及心管搏动。停经 20 周自觉胎动。最近 1 周自觉乏力，无头晕、心慌，无视力模糊。孕妇较紧张。

既往史：既往体健，否认高血压、糖尿病、肝炎、结核病病史。否认外伤和手术史，否认药物和食物过敏史，否认输血史。

月经史：初潮年龄 12 岁，月经规律，周期 27 天，经期 4～5 天，量中等，无血块，无痛经。白带无异常。

婚育史：适龄结婚，配偶体健。否认近亲结婚。G_1P_0，未避孕。

家族史：否认家族性遗传病及传染病等病史。

二、护理体检

生命体征为 T 36.8 ℃，P 86 次/min，R 19 次/min，BP 125/70 mmHg。

患者神志清楚，精神可，营养中等，发育良好，身高 163 cm，体重 66 kg。全身浅表淋巴结无肿大，全身皮肤黏膜无黄染，甲状腺无肿大，乳房发育良好，无乳头凹陷及平坦。双肺呼吸音清，未闻及干、湿啰音，心律齐，无明显贫血貌。双下肢无水肿及静脉曲张。脊柱及四肢无畸形。生理反射存在，病理反射未引出。腹部膨隆，无水肿，无瘢痕。骨盆测量：髂棘间径 24 cm，髂嵴间径 27 cm，骶耻外径 19 cm，坐骨结节间径 9 cm，耻骨弓角度为 90°。

三、实验室及其他检查

（1）血常规：血红蛋白 93 g/L。

（2）B 超：单活胎，头位。

（3）心电图：无异常。

四、心理及社会状况

孕妇及家属焦虑。

五、主要诊疗过程

经体格检查及血常规、B 超和心电图等检查后，诊断为 28 周妊娠，G_1P_0，轻度贫血。医生嘱其：① 注意休息，左侧卧位，自数胎动；② 高铁、高蛋白饮食；③ 口服多糖铁复合物胶囊，0.3 g，每天 1 次；④ 口服维生素 C 片，0.1 g，每天 3 次；⑤ 2 周后复诊，不适随诊。

任务一　病史采集

根据提供的案例资料，请对该孕妇进行病史采集，并推算预产期。

一、病史采集

主诉：停经 28 周，自觉乏力 1 周。

现病史：既往月经规律，周期 27 天，经期 4～5 天，量正常。末次月经：2023-03-06。G_1P_0。停经 38 天时自觉恶心，测尿 HCG（＋），停经 45 天时 B 超检查显示：宫内早孕（6 周⁺），可见胚芽及心管搏动。停经 20 周自觉胎动。最近 1 周自觉乏力。

既往史：既往体健，否认高血压、糖尿病、肝炎、结核病病史。否认外伤和手术史，否认药物和食物过敏史，否认输血史。

二、推算预产期

预产期（EDC）推算方法：自末次月经（LMP）第 1 天起，月份加 9 或减 3，日期加 7。实际分娩日期与推算的预产期可以相差 1～2 周。若孕妇记不清末次月经日期或在哺乳期无月经来潮而受孕，可根据早期妊娠 B 超、早孕反应开始时间、胎动开始时间、手测宫底高度及胎儿大小等情况加以估计。

该孕妇末次月经是 2023-03-06，推算可知预产期为 2023-12-13。

任务二　骨盆外测量和宫高、腹围测量

病史采集完毕，需要对孕妇进行相关产前检查，请完成骨盆外测量和宫高、腹围测量。

【主要用物】
骨盆测量器、方盘、软尺、孕妇模型、检查床、治疗车、免洗手消毒剂。

【实施操作】
一、操作流程
具体操作流程见表 5.1.1。

表 5.1.1　骨盆外测量和宫高、腹围测量操作流程

简要流程	操作要点	图示
素质要求	1. 服装鞋帽整洁 2. 仪表大方，举止端庄 3. 语言柔和恰当，态度和蔼可亲	
核对解释	1. 核对孕妇信息，签名 2. 解释操作目的、方法、注意事项，以取得配合	
操作准备	1. 护士：洗手、戴口罩 2. 用物：备齐用物，放置合理 3. 环境：温度、光线适宜，放置屏风，关好门窗，利于保护孕妇隐私 4. 孕妇：仰卧位	
操作过程	1. 髂棘间径：孕妇取伸腿仰卧位，测量两侧髂前上棘外缘的距离，正常值为 23～26 cm。该孕妇测量值为 24 cm（图 5.1.1） 2. 髂嵴间径：孕妇体位同上，测量两侧髂嵴外缘间的最宽距离，正常值为 25～28 cm。该孕妇测量值为 27 cm（图 5.1.1） 3. 骶耻外径：孕妇取左侧卧位，右腿伸直，左腿屈曲，测量第 5 腰椎棘突下凹陷处至耻骨联合上缘中点的距离，正常值为 18～20 cm。该孕妇测量值为 19 cm（图 5.1.2） 4. 坐骨结节间径：即出口横径。孕妇取仰卧位，两腿屈曲，双手抱膝。测量两侧坐骨结节内侧缘之间的距离，正常值为 8.5～9.5 cm。该孕妇测量值为 9 cm（图 5.1.2） 如坐骨结节间径＜8 cm，应测量出口后矢状径（坐骨结节间径中点至骶骨尖端的距离），正常值为 9 cm	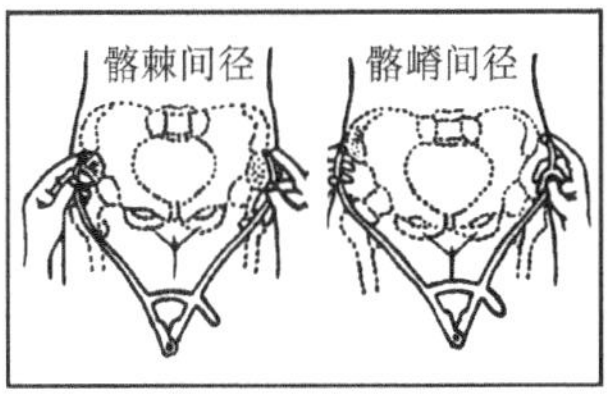 图 5.1.1　髂棘间径和髂嵴间径的测量 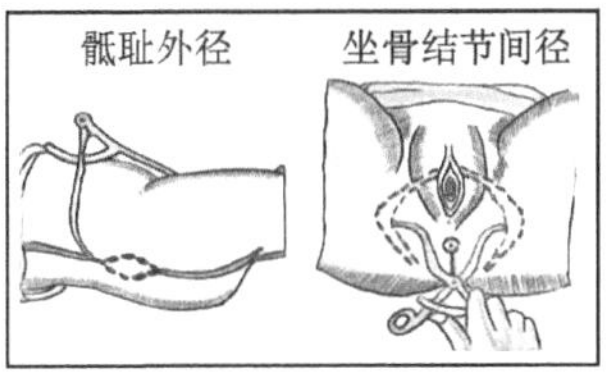 图 5.1.2　骶耻外径和坐骨结节间径的测量

简要流程	操 作 要 点	图　　示
操作过程	5. 耻骨弓角度：孕妇取膀胱截石位，用左右手拇指指尖斜着对拢，放置在耻骨联合下缘，左右两拇指平放在耻骨降支上面，测量两拇指间的角度即为耻骨弓角度。该孕妇测量值为90°（图5.1.3） 6. 宫高、腹围：孕妇取仰卧位，用软尺测量子宫底到耻骨联合上缘的距离，即为宫高。经下腹最膨隆处绕脐一周的周径，即为腹围。该孕妇测量值为宫高27 cm，腹围92 cm（图5.1.4）	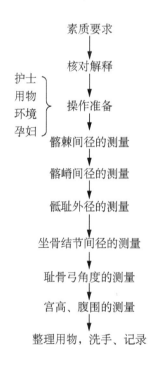 图5.1.3　耻骨弓角度的测量 图5.1.4　宫高、腹围的测量
操作后	1. 整理用物 2. 洗手、摘口罩 3. 记录	

二、简要操作流程图

素质要求
↓
核对解释
↓
护士 ⎫
用物 ⎬ 操作准备
环境 ⎪
孕妇 ⎭
↓
髂棘间径的测量
↓
髂嵴间径的测量
↓
骶耻外径的测量
↓
坐骨结节间径的测量
↓
耻骨弓角度的测量
↓
宫高、腹围的测量
↓
整理用物，洗手、记录

三、操作注意事项

（1）找点准确是测量正确的关键。

（2）态度严肃认真，动作轻柔。

（3）保护孕妇隐私，注意遮挡。

四、健康宣教

向孕妇解释测量目的及各测量值的意义。

【操作测评】

操作测评内容见表5.1.2。

表5.1.2 骨盆外测量和宫高、腹围测量操作评分标准

项 目		项目总分	操 作 要 求	标准分数	得分	备注
评估	核对解释	7	1. 核对 2. 解释	3 4		
计划	护士准备	2	洗手、戴口罩方法正确	2		
	用物准备	2	准备齐全、放置合理	2		
	环境准备	3	温度、光线适宜，放置屏风，关好门窗，利于保护孕妇隐私	3		
	孕妇准备	2	仰卧位	2		
实施	骨盆外测量	54	1. 髂棘间径的测量 2. 髂嵴间径的测量 3. 骶耻外径的测量 4. 坐骨结节间径的测量 5. 耻骨弓角度的测量	11 11 11 11 10		
	宫高、腹围测量	12	宫高、腹围的测量	12		
评价	操作质量	9	1. 操作熟练、正确、动作连贯 2. 用物及时整理 3. 洗手、摘口罩 4. 记录	3 2 2 2		
	操作时间	3	操作时间＜ 10 min	3		
	素质要求	3	着装、仪表符合护士规范，态度严谨、和蔼	3		
	沟通、指导	3	关爱孕妇，沟通有效，能对孕妇进行正确指导	3		
总分				100		

任务三　四步触诊法及胎心听诊

通过四步触诊法可以确定胎方位及胎先露，请对孕妇进行四步触诊法检查，并进行胎心听诊。

【主要用物】

孕妇模型、多普勒胎心听诊仪、耦合剂、抽纸、检查床、免洗手消毒剂。

【实施操作】

一、操作流程

具体操作流程见表 5.1.3。

表 5.1.3　四步触诊法及胎心听诊操作流程

简要流程	操作要点	图示
素质要求	1. 服装鞋帽整洁 2. 仪表大方，举止端庄 3. 语言柔和恰当，态度和蔼可亲	
核对解释	1. 核对孕妇信息，签名 2. 解释操作目的、方法、注意事项，以取得配合	
操作准备	1. 护士：洗手、戴口罩 2. 用物：备齐用物，放置合理 3. 环境：温度、光线适宜，放置屏风，关好门窗，利于保护孕妇隐私 4. 孕妇：仰卧位	
操作过程	1. 四步触诊法： （1）第一步：检查者双手置于宫底部，触清宫底高度，然后以双手指腹相对轻推，判断胎儿哪个部分位于宫底部，硬而圆且有浮球感的为胎头，软而宽且形状略不规则的为胎臀。该孕妇宫底部为胎臀（图 5.1.5） （2）第二步：检查者两手分别置于腹部左右两侧，两手交替轻轻深按检查，判断胎背及胎儿四肢的位置。胎背平坦而饱满，肢体为大小不等的小突起，可变形。该孕妇左前侧腹部触及胎背（图 5.1.5） （3）第三步：检查者右手拇指与其余 4 指分开，置于耻骨联合上方，握住胎儿先露部，判断先露部是头还是臀，并了解是否衔接。如先露部仍高浮，表示尚未衔接；如胎儿先露部不能被推动则已衔接。该孕妇耻骨联合上方触及胎头，未衔接（图 5.1.6）	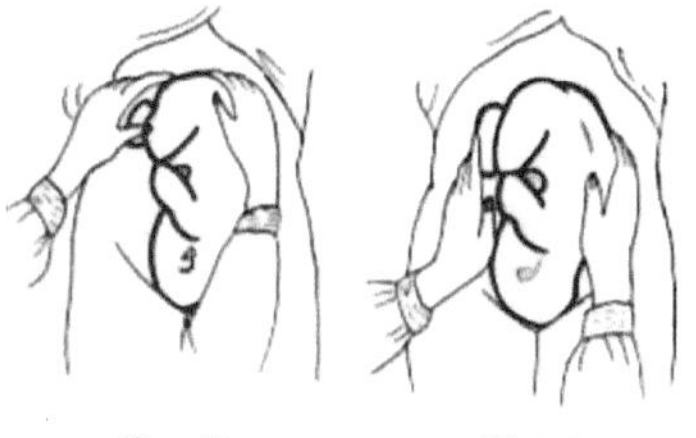 第一步　　　　　第二步 图 5.1.5　四步触诊法第一步、第二步的测量

简要流程	操作要点	图示
操作过程	（4）第四步：检查者两手分别置于胎儿先露部的两侧，沿骨盆入口方向向下深按，再次确定胎儿先露部，并判断先露部入盆的程度。该孕妇耻骨联合上方触及胎头，未衔接（图5.1.6） 根据上述检查，可判断胎儿为枕先露，胎方位为枕左前位（LOA） 2. 胎心听诊：听诊胎心音最清楚的部位在胎背上方的孕妇腹壁处。妊娠24周后，枕先露的听诊部位在脐左或右下方；臀先露的听诊部位在脐左或右上方；肩先露的听诊部位在靠近脐部下方。听诊部位取决于先露部和其下降程度。因子宫敏感、腹壁紧张，胎方位不清时，可通过听诊胎心结合先露来综合判断。结合腹部四步触诊法结果，该孕妇胎心听诊部位在脐左下方，胎心率为146次/min（图5.1.7）	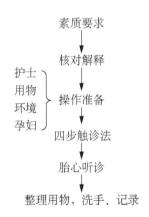 第三步　第四步 图5.1.6　四步触诊法第三步、第四步的测量 图5.1.7　胎心听诊部位
操作后	1. 整理用物 2. 洗手、摘口罩 3. 记录	

二、简要操作流程图

素质要求
↓
核对解释
↓
护士
用物　　操作准备
环境
孕妇　　↓
四步触诊法
↓
胎心听诊
↓
整理用物，洗手、记录

三、操作注意事项

（1）态度严肃认真，动作轻柔。

（2）触诊方法正确，根据手感认真判断胎儿各部位。

（3）保护孕妇隐私，注意遮挡。

四、健康宣教

向孕妇解释四步触诊法及胎心听诊的目的和意义，缓解其紧张情绪以配合检查。

【操作测评】

操作测评内容见表 5.1.4。

表 5.1.4　四步触诊法及胎心听诊操作评分标准

项　　目		项目总分	操　作　要　求	标准分数	得分	备注
评估	核对解释	7	1. 核对 2. 解释	3 4		
计划	护士准备	2	洗手、戴口罩方法正确	2		
	用物准备	2	准备齐全、放置合理	2		
	环境准备	3	温度、光线适宜，放置屏风，关好门窗，利于保护孕妇隐私	3		
	孕妇准备	2	仰卧位	2		
实施	四步触诊法	52	1. 第一步部位、手法正确，准确判断宫底部胎儿部分 2. 第二步部位、手法正确，准确判断腹部两侧胎儿部分 3. 第三步部位、手法正确，准确判断胎先露及是否衔接 4. 第四步部位、手法正确，准确判断胎先露及是否衔接 5. 综合判断胎方位	12 12 12 12 4		
	胎心听诊	14	1. 听诊部位正确 2. 正确判断胎心音	6 8		
评价	操作质量	9	1. 操作熟练、正确、动作连贯 2. 用物及时整理 3. 洗手、摘口罩 4. 记录	3 2 2 2		
	操作时间	3	操作时间 < 10 min	3		
	素质要求	3	着装、仪表符合护士规范，态度严谨、和蔼	3		
	沟通、指导	3	关爱孕妇，沟通有效，能对孕妇进行正确指导	3		
总分				100		

任务四　健康教育

结合辅助检查，孕妇诊断为：28 周妊娠，G_1P_0，轻度贫血。请为其进行相关健康指导（该项任务主要为口述，通过与标准病人交流，考查学生护患沟通能力，并体现关爱母婴的观念）。

1. 营养指导　铁的缺乏易导致缺铁性贫血，膳食中铁的良好来源为动物血、肝脏及瘦肉。嘱其每日增加 20～50 g 瘦肉，每周食用 1～2 次动物血和肝脏，每次 20～50 g。遵医嘱给予多糖铁复合物胶囊，口服，每次 2 粒，每天 1 次；同时服用维生素 C 片，每次 1 片，每天 3 次，饭中或饭后服用。告知孕妇服用铁剂后大便颜色变黑或发生便秘等情况时不用担心。

2. 生活指导　注意休息，多取左侧卧位。

3. 胎动计数　在家每天自数胎动。通过胎动计数可以了解胎儿在宫内的情况，是孕中晚期自我监护最常用且简单的方法。指导孕妇每天早、中、晚各数 2 h 胎动。2 h 胎动不少于 10 次，提示胎儿情况良好；若少于 10 次或骤降 50% 以上，提示胎儿缺氧，应立即就诊。

4. 复诊　2 周后复诊。不适随诊。

正常分娩产妇护理技能

学习目标

1. 具有严谨认真的工作态度，严格遵守操作规范，关爱产妇，具备良好的沟通应变能力及团队协作能力。

2. 掌握枕先露的主要分娩机制；掌握正常分娩接生、会阴擦洗的操作目的、要点和注意事项；熟悉正常分娩相关的护理评估、健康宣教。

3. 能够熟练、正确地为产妇实施正常分娩接生、会阴擦洗，做好产程管理。

【导入案例】

一、一般资料

患者，女，27岁，本科学历。

主诉：停经 39^{+1} 周，阴道少量咖啡色分泌物1天，阵发性腹痛2 h。

现病史：既往月经规律，周期30天。末次月经：2023-01-11。预产期：2023-10-18。停经41天时自觉恶心、欲呕。停经20周时自觉胎动至今。自确定妊娠后按时产检，无腹痛及阴道流血，无心悸、气短、头晕、下肢水肿。1天前见阴道少量咖啡色分泌物，自觉下腹隐痛不适，2 h前出现阵发性腹痛，30～40 s/5～6 min，无阴道流液。

既往史：既往体健，否认有心、脑、肾等重要器官疾病，否认病毒性肝炎等传染病及遗传病史。否认食物及药物过敏史，否认手术史及输血史等。

月经史：初潮年龄13岁，月经规律，周期30天，经期4～5天，量正常，无血块，无痛经。白带无异常。

婚育史：适龄结婚，配偶体健。否认近亲结婚。G_1P_0，未避孕。

家族史：否认家族性遗传病及传染病等病史。

二、护理体检

生命体征为 T 36.7 ℃，P 84次/min，R 20次/min，BP 130/70 mmHg。

患者神志清楚，精神可，营养中等，发育良好，身高164 cm，体重70 kg。全身浅表淋巴结无肿大，全身皮肤黏膜无黄染，甲状腺无肿大，乳房发育良好，无乳头凹陷及平坦。双肺呼吸音清，未闻及干、湿啰音，心律齐，无明显贫血貌。双下肢无水肿及静脉曲张。脊柱及四肢无畸形。生理反射存在，病理反射未引出。腹部膨隆，腹壁可触及规律宫缩，30～40 s/5～6 min，宫高34 cm，腹围103 cm，胎方位 LOA，胎心率为

142 次 /min，先露部为 S^{-2}。髂棘间径 25 cm，髂嵴间经 27 cm，骶耻外径 20 cm，坐骨结节间径（出口横径）9 cm。直肠指诊：先露头、宫颈软，宫颈管消失，宫口容指，胎膜未破。

三、实验室及其他检查

（1）血尿常规及血生化：未见明显异常。

（2）血型：A 型，Rh 阳性。

（3）B 超：39 周妊娠，单胎，头位。

（4）胎心监护：胎心监护（NST）为反应型。

（5）心电图：无异常。

四、心理及社会状况

孕妇及家属紧张。

五、主要诊疗过程

产妇于 2023 年 10 月 12 日 10∶00 收入院后，进入待产室待产。在待产室持续胎心监护，侧卧位休息，密切观察宫缩、胎心、宫口扩张、胎先露下降情况。18∶00 出现自然破膜，羊水色清，量约 100 mL，测胎心 146 次 /min，宫口开大 8 cm，先露头，宫缩 45～50 s/2～3 min。19∶00 自诉有大便感，内检宫口开全，S^{+2}，进入分娩室分娩。20∶30 以 LOA 经会阴侧切术助娩一女婴，体重 3 200 g，阿普加（Apgar）评分 1 min、5 min 均为 10 分，胎盘、胎膜娩出完整，给予产妇复方氯化钠 500 mL+ 缩宫素 10 U 静滴。于产房观察 2 h 后，子宫收缩好，阴道流血不多，安返病房。产后第 4 天，产妇一般情况好，子宫收缩好，恶露少，无异味，新生儿无异常，准予出院。

任务一 产程观察

产妇在待产期间，助产士需要对其进行密切产程观察，请说出产程观察的主要内容及方法。

1. 子宫收缩（宫缩） 将手放于产妇腹壁上，定时连续触诊，感觉宫缩持续时间和间隔时间及强度并记录。宫缩时宫体部隆起变硬，间歇期松弛变软。触诊手法应柔和，用力适当。用胎心监护仪描记的宫缩曲线，可以显示宫缩强度、频率和每次宫缩持续时间，是较全面反映宫缩的客观指标。潜伏期于宫缩间歇期每隔 1～2 h 观察 1 次，活跃期应每隔 15～30 min 观察 1 次，一般连续观察 3 次宫缩。如子宫收缩不规律，间歇时间、持续时间和强度异常，应立即通知医生，给予处理。

2. 胎心监护 用听诊器或多普勒胎心听诊仪于宫缩间歇期听诊胎心，每次听足 1 min 并记录。应注意胎心率、规律性和宫缩后胎心率的变化及恢复的速度等。潜伏期每隔 1～2 h 听诊胎心 1 次；活跃期每 15～30 min 听诊胎心 1 次。用胎心监护仪描记胎心曲线时，每次至少记录 20 min，可显示胎心率的变异及其与宫缩、胎动的关系。胎心率小于 110 次 /min、大于 160 次 /min 或不规律，均提示胎儿缺氧，应立即给产妇吸氧，行左侧卧位并联系医生进一步处理。

3. 宫口扩张及胎先露下降 通过阴道检查，可以确定宫口扩张及胎先露下降程度。常用产程图描记，用以指导产程的处理。产程图以临产时间（h）为横坐标，以宫口扩张程度（cm）为左纵坐标，以胎先露下降程度（cm）为右纵坐标。在临产后，把每一次阴道检查所得的宫颈扩张及先露高低情况记录在坐标图上，绘成两条曲线，分别为宫颈扩张曲线和胎头下降曲线。胎头下降程度以坐骨棘水平为标志。胎头颅骨最低点平坐骨棘时，以"0"表示；在坐骨棘平面上 1 cm 时，以"−1"表示；在坐骨棘平面下 1 cm 时，以"+1"表示，余依此类推。

4. 胎膜破裂 胎膜多在宫口近开全时破裂，羊水流出。一旦胎膜破裂，应立即听胎心，并观察羊水性状、颜色和流出量，记录破膜时间。

任务二　正常分娩接生

宫口开全后，产妇进入分娩室。请你说出枕先露的主要分娩机制，完成正常分娩接生及相关护理操作。

（1）衔接：胎头双顶径进入骨盆入口平面后，胎头颅骨最低点接近或达到坐骨棘水平。经产妇多在分娩开始后胎头衔接，部分初产妇可在预产期前1～2周胎头衔接。

（2）下降：胎头沿骨盆轴前进的动作。下降贯穿在整个分娩过程中，与其他动作相伴随。临床上以观察胎头下降的速度作为判断产程进展的重要标志。

（3）俯屈：发生在胎先露下降至骨盆底时，胎头枕部遇到肛提肌的阻力，借杠杆作用使胎儿下颌进一步俯屈紧贴胸部，胎头衔接时的枕额径（11.3 cm）变为枕下前囟径（9.5 cm），以适应产道形态，利于胎头进一步下降。

（4）内旋转：胎头围绕骨盆轴旋转，使其矢状缝与中骨盆及出口前后径相一致，称为内旋转。胎头内旋转动作于第一产程末完成。

（5）仰伸：胎头着冠后，枕部达耻骨联合下缘时，以耻骨弓为支点，逐渐仰伸，顶、额、鼻、口、颏相继娩出。

（6）复位及外旋转：胎头娩出后，恢复与胎肩的正常解剖学关系，称为胎头复位。胎肩在盆腔内继续下降，双肩径转成与出口前后径相一致的方向，胎头会同时伴随胎肩的旋转而发生相应的旋转动作，以保持胎头与胎肩的垂直关系，称为胎头外旋转。

（7）胎儿娩出：外旋转后胎儿前肩在耻骨弓下先娩出，随即后肩从会阴前娩出。之后，胎体及胎儿下肢随之取侧位顺利娩出。

【主要用物】

血压计、钟表、产床和接生模型、产包、胎心听诊器、无菌橡胶手套、弯盘、一次性臀垫2块、吸痰管、治疗车、方盘、消毒碗2个、肥皂水棉球罐、温水、冲洗壶、无菌纱布块若干、卵圆钳4把、0.5%碘伏棉球罐、无菌持物桶、新生儿体重秤、新生儿衣服、包被、婴儿床、手腕带及床头牌、病历夹等。

【实施操作】

一、操作流程

具体操作流程见表5.2.1。

表5.2.1　正常分娩接生操作流程

简要流程	操作要点	图示
核对解释、评估	1. 核对解释：核对产妇床号、姓名、腕带；解释操作目的、方法、注意事项，以取得配合 2. 评估产妇：评估产妇孕期及第一产程有无异常	

简要流程	操 作 要 点	图　　　示
操作准备	1. 护士：着装整洁，洗手、戴口罩 2. 用物：备齐用物，放置合理 3. 环境：温度、光线适宜 4. 产妇：膀胱截石位	
操作过程	1. 指导产妇：给予解释、鼓励，全程及时沟通，指导正确使用腹压 2. 支持性护理：适时给予产妇饮食，增加体力 3. 观察：密切观察宫缩，5～10 min 听胎心 1 次。定时测量血压 4. 接生准备： （1）调整产床角度 （2）产前消毒：待胎头暴露后，用肥皂水棉球擦洗外阴部，顺序是大小阴唇、阴阜、大腿内上 1/3、会阴及肛门周围；以消毒干纱布盖住阴道口，用温开水冲去肥皂水；用碘伏消毒；用消毒干纱布按以上顺序擦干外阴部，换一次性臀垫 （3）接生者准备：以外科手消毒方法常规洗手、戴手套、穿手术衣。打开产包，铺好消毒巾准备接生 5. 接生：接生者左手协助胎儿俯屈，右手保护产妇会阴。胎头拨露至会阴后联合紧张时开始控制胎头娩出速度，胎头着冠时，指导产妇均匀用力，在宫缩间歇期缓缓娩出。胎儿双顶径娩出后，按顺序娩出额、鼻、口、颏。接生者用手自胎儿鼻向下颏挤压，挤净口鼻内的黏液和羊水。胎头复位、外旋转，协助产妇娩出胎儿前肩、后肩及其余部分（图 5.2.1），将新生儿迅速擦干放置产妇下腹部。记录胎儿娩出时间 6. 断脐：在产妇臀下放一个聚血器接血，待脐带停止搏动后，在距脐带根部 15～20 cm 处剪断脐带。将连接胎盘端的脐带及止血钳放于聚血器内，等待胎盘剥离 7. 处理新生儿：清理呼吸道，先口后鼻，给予新生儿评分（满分 10 分），处理脐带。嘱台下护士进行新生儿称体重、测身长、按足印、系手腕带等操作 8. 协助胎盘及胎膜娩出，并检查	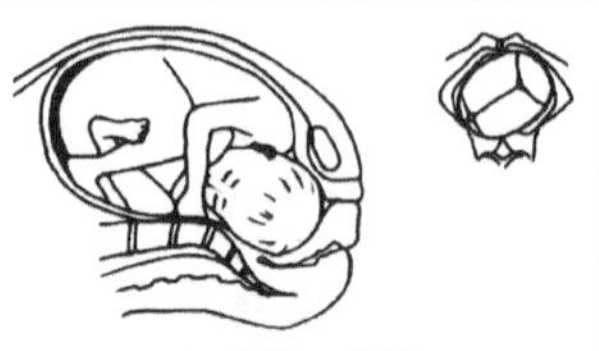 A. 衔接、俯屈 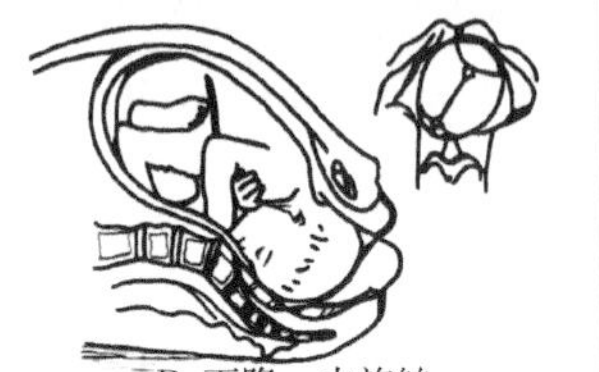 B. 下降、内旋转 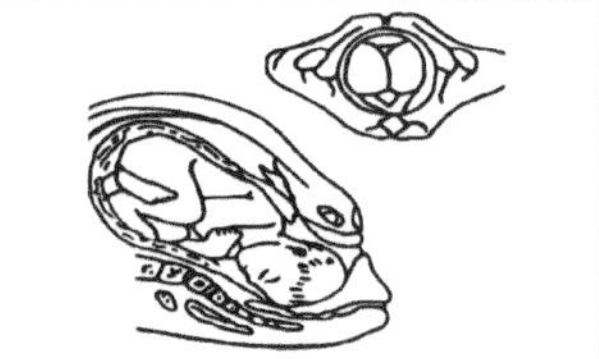 C. 内旋转完毕 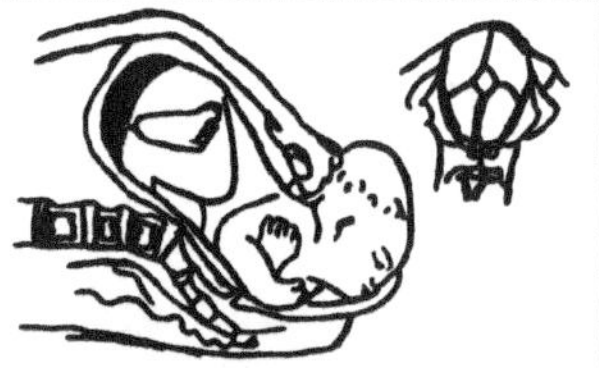 D. 仰伸 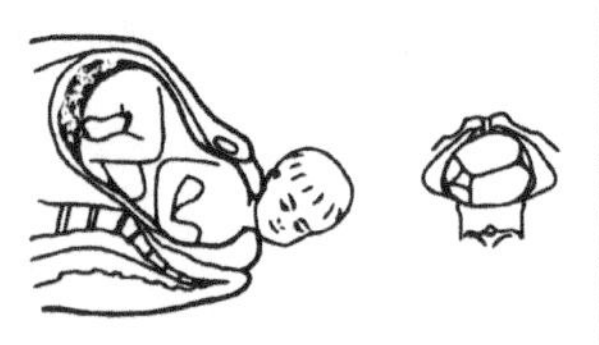 E. 胎头外旋转 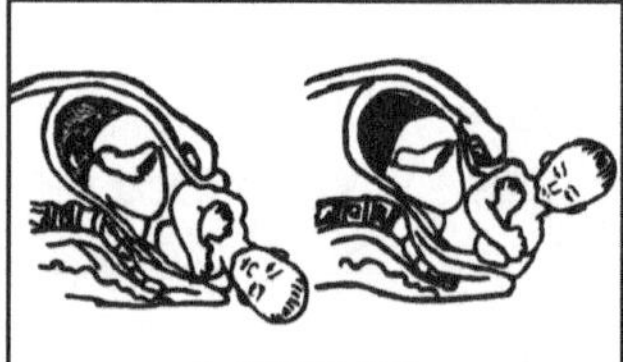 F. 前后肩娩出 图 5.2.1　分娩过程

简要流程	操 作 要 点	图　　　示
操作过程	9. 检查软产道，有损伤处及时缝合（图5.2.2） 10. 观察阴道流血情况、宫缩情况及产妇一般情况。产后约30 min协助新生儿首次吸吮	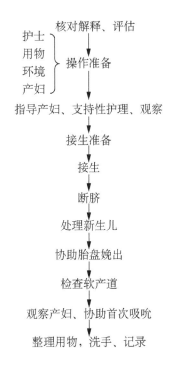 图5.2.2　会阴保护
操作后	1. 整理用物 2. 洗手、摘口罩 3. 记录	

二、简要操作流程图

护士
用物　操作准备 ← 核对解释、评估
环境
产妇

指导产妇、支持性护理、观察

接生准备

接生

断脐

处理新生儿

协助胎盘娩出

检查软产道

观察产妇、协助首次吸吮

整理用物，洗手、记录

三、操作注意事项

（1）接生者态度和蔼，产程中随时跟产妇沟通，鼓励并给予支持。

（2）胎头着冠后，宫缩时让产妇哈气不再用力，使胎头在宫缩间歇期缓慢娩出。

（3）接生者的手轻柔扶持胎头控制速度，不可强行用力阻止胎头娩出，也不可用力挤压胎头，禁止按摩揉搓胎儿头皮组织，防止损伤或形成血肿。

（4）不可过急牵拉娩肩，以免造成产伤和窒息。

四、健康宣教

与产妇及时沟通，指导其正确使用腹压，运用多种方法减缓其疼痛，以顺利分娩。

【操作测评】

操作测评内容见表 5.2.2。

表 5.2.2　正常分娩接生操作评分标准

项　　目		项目总分	操 作 要 求	标准分数	得分	备注
评估	核对解释、评估	5	1. 评估产妇妊娠期及第一产程情况 2. 核对产妇信息并解释	2 3		
计划	护士准备	2	1. 着装整洁 2. 洗手、戴口罩方法正确	1 1		
	用物准备	5	准备齐全、放置合理	5		
	环境准备	1	温度、光线适宜	1		
	孕妇准备	2	膀胱截石位	2		
实施	指导产妇	4	1. 全程及时沟通 2. 正确指导使用腹压	2 2		
	支持性护理	2	适时给予产妇补充饮食、水电解质	2		
	观察	6	1. 密切观察宫缩 2. 5～10 min 听胎心 1 次 3. 宫缩间歇期测量血压	2 2 2		
	接生准备	15	1. 调整产床角度 2. 产前消毒方法及顺序正确 3. 接生者洗手、戴手套、穿手术衣 4. 打开产包，铺消毒巾	2 6 3 4		
	接生	21	1. 接生手法、顺序正确 2. 记录胎儿娩出时间	20 1		
	断脐	3	1. 断脐时间掌握准确 2. 钳夹部位正确 3. 适时使用聚血器	1 1 1		
	处理新生儿	7	1. 清理呼吸道手法轻柔、顺序正确 2. 根据五项体征正确给予新生儿评分 3. 处理脐带方法正确 4. 嘱台下护士给予协助	2 2 2 1		
	助娩胎盘	4	1. 正确判断胎盘剥离征象 2. 协助胎盘及胎膜娩出方法正确 3. 检查胎盘及胎膜是否完整	2 1 1		
	检查软产道	2	1. 检查软产道部位，无遗漏 2. 有损伤处及时缝合	1 1		
	观察产妇、协助首次吸吮	4	1. 观察阴道流血、宫缩、宫高、有无血肿及产妇血压、脉搏等 2. 产后约 30 min 协助新生儿首次吸吮	2 2		

项　　目		项目总分	操　作　要　求	标准分数	得分	备注
评价	操作质量	9	1. 操作熟练、正确，动作连贯 2. 用物及时整理 3. 洗手、摘口罩 4. 记录	3 2 2 2		
	操作时间	3	操作时间＜30 min	3		
	素质要求	2	1. 着装、仪表符合护士规范 2. 态度严谨、和蔼	1 1		
	沟通、指导	3	关爱产妇，能对产妇进行正确、有效的指导	3		
总分				100		

任务三 会阴擦洗

产后第 1 天查房，产妇一般情况好，宫缩好，宫底平脐，阴道流血不多，会阴部无血肿，遵医嘱给予会阴擦洗。请完成此项护理操作。

【主要用物】

病床、模型、治疗车、方盘、弯盘、消毒碗、镊子 2 把、无菌持物桶、卵圆钳、0.5% 碘伏棉球罐、无菌纱布若干、一次性臀垫、一次性手套、医嘱单、免洗手消毒剂。

【实施操作】

一、操作流程

具体操作流程见表 5.2.3。

表 5.2.3　会阴擦洗操作流程

简要流程	操作要点	图示
核对解释、评估	1. 核对解释：核对产妇床号、姓名、腕带；解释操作目的、方法、注意事项，以取得配合 2. 评估产妇：评估产妇会阴情况	
操作准备	1. 护士：着装整洁，洗手，戴口罩 2. 用物：备齐用物，放置合理 3. 环境：温度、光线适宜，用屏风或窗帘遮挡，利于保护产妇隐私 4. 产妇：仰卧位	
操作过程	1. 铺一次性臀垫于臀下 2. 脱去一侧裤腿，暴露会阴部 3. 协助产妇取屈膝仰卧位，双膝屈曲向外分开 4. 将弯盘、消毒碗置于两腿间 5. 夹碘伏棉球于消毒碗内 6. 用卵圆钳取出镊子，两手各持一把镊子进行擦洗。第 1 遍擦洗顺序为自上而下，由外向内，先对侧后近侧，按照阴阜、大腿内上 1/3、大阴唇、小阴唇、会阴及肛门的顺序擦洗，初步擦净污垢、分泌物和血迹等（图 5.2.3）。第 2 遍擦洗的原则为由内向外，自上而下，先对侧后近侧，每擦洗一个部位更换一个棉球。第 3 遍顺序同第 2 遍。对会阴有伤口者，须更换棉球，单独擦洗会阴伤口。可根据患者的情况增加擦洗的次数，直至擦净 7. 取干纱布擦干，顺序同前 8. 撤去用物 9. 协助产妇穿好裤子 10. 整理床单位	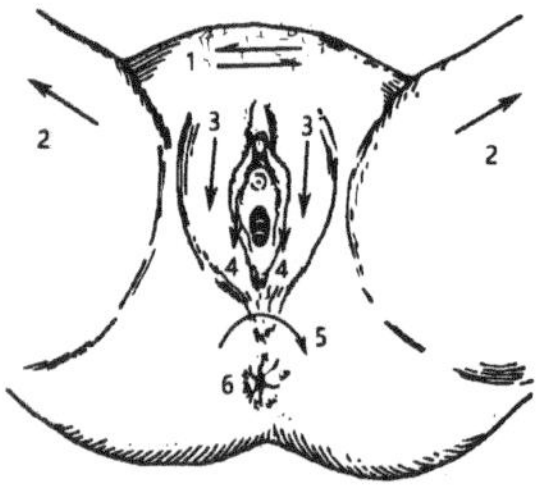 图 5.2.3　第 1 遍擦洗顺序

简要流程	操 作 要 点	图 示
操作后	1. 整理用物 2. 洗手、摘口罩 3. 记录	

二、简要操作流程图

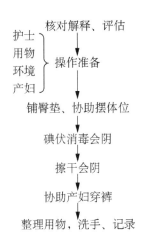

护士
用物
环境
产妇　}　操作准备

核对解释、评估

↓

铺臀垫、协助摆体位

↓

碘伏消毒会阴

↓

擦干会阴

↓

协助产妇穿裤

↓

整理用物，洗手、记录

三、操作注意事项

（1）态度和蔼，动作轻柔。

（2）注意观察会阴部有无血肿、红肿。

（3）一把镊子用于夹取无菌的消毒棉球，另一把镊子接过棉球进行擦洗。

四、健康宣教

与产妇解释，指导其及时更换卫生护垫，保持外阴清洁、干燥。

【操作测评】

操作测评内容见表5.2.4。

表5.2.4　会阴擦洗操作评分标准

项　　目		项目总分	操 作 要 求	标准分数	得分	备注
评估	核对解释、评估	7	1. 核对产妇信息并解释 2. 评估产妇产后会阴情况	4 3		
计划	护士准备	4	1. 着装整洁 2. 洗手、戴口罩方法正确	2 2		
	用物准备	6	准备齐全、放置合理	6		
	环境准备	2	温度、光线适宜，用屏风或窗帘遮挡，利于保护产妇隐私	2		
	产妇准备	1	仰卧位	1		

项　目		项目 总分	操　作　要　求	标准 分数	得分	备注
实施	铺臀垫	4	正确铺臀垫	4		
	摆体位	6	1. 脱去一侧裤腿，暴露会阴部 2. 协助产妇取屈膝仰卧位	3 3		
	碘伏消毒会阴	36	1. 将弯盘、消毒碗置于两腿间 2. 夹碘伏棉球于消毒碗内 3. 按正确顺序、部位消毒会阴	3 3 30		
	干纱布擦干	10	擦干顺序正确	10		
	撤用物及整理 床单位	6	1. 撤去用物 2. 协助产妇穿好裤子 3. 整理床单位	2 3 1		
评价	操作质量	9	1. 操作熟练、正确，动作连贯 2. 用物及时整理 3. 洗手、摘口罩 4. 记录	3 2 2 2		
	操作时间	3	操作时间＜10 min	3		
	素质要求	3	1. 着装、仪表符合护士规范 2. 态度严谨、和蔼	2 1		
	沟通、指导	3	关爱产妇，能对产妇进行正确、有效的指导	3		
总分				100		

任务四　母乳喂养指导

产后第 1 天，产妇体温 37.2 ℃，乳房泌少量初乳，无硬结。请给予该产妇母乳喂养指导。

1. 一般护理指导

（1）创造良好的休养环境：为产妇提供舒适、温暖的母婴同室环境。提供日常生活护理。

（2）心理护理：鼓励家属多关心、帮助产妇，使产妇精神愉悦，并树立信心。

（3）休息：嘱产妇学会与婴儿同步休息，生活要有规律。

（4）合理营养：给予高热量、高蛋白饮食，使产妇适当摄入脂肪，补充足够微量元素，多食用蔬菜、水果及谷类，进行适当的锻炼以维持合理体重。

2. 喂养方法指导

（1）清洁、体位：每次喂奶前产妇应洗净双手，用清水擦洗乳房和乳头，产妇及婴儿均取一个舒适的姿势，可坐位或侧卧位，注意保持"胸贴胸、腹贴腹、鼻尖对乳头"。

（2）哺乳时间：原则是按需哺乳。一般产后 30 min 内开始哺乳，虽然此时乳房内乳量少，但新生儿吸吮动作可刺激乳汁分泌。产后 1 周内，哺乳次数应频繁，每 1～3 h 哺乳 1 次，开始每次吸吮时间为 3～5 min，以后逐渐延长，但一般不超过 15～20 min，以免使乳头浸泽、皲裂。

（3）哺乳方法：哺乳时，先挤压乳晕周围组织，挤出少量乳汁以刺激婴儿吸吮，然后把乳头和大部分乳晕放入婴儿口中，产妇用一只手呈"C"字形托扶乳房，防止乳房堵住婴儿鼻孔。哺乳结束时，用示指轻轻向下按压婴儿下颌，避免在口腔负压情况下拉出乳头而引起局部疼痛或皮肤损伤。哺乳后，挤出少许乳汁涂在乳头和乳晕上。

（4）注意事项：

① 每次哺乳都应让婴儿吸空一侧乳房后，再吸吮另一侧乳房。

② 每次哺乳后应将婴儿抱起轻拍背部 1～2 min，排出胃内空气，以防吐奶。

③ 哺乳后产妇穿着合适棉制乳罩。

④ 提倡纯母乳喂养 6 个月，2～2.5 岁自然断乳。

任务五 出院指导

产后第 4 天，产妇及新生儿无异常，准予出院。请给予产妇及其家属出院指导。

1. 一般指导 产妇居室应清洁通风，产妇应合理饮食，保证充足的营养。注意休息，合理安排家务及婴儿护理，注意个人卫生和会阴部清洁，保持良好的心情，适应新的家庭生活方式。

2. 出院后喂养指导

（1）强调母乳喂养的重要性，评估产妇母乳喂养知识和技能，对知识缺乏的产妇及时进行宣教。

（2）保持精神愉快并注意乳房的卫生，特别是哺乳产妇上班期间应注意摄取足够的水分和营养。

（3）上班的产妇可于上班前挤出乳汁存放于冰箱内，婴儿需要时由他人哺喂，下班后及节假日坚持自己喂养。

（4）告知产妇及家属如遇到喂养问题可选用的咨询方法（如医院的热线电话、社区医疗保健人员和社区支持组织的具体联系方法、人员等）。

3. 产褥期健身操 可促进腹壁、盆底肌肉张力的恢复，避免腹壁皮肤过度松弛，预防尿失禁、膀胱直肠膨出及子宫脱垂。根据产妇的情况，运动量由小到大，由弱到强循序渐进练习。一般在产后第 2 天开始，每 1～2 天增加 1 节，每节做 8～16 次。

第 1 节：仰卧，深吸气，收腹部，然后呼气。

第 2 节：仰卧，两臂直放于身旁，进行缩肛与放松动作。

第 3 节：仰卧，两臂直放于身旁，双腿轮流上举和并举，与身体呈直角。

第 4 节：仰卧，髋与腿放松，分开稍屈，足底支撑，尽力抬高臀部及背部。

第 5 节：仰卧起坐。

第 6 节：跪姿，双膝分开，肩肘垂直，双手平放床上，腰部进行左右旋转动作。

第 7 节：全身运动，跪姿，双臂伸直支撑，左右腿交替向背后抬高。

4. 计划生育指导 产后 42 天内禁止性交。产后复查，身体恢复后可有正常性生活，并选择适当的避孕措施。若哺乳，宜选用工具避孕，产后 3 个月可放置宫内节育器。

5. 产后检查 包括产后访视及产后健康检查。

（1）产后访视：由社区医疗保健人员在产妇出院后 3 天内、产后第 14 天、产后第 28 天分别做 3 次产后访视，通过访视可了解产妇及新生儿健康状况。

（2）产后健康检查：告知产妇于产后第 42 天带婴儿一起来医院进行一次全面检查，以了解身体恢复情况，特别是生殖器官的恢复情况及婴儿发育情况。

新生儿窒息护理技能

学习目标

1. 具有严谨认真的工作态度，严格遵守操作规范，关爱新生儿，具备良好的沟通应变能力及团队协作能力。

2. 掌握新生儿窒息复苏的操作目的、要点和注意事项；熟悉新生儿复苏后的护理及健康宣教。

3. 能够及时评估新生儿，有效实施新生儿窒息复苏的各项流程。

【导入案例】

李某，女，33岁，因"停经39周，腹痛2 h，阴道流液1 h"于2023年9月11日入住某市妇幼保健院。诊断为：①39周妊娠，G_3P_0，LOA；②胎膜早破。2023年9月12日10：12因"胎儿窘迫"经会阴侧切术以LOA娩出一活男婴，羊水清，脐带绕颈一周、紧，给予断脐。出生后心率为70次/min，呼吸浅表而不规则，躯干红，四肢稍屈、青紫，刺激喉部有咳嗽、恶心，阿普加评分6分，脐动脉血气分析提示缺氧。诊断为：新生儿轻度窒息。立即进行新生儿窒息复苏。出生后5 min阿普加评分为9分，测体重3 500 g，身长50 cm，转入新生儿重症监护室。

任务一　新生儿评估

一般情况下，新生儿娩出后，要在 1 min 内进行阿普加评分，了解新生儿有无窒息及窒息的严重程度，请说出阿普加评分法的主要内容和评分标准。

新生儿阿普加评分法的主要内容和评分标准见表 5.3.1。

表 5.3.1　新生儿阿普加评分法

体　征	得　　分		
	0分	1分	2分
心率（次 /min）	0	＜ 100	≥ 100
呼吸	0	浅表而不规则	佳
肌张力	松弛	四肢稍屈	四肢活动好
喉反射	无反射	有些反射	咳嗽、恶心
皮肤颜色	口唇青紫、全身苍白	躯干红润、四肢青紫	全身红润

任务二　新生儿窒息复苏

新生儿断脐后，立即进行复苏抢救。请对此新生儿进行相关护理操作。

【主要用物】

新生儿模型、肩垫、辐射保暖台、大毛巾、吸球、氧气及吸氧管、低负压吸引器、吸痰管、空针管、气管导管及金属芯、固定胶布、复苏气囊、面罩、喉镜（电池、镜片）、听诊器、肾上腺素等。

【实施操作】

一、操作流程

具体操作流程见表 5.3.2。

表 5.3.2　新生儿窒息复苏操作流程

简要流程	操 作 要 点	图　　示
核对解释、评估	1. 核对解释：核对产妇床号、姓名、腕带；解释操作目的、方法、注意事项，以取得配合 2. 评估产妇及新生儿：评估产妇产程中的情况及新生儿的评分情况	
操作准备	1. 人员：两名经过复苏专门训练、配合默契的医护人员（通常是助产士和医生），着装整洁，洗手、戴口罩 2. 用物：备齐用物，放置合理 3. 环境：温度、光线适宜	
操作过程	1. 预热辐射台，温度在 32～34 ℃ 2. 按照 ABCD（A，开放气道；B，人工呼吸；C，胸外按压；D，药物治疗）复苏原则，配合抢救 （1）快速评估（3～5 s 内完成）：足月吗？羊水清吗？有哭声或呼吸吗？肌张力好吗？ 　　如 4 项中有 1 项是"否"，则须进行初步复苏 （2）初步复苏： 　　① 保暖：用预热毛巾包裹新生儿放在辐射保暖台上，注意擦干和保暖头部 　　② 摆正体位：置新生儿于鼻吸气位，放置肩垫使肩抬高 2～2.5 cm 　　③ 清理呼吸道：用吸球吸出口咽和鼻腔羊水及分泌物，先口咽后鼻腔 　　④ 迅速擦干：擦干身上的羊水 　　⑤ 触觉刺激呼吸：用手拍打或手指弹新生儿的足底，或轻轻摩擦新生儿背部 2 次以诱发自主呼吸	

简要流程	操作要点	图示
操作过程	⑥ 重新摆正体位 ⑦ 评估：上述步骤要求 30 s 内完成，之后进行 6 s 内评估。若心率≥100 次/min、皮肤黏膜转红、自主呼吸建立，予支持护理；若自主呼吸未建立，则给予常压给氧；若未达以上预期效果，则给予以下处理 （3）呼吸支持： ① 继续保暖、常压给氧：若皮肤呈中心性青紫，则继续保暖、常压给氧 ② 气囊面罩正压人工呼吸：若呼吸暂停或喘息样呼吸、心率<100 次/min，则在 1 min 内实施有效的正压通气 a. 检查复苏气囊是否连接良好、有无漏气 b. 正压人工呼吸方法：操作者位于新生儿的头侧或一侧，新生儿取头部鼻吸气位。面罩应按照下颌、口、鼻的顺序放置，注意保持密闭（图 5.3.1）。挤压气囊速率为 40~60 次/min，吸呼比为 1:2。确定人工呼吸方法的有效性：胸廓随着进气而扩张，双肺闻及呼吸音 ③ 评估：正压通气 30 s 后，评估心率，耗时 6 s。若心率≥100 次/min，有自主呼吸，可逐步减少并停止正压人工呼吸；若未达到预期效果，则进行下列处理 （4）呼吸、循环支持： ① 如自主呼吸不充分，或 60 次/min≤心率<100 次/min，应给予矫正通气步骤（调整面罩、重新摆正体位、清理口鼻、轻微张口、增加压力、改变气道），矫正通气完成后，正压通气 30 s，再次评估 ② 如心率<60 次/min，继续正压人工呼吸并开始胸外心脏按压。为了促进协调有效的胸外心脏按压和正压通气，可以在气管插管下进行操作 a. 体位和部位：取仰卧位，颈部轻度仰伸，并正压呼吸。按压部位在胸骨下 1/3，即两乳头假想连线中点下缘 b. 方法：双指法（图 5.3.2）和拇指法（图 5.3.3） c. 压力：按压深度为胸骨前后径 1/3 d. 速度：胸外按压和正压通气配合，按压 3 次，正压通气 1 次，耗时 2 s，每分钟 120 个动作 ③ 评估：正压通气加胸外心脏按压 45~60 s 后，再次进行评估。如 60 次/min≤心率<100 次/min，继续正压通气；如心率<60 次/min，继续正压通气加胸外心脏按压，并给予药物治疗 （5）药物治疗：1:10 000 肾上腺素，脐静脉或气管插管给药。如心率仍<60 次/min，3~5 min 后	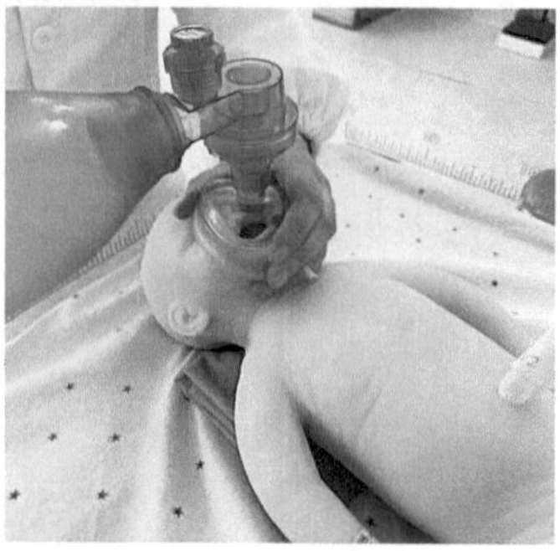 图 5.3.1 面罩放置 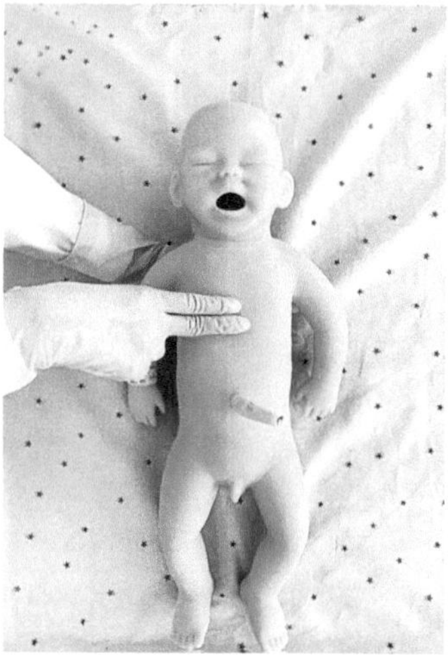 图 5.3.2 胸外心脏按压（双指法） 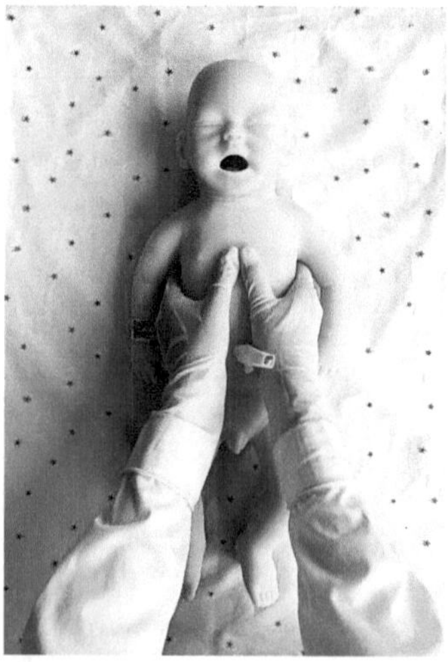 图 5.3.3 胸外心脏按压（拇指法）

续表

简要流程	操 作 要 点	图 示
操作过程	可重复使用肾上腺素。遵医嘱使用扩容剂、碳酸氢钠、纳洛酮等药物 3. 新生儿出生 5 min 后评分 9 分，继续给予新生儿生命支持，转到新生儿重症监护室	
操作后	1. 整理用物 2. 洗手、摘口罩 3. 记录	

二、简要操作流程图

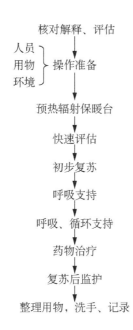

三、操作注意事项

（1）操作熟练、迅速、准确，动作连贯、轻柔，注意保护新生儿。

（2）每一步操作后给予及时评估，若未达到预期效果，立即进行下一步抢救。

四、健康宣教

与产妇及家属及时沟通，给予解释、安慰，取得产妇及家属的理解和配合。

【操作测评】

操作测评内容见表 5.3.3。

表 5.3.3　新生儿窒息复苏操作评分标准

项 目		项目总分	操 作 要 求	标准分数	得分	备注
评估	核对解释、评估	4	1. 核对产妇及新生儿信息并解释 2. 评估产妇产程中的情况及新生儿的评分情况	2 2		

项目		项目总分	操作要求	标准分数	得分	备注
计划	人员准备	4	1. 两名经过复苏专门训练、配合默契的医护人员（通常是助产士和医生）	2		
			2. 着装整洁	1		
			3. 洗手、戴口罩方法正确	1		
	用物准备	5	准备齐全、放置合理	5		
	环境准备	1	温度、光线适宜	1		
实施	预热辐射保暖台	2	温度在 32～34 ℃	2		
	快速评估	6	1. 此步 3～5 s 内完成	1		
			2. 评估：足月吗？羊水清吗？有哭声或呼吸吗？肌张力好吗？ 如 4 项中有 1 项是"否"，则须进行初步复苏	5		
	初步复苏	16	1. 此步 30 s 内完成	1		
			2. 保暖：用预热毛巾包裹新生儿放在辐射保暖台上，注意擦干和保暖头部	2		
			3. 摆正体位：置新生儿于鼻吸气位，放置肩垫使肩抬高 2～2.5 cm	3		
			4. 清理呼吸道：吸出口咽和鼻腔羊水及分泌物，先口咽后鼻腔	2		
			5. 迅速擦干	1		
			6. 触觉刺激呼吸：用手拍打或手指弹新生儿的足底，或轻轻摩擦新生儿背部 2 次以诱发自主呼吸	2		
			7. 重新摆正体位	1		
			8. 评估：进行 6 s 内评估。若心率≥ 100 次 /min、皮肤黏膜转红、自主呼吸建立，予支持护理；若自主呼吸未建立，则给予常压给氧；若未达以上预期效果，则给予以下处理	4		
	呼吸支持	20	1. 继续保暖、常压给氧：若皮肤呈中心性青紫，则继续保暖、常压给氧	2		
			2. 气囊面罩正压人工呼吸：若呼吸暂停或喘息样呼吸、心率＜ 100 次 /min，则给予正压通气	2		
			3. 检查气囊是否连接良好、有无漏气	2		
			4. 正压人工呼吸方法： （1）操作者位于新生儿的头侧或一侧，新生儿取头部鼻吸气位	2		
			（2）面罩应按照下颌、口、鼻的顺序放置，注意保持密闭	2		
			（3）挤压气囊速率为 40～60 次 /min，吸呼比为 1：2	4		
			（4）确定人工呼吸方法的有效性：胸廓随着进气而扩张，双肺闻及呼吸音	2		
			5. 评估：正压通气 30 s 后，评估心率，耗时 6 s。若心率≥ 100 次 /min，有自主呼吸，	4		

项 目		项目总分	操 作 要 求	标准分数	得分	备注
实施	呼吸支持	20	可逐步减少并停止正压人工呼吸；若未达到预期效果，则进行下列处理			
	呼吸、循环支持	20	1. 如自主呼吸不充分，或60次/min≤心率<100次/min，应给予矫正通气步骤（调整面罩、重新摆正体位、清理口鼻、轻微张口、增加压力、改变气道），矫正通气完成后，正压通气30 s，再次评估	5		
			2. 如心率<60次/min，继续正压人工呼吸并开始胸外心脏按压	2		
			（1）体位和部位：取仰卧位，颈部轻度仰伸，并正压呼吸。按压部位在胸骨的下1/3，即两乳头假想连线中点下缘	2		
			（2）方法：双指法和拇指法			
			（3）压力：按压深度为胸骨前后径1/3	2		
			（4）速度：胸外按压和正压通气配合，按压3次，正压通气1次，耗时2 s，每分钟120个动作	2		
			3. 评估：正压通气加胸外心脏按压45～60 s后，再次进行评估。如60次/min≤心率<100次/min，继续正压通气；如心率<60次/min，继续正压通气加胸外心脏按压，并给予药物治疗	5		
	药物治疗	5	1. 1:10 000肾上腺素，脐静脉或气管插管给药。如心率仍<60次/min，3～5 min后可重复使用肾上腺素	3		
			2. 遵医嘱使用扩容剂、碳酸氢钠、纳洛酮等药物	2		
	复苏后监护	2	继续给予新生儿生命支持，转到新生儿重症监护室	2		
评价	操作质量	8	1. 操作熟练、迅速、准确，动作连贯、轻柔 2. 用物及时整理 3. 洗手、摘口罩 4. 记录	3 2 2 1		
	操作时间	3	操作时间<15 min	3		
	素质要求	2	着装、仪表符合医护人员规范，态度严谨	2		
	沟通、安慰	2	关爱产妇，能和产妇进行正确、有效的沟通并安慰	2		
总分				100		

任务三　复苏后的护理

复苏后的新生儿不能按照正常新生儿护理，仍要密切监护，请说出复苏后的新生儿的护理措施。

（1）复苏后仍须加强新生儿护理，保持呼吸道通畅，合理给氧，密切观察新生儿面色、呼吸、心率、体温。

（2）做好脐部护理，预防感染。

（3）继续维持适宜的温度。

（4）延迟哺乳，以防吸入性肺炎，给予静脉补液补充营养。

新生儿窒息复苏流程见图 5.3.4。

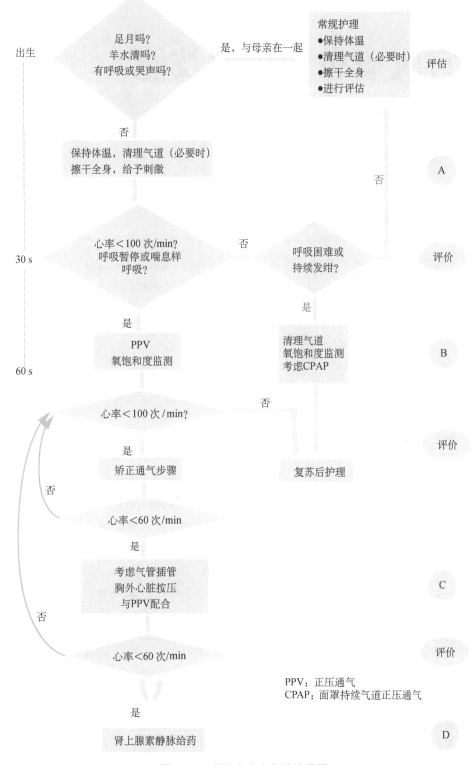

足月吗?
羊水清吗?
有呼吸或哭声吗?

是，与母亲在一起

常规护理
●保持体温
●清理气道（必要时）
●擦干全身
●进行评估

评估

否

保持体温，清理气道（必要时）
擦干全身，给予刺激

A

否

心率<100 次/min?
呼吸暂停或喘息样
呼吸?

否

呼吸困难或
持续发绀?

评价

是

是

PPV
氧饱和度监测

清理气道
氧饱和度监测
考虑CPAP

B

心率<100 次/min?

否

评价

是

矫正通气步骤

复苏后护理

否

心率<60 次/min

是

考虑气管插管
胸外心脏按压
与PPV配合

C

否

心率<60 次/min

评价

PPV：正压通气
CPAP：面罩持续气道正压通气

是

肾上腺素静脉给药

D

出生

30 s

60 s

图 5.3.4　新生儿窒息复苏流程图

项目四

子宫肌瘤患者护理技能

 学习目标

1. 具有严谨认真的工作态度，严格遵守操作规范，关爱女性，具备良好的沟通应变能力及团队协作能力。

2. 掌握妇科检查护理配合、阴道冲洗、术后护理的操作目的、要点和注意事项；熟悉子宫肌瘤手术患者相关的护理评估、护理问题和健康宣教。

3. 能够熟练、正确地为子宫肌瘤患者实施妇科检查护理配合、阴道冲洗、术后护理操作。

【导入案例】

一、一般资料

患者，女，47岁，大专学历。

主诉：查体发现子宫肌瘤4年，月经量进行性增多1年，加重2个月。

现病史：患者平素月经规律，周期30天，经期5~6天，量中，无痛经。4年前查体发现子宫肌瘤，大小约28 mm×18 mm，无腹痛、腰痛、下腹坠胀，无经量增多、经期延长、阴道流血流液等不适。1年前出现月经量增多，周期由30天缩短至15~25天，经期由5~6天延长到10天左右，经量较前增加1倍。B超检查示：多发性子宫肌瘤，大者60 mm×56 mm×49 mm。用"宫血宁""桂枝茯苓胶囊"治疗，出血略有减少。2023年8月10日，月经来潮，至今已半月，淋漓不尽，量多，已用卫生巾5~6包，有血凝块，感头眩晕，心悸、乏力，出冷汗。平素白带正常，无接触性出血。患者为行进一步诊治，收入院。

既往史：平素体健，否认高血压、心脏病、糖尿病及其他各系统急慢性疾病史，否认肝炎等急慢性传染病史，否认外伤和手术史，否认药物和食物过敏史，否认输血史。

月经史：15岁初潮，周期30天，经期5~6天，末次月经2023年8月10日，量多，色暗红，有血凝块，否认痛经史，白带正常，无异味。

婚育史：适龄结婚，$G_2P_1A_1L_1$，23年前足月顺产一男婴，10年前人工流产一次。丈夫和儿子均健康。平时用避孕套避孕。否认难产及产时产后大出血情况。

个人史：生长于山东省淄博市，无疫区接触史，无吸烟酗酒等不良嗜好。

家族史：母亲患高血压10年，父亲身体健康。否认家族遗传性疾病史。

二、护理体检

生命体征为 T 36.6 ℃，P 93 次 /min，R 20 次 /min，BP 110/70 mmHg。

患者发育正常，营养中等，面色苍白。神志清楚，全身浅表淋巴结无肿大，全身皮肤黏膜无黄染，双肺呼吸音清，未闻及干、湿啰音，心律齐，贫血貌；全腹软，无压痛，无反跳痛、肌紧张。肝脾肋下未及，移动性浊音（－），肠鸣音正常，耻骨联合上方可触及包块，质地硬，活动度可，无压痛。双下肢无水肿。生理反射存在，病理反射未引出。

妇科检查：外阴无异常；阴道通畅，白带正常；宫颈大小正常，表面光滑，无赘生物，无举痛及摇摆痛，宫颈管口有暗红色血液流出；宫体前位，约 4 个月妊娠大小，质地硬，形态不规则，活动性好，无压痛；双侧附件未见明显异常。

三、实验室及其他检查

（1）血常规：血红蛋白 80 g/L，红细胞 3.1×10^{12}/L，白细胞 5.6×10^9/L，血小板（PLT）285×10^9/L，红细胞比容（HCT）0.216 L/L。

（2）B 超检查：子宫 122 mm × 100 mm × 82 mm，前壁和侧壁见多个低回声包块，最大 75 mm × 60 mm，位于前壁。

四、心理及社会评估

患者紧张、焦虑、恐惧，担心治疗效果。

五、主要诊疗过程

患者入院后完善各项检查。诊断为：多发性子宫肌瘤、贫血（中度）。给予酚磺乙胺（止血敏）、蔗糖铁注射液静滴止血及纠正贫血治疗，治疗 3 天阴道流血停止。于 2023 年 9 月 2 日在硬膜外麻醉下经腹行子宫全切术，手术顺利，安返病房，术后给予补液及纠正贫血等对症治疗。术后病理：（子宫）多发性平滑肌瘤。患者生命体征平稳，腹部切口无渗血渗液，一般情况好，于 2023 年 9 月 9 日出院。

任务一　妇科检查护理配合

患者入院后行妇科检查。请协助医生进行护理配合。

【主要用物】

妇科检查床、妇科检查模型、旁照灯、污物桶、器具浸泡桶（内盛消毒液）、阴道窥器、一次性手套、长棉签、一次性臀垫、免洗手消毒剂等。

【实施操作】

一、操作流程

具体操作流程见表5.4.1。

表5.4.1　妇科检查护理配合操作流程

简要流程	操 作 要 点	图　　示
核对解释、评估	1. 核对解释：核对患者床号、姓名、腕带；解释操作目的、方法、注意事项，以取得配合 2. 评估患者：评估患者病史和目前月经、阴道流血、贫血情况，了解辅助检查情况	
操作准备	1. 护士：着装整洁，洗手、戴口罩 2. 用物：备齐用物，放置合理 3. 环境：温度、光线适宜，屏风或窗帘遮挡利于保护患者隐私 4. 患者：排空膀胱	
操作过程	1. 铺一次性臀垫于臀下 2. 协助患者脱去一侧裤腿，暴露会阴部，取膀胱截石位（图5.4.1） 3. 观察外阴情况 4.（医生放置阴道窥器）指导患者放松 5. 观察阴道壁及宫颈情况 6. 协助医生进行双合诊检查（图5.4.2） 7. 协助患者穿好裤子，安全下检查床 8. 整理检查床及用物	 图5.4.1　妇科检查 图5.4.2　双合诊
操作后	洗手、摘口罩	

二、简要操作流程图

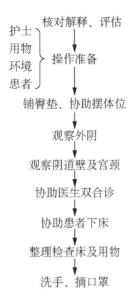

核对解释、评估

护士
用物
环境　　} 操作准备
患者

铺臀垫、协助摆体位

观察外阴

观察阴道壁及宫颈

协助医生双合诊

协助患者下床

整理检查床及用物

洗手、摘口罩

三、操作注意事项

（1）护理人员要关心体贴患者，态度和蔼，语言亲切，使其尽量放松，消除紧张、羞怯心理。

（2）检查前嘱患者排空膀胱，必要时先导尿。

（3）每检查完一人，及时更换一次性臀垫、手套和检查器械，防止交叉感染。对于检查使用的物品及时消毒处理。

（4）对于经期或异常阴道出血必须行阴道检查者，配合医生做好外阴、阴道的严格消毒。

四、健康宣教

跟患者解释，嘱其及时更换卫生护垫，保持外阴清洁、干燥。

【操作测评】

操作测评内容见表 5.4.2。

表 5.4.2　妇科检查护理配合操作评分标准

项　　　目		项目总分	操　作　要　求	标准分数	得分	备注
评估	核对解释、评估	7	1. 核对患者信息并解释 2. 评估患者病史和目前月经、阴道流血、贫血情况，了解辅助检查情况	4 3		
计划	护士准备	4	1. 着装整洁 2. 洗手、戴口罩方法正确	2 2		
	用物准备	6	准备齐全、放置合理	6		
	环境准备	2	温度、光线适宜，屏风或窗帘遮挡利于保护患者隐私	2		
	患者准备	2	排空膀胱	2		

项 目		项目总分	操 作 要 求	标准分数	得分	备注
实施	铺臀垫	5	1. 正确铺臀垫 2. 打开旁照灯	4 1		
	摆体位	6	1. 脱去一侧裤腿，暴露会阴部 2. 协助患者取膀胱截石位	3 3		
	观察外阴情况	10	1. 观察外阴发育及皮肤情况 2. 观察阴毛多少与分布情况 3. 观察有无损伤、充血、水肿、皮炎、溃疡、赘生物或肿块等	3 3 4		
	（医生放置阴道窥器）指导患者放松	5	跟患者沟通、缓解其紧张情绪	5		
	观察阴道壁及宫颈情况	12	1. 观察阴道黏膜颜色，有无阴道隔膜或双阴道等先天畸形，阴道分泌物的量、性状、色泽、气味 2. 观察子宫颈位置、大小、颜色、外口形状，有无出血、糜烂样改变、撕裂、腺囊肿、息肉、赘生物，子宫颈管内有无出血或分泌物	6 6		
	协助医生进行双合诊检查	5	跟患者沟通，缓解其紧张情绪	5		
	协助患者穿好裤子，下检查床	6	1. 协助患者穿好裤子 2. 保证其安全下床	3 3		
	整理检查床及用物	10	1. 撤去臀垫，放于污物桶内 2. 关闭旁照灯 3. 整理检查床及用物	3 2 5		
评价	操作质量	10	1. 操作熟练、正确、动作连贯 2. 及时整理用物及检查床 3. 洗手、摘口罩	3 5 2		
	操作时间	3	操作时间＜10 min	3		
	素质要求	4	1. 着装、仪表符合护士规范 2. 态度严谨、和蔼	2 2		
	沟通、指导	3	关爱患者，能和患者进行及时、有效的沟通并指导	3		
总分				100		

任务二　阴道冲洗

患者入院后给予止血、纠正贫血治疗，3天后阴道流血停止。拟于 2023 年 9 月 2 日在硬膜外麻醉下行"经腹子宫全切术"，请完成手术当日术前阴道冲洗操作。

【主要用物】

模型、阴道窥器、妇科检查床、无菌弯盘、方盘、冲洗筒（袋）、冲洗头、血管钳、一次性臀垫、一次性手套、输液架、污物桶、卵圆钳、无菌持物桶、消毒碗、0.5% 碘伏棉球罐、250 mg/L 碘伏溶液 1 000 mL、医嘱卡、免洗手消毒剂。

【实施操作】

一、操作流程

具体操作流程见表 5.4.3。

表 5.4.3　阴道冲洗操作流程

简要流程	操 作 要 点	图　　　示
核对解释、评估	1. 核对解释：核对患者床号、姓名、腕带；解释操作目的、方法、注意事项，以取得配合 2. 评估患者：评估患者病史和目前贫血情况，了解手术方式	
操作准备	1. 护士：着装整洁，洗手、戴口罩 2. 用物：备齐用物，放置合理 3. 环境：温度、光线适宜，屏风遮挡利于保护患者隐私 4. 患者：排空膀胱	
操作过程	1. 铺好一次性臀垫，放好污物桶 2. 协助脱去一侧裤腿，暴露会阴部，取膀胱截石位 3. 放好输液架，将冲洗筒（或用冲洗袋）连接冲洗头，并关闭调节夹，装入冲洗液。将冲洗筒（袋）挂在输液架上，其高度距检查床 60～70 cm（图 5.4.1） 4. 戴手套，擦洗外阴，清除污物 5. 放置阴道窥器，用碘伏棉球擦洗宫颈、阴道穹窿及阴道壁 6. 左手持阴道窥器，右手持冲洗头并控制调节夹，将冲洗头置于阴道穹隆部，打开调节夹，转动阴道窥器，同时上下左右转动冲洗头冲洗。冲洗液剩余 100 mL 时，关闭调节夹，向下按压阴道窥器，使阴道残留液体完全流出，撤去冲洗头及阴道窥器 7. 协助患者穿好裤子，安全下检查床 8. 整理检查床及用物	 5.4.1　阴道冲洗
操作后	洗手、摘口罩	

二、简要操作流程图

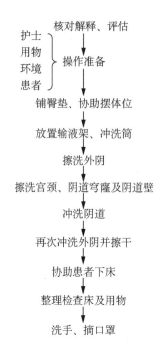

核对解释、评估

护士
用物　　操作准备
环境
患者

铺臀垫、协助摆体位

放置输液架、冲洗筒

擦洗外阴

擦洗宫颈、阴道穹窿及阴道壁

冲洗阴道

再次冲洗外阴并擦干

协助患者下床

整理检查床及用物

洗手、摘口罩

三、操作注意事项

（1）冲洗筒（袋）到床沿的距离不应超过 70 cm；冲洗液温度以 41～43 ℃为宜；应根据不同的冲洗目的选择冲洗液、冲洗头。

（2）冲洗阴道时，注意冲洗头插入不宜过深，亦不可触及外阴及其他部位，其弯头应向上，动作要轻柔。

（3）用阴道窥器暴露阴道时，擦洗和冲洗阴道时均需要转动阴道窥器，以保证擦洗和冲洗完全。

（4）注意患者身体遮挡和保暖。

（5）注意操作中的交流。

（6）产后 10 天或妇产科手术 2 周后的患者，可行低位阴道冲洗。经期、产后或人工流产术后子宫颈口未闭或有阴道出血的患者，子宫颈癌有活动性出血者，不行阴道冲洗；未婚妇女可用导尿管进行冲洗。

四、健康宣教

及时和患者解释，嘱其保持外阴清洁、干燥。

【操作测评】

操作测评内容见表 5.4.4。

表 5.4.4　阴道冲洗操作评分标准

项　　目		项目总分	操　作　要　求	标准分数	得分	备注
评估	核对解释、评估	5	1. 核对患者信息并解释 2. 评估患者病史和目前月经、阴道流血、贫血情况，了解手术方式	3 2		

项　　目		项目总分	操 作 要 求	标准分数	得分	备注
计划	护士准备	2	1. 着装整洁 2. 洗手、戴口罩方法正确	1 1		
	用物准备	6	准备齐全、放置合理	6		
	环境准备	2	温度、光线适宜，屏风遮挡利于保护患者隐私	2		
	患者准备	1	排空膀胱	1		
实施	铺臀垫	3	正确铺臀垫	3		
	摆体位	4	1. 脱去一侧裤腿，暴露会阴部 2. 协助患者取膀胱截石位	2 2		
	放置输液架、冲洗筒	11	1. 放置输液架 2. 将冲洗筒（或用冲洗袋）连接冲洗头，并关闭调节夹，装入冲洗液 3. 将冲洗筒（袋）挂在输液架上，其高度距离检查床 60～70 cm	2 6 3		
	擦洗外阴	6	1. 戴手套 2. 擦洗外阴，清除污物	2 4		
	擦洗宫颈、阴道穹窿及阴道壁	8	1. 放置阴道窥器 2. 用碘伏棉球擦洗宫颈、阴道穹窿及阴道壁，注意擦洗完全	2 6		
	冲洗阴道	19	1. 左手持阴道窥器，右手持冲洗头并控制调节夹，冲洗头置于阴道穹窿部 2. 打开调节夹，转动阴道窥器，同时上下左右转动冲洗头冲洗 3. 冲洗液剩余 100 mL 时，关闭调节夹 4. 向下按压阴道窥器，使阴道残留液体完全流出 5. 撤去冲洗头及阴道窥器	6 6 3 2 2		
	再次冲洗外阴并擦干	4	1. 再次冲洗外阴 2. 干纱布擦干	2 2		
	协助患者穿好裤子，下检查床	5	1. 协助患者穿好裤子 2. 保证其安全下床	2 3		
	整理检查床及用物	5	1. 整理妇科检查床 2. 整理用物	2 3		
评价	操作质量	9	1. 操作熟练、正确、动作连贯 2. 及时整理用物及检查床 3. 洗手、摘口罩 4. 记录	3 3 2 1		
	操作时间	3	操作时间＜ 10 min	3		
	素质要求	4	1. 着装、仪表符合护士规范 2. 态度严谨、和蔼	2 2		
	沟通、指导	3	关爱患者，能和患者进行及时、有效的沟通并指导	3		
总分				100		

任务三 术后护理

患者手术顺利，安返病房。给予预防感染、补液、纠正贫血治疗。请口述患者的术后护理措施。

1. 床单位及物品准备　进行床单位消毒，备好监护仪、吸氧用物等。

2. 床边交接班　手术完毕、患者被送回病房时，值班护士须向手术室护士及麻醉师详细了解术中情况及注意事项。及时为患者测量血压、脉搏、呼吸；检查伤口敷料、阴道流血，各种管道的名称、固定及通畅情况，以及背部麻醉管是否拔除等，认真做好床边交接班，详细记录观察的情况。

3. 体位　术后去枕平卧 6～8 h。如果患者情况稳定，术后次日晨可采取半卧位。鼓励患者活动肢体，防止下肢静脉血栓形成。每 2 h 鼓励患者翻身、咳嗽、做深呼吸 1 次，有助于改善血液循环和促进良好的呼吸功能形成。

4. 生命体征的观察　术后每 0.5～1 h 观察血压、脉搏、呼吸并记录 1 次；直到平稳后改为 4 h 1 次。术后每日测量体温、血压、脉搏、呼吸至少 4 次，直至正常后 3 天。手术后 1～2 天体温稍有升高，但一般不超过 38 ℃，此为手术后正常反应。

5. 出血的观察　护理人员应当注意观察患者有无出血的征象，如腹部伤口有无渗血渗液，观察引流液的量、颜色、性质有无异常，如有异常要及时通知医生，警惕发生内出血及休克。

6. 排尿的观察及护理　保持尿管通畅，观察尿量及性状，每小时尿量至少 50 mL 以上。通常于术后 24～48 h 拔出尿管。拔除尿管前应锻炼患者膀胱功能，拔除尿管后要协助患者排尿，观察膀胱功能恢复情况。留置尿管期间应予外阴擦洗，每天 2 次，保持局部清洁，防止发生泌尿系统感染。

7. 疼痛护理　手术后 24 h 内疼痛最为明显。保证患者休息充足，必要时遵医嘱给予止痛处理。

8. 饮食护理　术后 6～8 h 可进流质饮食，忌牛奶及甜食，肛门排气后可进半流质饮食，排便后开始进普通饮食。加强营养，增加蛋白质及维生素的摄入，促进伤口愈合。

9. 遵医嘱静脉给药　保持输液通畅，控制输液速度并注意观察患者反应。

10. 给予患者心理护理　及时对患者进行心理疏导、鼓励与支持。

任务四　健康教育

术后7天，病理示：（子宫）多发性平滑肌瘤。患者生命体征平稳，腹部切口无渗血渗液，一般情况好，准予出院。请为患者做出院时的健康教育。

（1）指导术后患者进食高蛋白、高热量、高维生素的饮食，但应逐步增加饮食量。

（2）指导术后患者掌握进行腹部肌肉增强运动的方法，加强受手术影响的肌肉功能锻炼。

（3）术后3个月内禁性生活及重体力劳动。

（4）按时服用铁剂及维生素C纠正贫血。

（5）避免进行会增加盆腔充血的活动，如跳舞、久站等，告知患者盆腔组织的愈合需要良好的血液循环。

（6）出现阴道流血、异常分泌物时应及时就诊。

（7）1个月后复查。

模块六

儿科护理技能

新生儿黄疸护理技能

学习目标

1. 具有严谨慎独的工作精神，严格遵守操作原则和查对制度，关爱患儿，具备良好的沟通应变能力、临床思维能力及人文关怀素养。

2. 掌握蓝光箱使用、婴儿盆浴的操作目的、要点和注意事项；熟悉黄疸患儿的护理评估及健康宣教。

3. 能够熟练、正确地为患儿实施蓝光治疗、盆浴。

【导入案例】

一、一般资料

患儿，男，6 天。

主诉：因"皮肤黄染 3 天"入院。

现病史：生后第 2 天出现皮肤黄染，后逐渐加重，院外未予特殊治疗。今日社区查经皮胆红素测定为 18.8 mg/dL，以"新生儿高胆红素血症"收治入院。

既往史：无传染病史；无手术外伤史；无输血史；无药物过敏史。

个人史：患儿胎龄 37^{+1} 周，患儿母亲为 O 型血，因"瘢痕子宫，宫缩启动"行剖宫产，患儿按计划进行预防接种。

家族史：否认三代内家族性遗传疾病史。

二、护理体检

生命体征为 T 36.6 ℃，P 136 次 /min，R 50 次 /min，BP 79/47 mmHg，WT（体重）2.85 kg，SpO_2 96%。

患儿反应可，哭声响亮，呼吸稍促，皮肤黄染，呈橘黄色，面色黄染，巩膜黄染，三凹征阴性，双肺呼吸音粗，未闻及啰音。心率 136 次 /min，心律规整，心音有力，心前区各瓣膜区未闻及杂音。腹软，肝右侧锁骨中线肋下 1 cm，剑突下 1 cm，质软，边锐；脾左肋下未触及，肠鸣音 4 次 /min。四肢肌张力正常。

三、实验室及其他检查

（1）总胆红素 344.5 μmol/L，间接胆红素 330.3 μmol/L。

（2）新生儿溶血病检查：血型 B 型，Rh 阳性，不规则抗体筛查阴性。直接抗人球蛋白试验阴性，游离抗体试验阴性。抗体释放试验弱阳性。

四、心理及社会评估

患儿为第一胎，家庭成员来自农村家庭，父母均为初中文化，职业为务农。

五、主要诊疗过程

入院初步诊断：新生儿高胆红素血症。

入院后完善相关检查，入院病情评估为病重，特级护理。患儿存在高胆红素血症，根据光疗参考曲线，具备干预指征，给予蓝光照射；予苯巴比妥诱导葡萄糖醛酸转移酶，促进间接胆红素代谢；予肠道微生态制剂调节肠道菌群。患儿存在溶血症，给予免疫球蛋白阻断进一步溶血；给予维生素 K_1 防治新生儿出血。经治疗后，患儿病情好转，第 7 天出院。

任务一 新生儿黄疸护理评估及护理诊断

根据提供的病例，评估该患儿本次入院相关的健康史、阳性体征、辅助检查等，提出入院时该患儿存在的主要护理诊断。

一、健康史

出生后第 2 天出现皮肤黄染，后逐渐加重。

二、身体状况（阳性体征）

皮肤黄染，呈橘黄色，面色黄染，巩膜黄染。

三、辅助检查

（1）总胆红素 344.5 μmol/L，间接胆红素 330.3 μmol/L，提示高胆红素血症。

（2）新生儿溶血病检查：血型 B 型，Rh 阳性，不规则抗体筛查阴性。直接抗人球蛋白试验阴性，游离抗体试验阴性。抗体释放试验弱阳性。检查结果提示新生儿溶血症，结合患儿与母亲血型不合，因此诊断为：新生儿 ABO 溶血症。

四、心理及社会状况

患儿家庭来自农村，经济压力大；父母文化程度均为初中，对疾病相关知识缺乏认知。

五、主要诊疗过程

患儿入院初步诊断为高胆红素血症，入院后完善相关检查，根据光疗参考曲线，具备干预指征，给予蓝光照射；予苯巴比妥诱导肝葡萄糖醛酸转移酶，促进间接胆红素代谢；予肠道微生态制剂调节肠道菌群。患儿存在溶血症，给予免疫球蛋白阻断进一步溶血；给予维生素 K$_1$ 防治新生儿出血。经治疗后，患儿病情好转，第 7 天出院。

六、护理诊断 / 问题

（1）潜在并发症：胆红素脑病。

（2）有体液不足的危险　与光照疗法导致的不显性失水增多有关。

（3）焦虑　与家属不了解疾病有关知识、担心患儿预后及治疗费用有关。

任务二 蓝光箱的使用

患儿入院后已完善相关检查，患儿存在高胆红素血症，根据光疗参考曲线，具备干预指征，给予蓝光照射，以促进血液中的间接胆红素氧化分解为水溶性异构体，随胆汁、尿排出体外。

【主要用物】

蓝光箱、眼罩、经皮黄疸测量仪、无菌纱布、蓝光纸尿裤、体温计、笔、记录本、速干手消毒剂、执行单、工作人员用墨镜。

【实施操作】

一、操作流程

具体操作流程见表6.1.1。

表6.1.1 蓝光箱的使用操作流程

简要流程	操 作 要 点	图 示
护士准备	1. 素质要求：着装整洁 2. 核对：两人核对医嘱和执行单，签名	
评估解释	1. 核对解释：核对患儿信息，向患儿家属解释并取得配合 2. 评估患儿：评估患儿的生命体征、胎龄、日龄、黄疸程度	
操作准备	1. 护士：工作服整洁，洗手、戴口罩 2. 用物：备齐用物，开启蓝光箱，预热 （1）清洁蓝光箱，清除灯管及反射板的灰尘，箱内湿化器加水至容积的2/3 （2）接通电源，检查灯管亮度，使箱温升至患儿适宜温度（30～32 ℃），相对湿度达55%～65% 3. 环境：环境整洁，室温24～26 ℃，相对湿度55%～65% 4. 患儿：清洁患儿皮肤，禁忌在皮肤上涂粉和油剂，剪短指甲；双眼佩戴遮光眼罩，全身裸露，用蓝光纸尿裤遮盖会阴部；经皮测胆红素指数并记录（图6.1.1）	 图6.1.1 患儿准备
操作过程	1. 核对：核对患儿床号、姓名、腕带及医嘱 2. 入箱：将患儿抱入已预热好的蓝光箱内，记录入箱时间 3. 光疗：使患儿皮肤均匀受光，单面光照射时每2 h更换体位1次（图6.1.2） 4. 照射：照射时每小时测量体温1次，或根据病情测量，使体温维持在36～37 ℃。光疗过程中观察黄疸进展情况，以及是否出现光疗副作用。光疗时间遵医嘱 5. 出箱：出箱前先将衣服预热，除去眼罩，更换尿裤，包好包被，切断电源，抱回病床 6. 记录：记录生命体征、出箱时间、灯管使用时间等	 图6.1.2 蓝光治疗

续表

简要流程	操 作 要 点	图 示
操作后	1. 用物处理：将蓝光箱清洁、消毒 2. 洗手、记录	

二、简要操作流程图

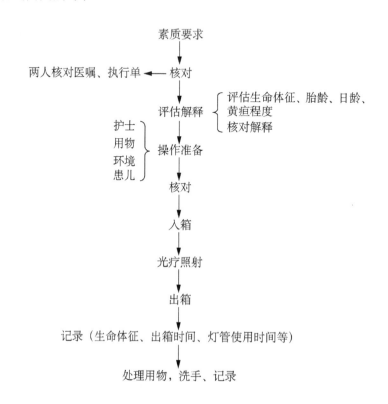

三、操作注意事项

（1）使用单面光疗箱时，一般每 2 h 更换体位 1 次。

（2）光疗时应每小时测体温 1 次，使体温保持在 36～37 ℃，根据体温调节箱温。如体温高于 37.8 ℃或低于 35 ℃，应暂时停止光疗。

（3）光照时易出现副作用，如排深绿色稀便、小便颜色加深、一过性皮疹等，可随病情好转而消失。

（4）遵医嘱静脉输液，按需喂奶，给予充足水分和营养。

（5）工作人员为患儿进行各项操作时，可戴墨镜。

（6）光疗结束后，做好蓝光箱的清洗、消毒。

（7）灯管使用时长达到设备规定时限时必须更换。

四、健康宣教

（1）向家属讲解黄疸产生的病因、临床表现，使其了解病情的转归，取得家属的配合。

（2）告知家属新生儿溶血症的病因和预防方法，防止新生儿溶血症的再次发生。

【操作测评】

操作测评内容见表 6.1.2。

表 6.1.2　蓝光箱的使用操作评分标准

项 目		项目总分	操 作 要 求	标准分数	得分	备注
评估	患儿情况	5	1. 核对患儿信息 2. 评估生命体征、胎龄、日龄、黄疸程度	2 3		
计划	护士准备	2	洗手、戴口罩方法正确	2		
	用物准备	3	1. 准备齐全、放置合理 2. 清洁蓝光箱，清除灯管及反射板的灰尘，箱内湿化器加水至容积的 2/3 3. 接通电源，检查灯管亮度，使箱温升至患儿适宜温度（30～32 ℃），相对湿度达 55%～65%	1 1 1		
	环境准备	2	环境整洁，室温 24～26 ℃，相对湿度 55%～65%	2		
	患儿准备	3	1. 清洁皮肤，禁忌在皮肤上涂粉和油剂，剪短指甲 2. 双眼佩戴遮光眼罩，全身裸露，用蓝光纸尿裤遮盖会阴部 3. 经皮测胆红素指数并记录	1 1 1		
实施	核对	6	核对患儿床号、姓名、腕带及医嘱	6		
	入箱	10	1. 将患儿抱入已预热好的蓝光箱内 2. 记录入箱时间	5 5		
	光疗	4	口述：使患儿皮肤均匀受光，单面光照射时每 2 h 更换体位 1 次	4		
	照射	30	1. 口述：照射时每小时测量体温 1 次，或根据病情测量，使体温维持在 36～37 ℃ 2. 口述：光疗过程中观察黄疸进展情况，以及是否出现光疗副作用。光疗时间遵医嘱	10 20		
	出箱	10	出箱前先将衣服预热，除去眼罩，更换尿裤，包好包被，切断电源，抱回病床	10		
	记录	6	记录生命体征、出箱时间、灯管使用时间等	6		
	用物处理	4	1. 将蓝光箱清洁、消毒 2. 洗手、记录	2 2		
评价	操作质量	6	1. 操作熟练、正确、动作连贯 2. 查对到位，操作流程合理	3 3		
	操作时间	3	操作时间＜10 min	3		
	操作态度	3	态度严谨、认真	3		
	指导沟通	3	关爱患儿，治疗性沟通有效，体现对患儿的关爱	3		
总分				100		

任务三 婴儿盆浴

患儿经蓝光照射治疗后病情好转，出院前护士为患儿进行盆浴。

【主要用物】

（1）棉布类：干净纸尿裤、衣服、大毛巾2块、小毛巾2块、包被。

（2）护理盘：内备弯盘、水温计、梳子、指甲剪、棉签、安尔碘、液体石蜡、护臀霜或鞣酸软膏、婴儿沐浴露、婴儿洗发水、免洗手消毒剂。

（3）浴盆：内备温热水（容积的2/3），洗时水温为38～40 ℃。用于降温时，水温低于体温1 ℃。另备一壶50～60 ℃热水备用。

（4）其他：医疗垃圾桶、生活垃圾桶、污衣桶。必要时准备床单、被套、枕套、磅秤等。备齐用物，放置合理。

【实施操作】

一、操作流程

具体操作流程见表6.1.3。

表6.1.3 婴儿盆浴操作流程

简要流程	操 作 要 点	图 示
护士准备	素质要求：仪表大方，举止端庄，态度和蔼，语言温和恰当，动作轻柔。着装整洁	
评估解释	1. 核对解释：核对患儿腕带信息 如家属在场，须向其解释操作目的，以取得配合 2. 评估患儿：生命体征、意识状态、喂乳情况、黄疸程度、脐带及全身皮肤情况	
操作准备	1. 护士：修剪指甲，摘手表饰物。工作服整洁，洗手、戴口罩 2. 用物：备齐用物，放置合理 3. 环境：环境安静、整洁、安全，光线适中。关闭门窗，室温26～28 ℃ 4. 患儿：喂奶后1 h或喂奶前。生命体征正常，情绪稳定，无哭闹或烦躁不安	
操作过程	1. 再次核对：再次核对患儿腕带信息，姓名、性别、日龄，必要时核对其父母姓名 2. 放置用物：将用物携至床边并按顺序摆好，浴盆置于床边凳上或操作台上 3. 调水温：用水温计或手腕内侧测试水温是否适宜 4. 擦洗面部：用单层面巾由内眦向外眦擦拭眼睛，更	

简要流程	操作要点	图示
操作过程	换小毛巾部位擦拭另一眼。然后擦耳廓及面部，用棉签清洁鼻孔（图 6.1.3） 5. 清洗头部：抱起患儿，以左前臂托住患儿背部，左手掌托住头颈部，拇指与中指分别将患儿双耳折叠向前按住，防止水流入造成内耳感染。左臂及腋下夹住患儿臀部及下肢，将头靠近小盆（图 6.1.4）用温水湿润头发，根据需要使用婴儿洗发水，右手将洗发水涂于手上，洗头、耳后，然后再用温水冲洗干净，用小毛巾吸干头部水分 6. 清洗身体： （1）放入浴盆：在盆内底部铺垫一块浴巾，以免患儿滑跌。移开大毛巾及纸尿裤，以左手握住患儿左肩及腋窝处使其颈枕于手腕处，用右手握住左腿靠近腹股沟处使其臀部位于手掌上，右前臂托住双腿，轻放患儿于浴盆水中（图 6.1.5） （2）清洗身体前部：松开右手，用小毛巾淋湿患儿全身，根据需要涂抹沐浴露，按顺序轻柔搓洗，以防遗漏部位（颈下、胸、腹、腋下、上肢、手、腹股沟、下肢、足、外生殖器）。边洗边用水冲净 （3）清洗背部：右手从患儿前方握住左肩及腋窝处，使患儿头颈部俯于护士右前臂，左手清洗患儿后颈、背部及臀部，边洗边用水冲净浴液（图 6.1.6） （4）抱出浴盆：按入浴盆的方法抱出患儿，迅速用浴巾包裹并擦干水分 7. 观察患儿皮肤及全身情况： （1）脐部护理：如脐带未脱落，进行脐部护理。左手拇指、示指绷紧脐轮周围皮肤，或轻提脐带结扎线暴露脐根部；右手持棉签用碘伏由脐根部环形擦拭，每次使用 1 根棉签，可反复擦拭数次，直至脐窝清洁无分泌物为止，用干棉签擦干脐部（图 6.1.7） （2）臀部护理：有臀红者，臀部擦护臀霜或鞣酸软膏 8. 整理包被：包好纸尿裤，穿好清洁衣服，核对腕带和床号，必要时修剪指甲。安抚患儿	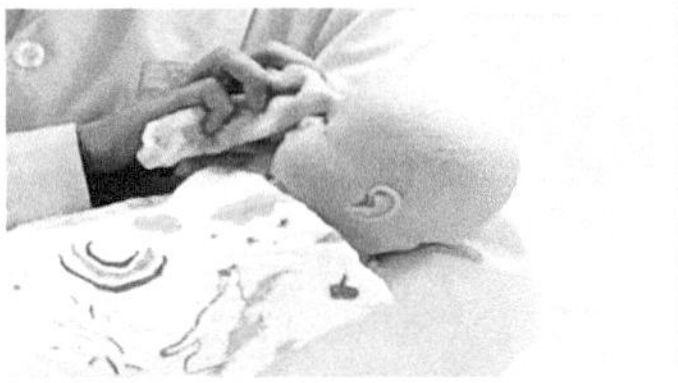 图 6.1.3　擦洗面部 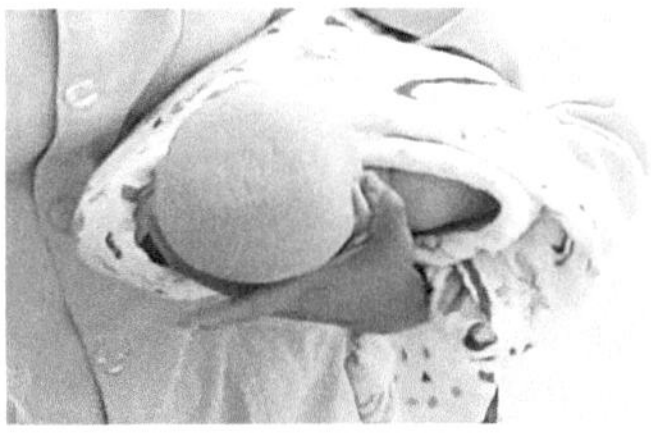 图 6.1.4　清洗头部 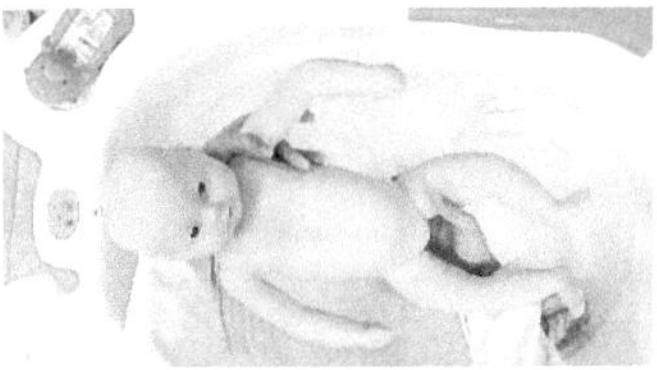 图 6.1.5　入浴盆姿势 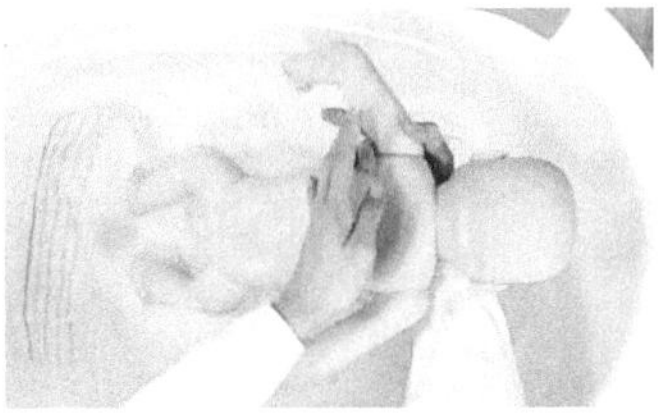 图 6.1.6　清洗背部 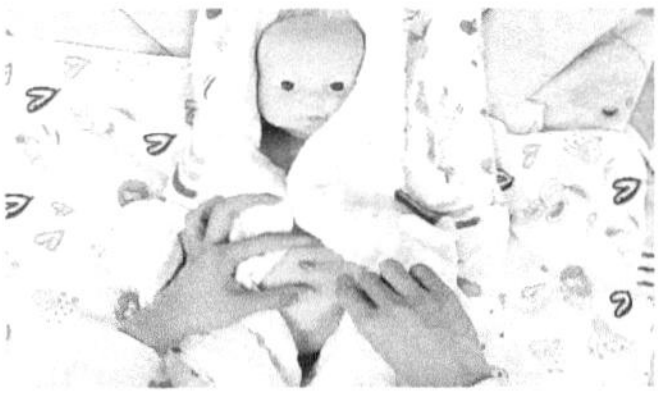 图 6.1.7　脐部护理
操作后	1. 整理床单位 2. 用物处理：清洗消毒被污染的衣被，医疗垃圾按医院规定处理 3. 洗手 4. 记录沐浴时间及患儿反应，签名	

二、简要操作流程图

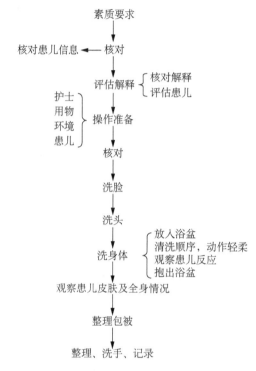

三、操作注意事项

（1）婴儿盆浴于喂奶后 1 h 或喂奶前进行，以免呕吐和溢奶。

（2）擦洗面部时禁用肥皂。耳、眼内不得有水或肥皂沫进入。

（3）观察患儿全身情况，注意皮肤、肢体活动等，有异常及时报告和处理。沐浴过程中，注意观察面色、呼吸，如有异常，停止操作。

（4）注意保暖，避免受凉，注意水温，防止烫伤；不可将患儿单独留在操作台上，防止坠落伤。

（5）对头顶部的皮脂结痂不可用力清洗，可涂液体石蜡浸润，待次日轻轻梳去痂皮后再予洗净。

（6）注意保护未脱落的脐带残端，避免脐部被水长时间浸泡。

四、健康宣教

（1）解释操作目的及注意事项，以取得患儿家属的配合。

（2）指导家属观察患儿沐浴后的反应及睡眠情况。

【操作测评】

操作测评内容见表 6.1.4。

表 6.1.4　婴儿盆浴操作评分标准

项　　目		项目总分	操　作　要　求	标准分数	得分	备注
评估	患儿情况	7	1. 核对解释：核对患儿腕带信息	4		

项 目		项目总分	操 作 要 求	标准分数	得分	备注
评估	患儿情况	7	如家属在场，须向其解释操作目的，以取得配合 2. 评估患儿：生命体征、意识状态、喂乳情况、黄疸程度、脐带及全身皮肤情况	3		
计划	护士准备	2	1. 修剪指甲，摘手表饰物 2. 工作服整洁，洗手、戴口罩	1 1		
	用物准备	2	准备齐全、放置合理	2		
	环境准备	2	环境安静、整洁、安全，光线适中。关闭门窗，室温 26～28 ℃	2		
	患儿准备	2	1. 喂奶后 1 h 或喂奶前 2. 生命体征正常，情绪稳定，无哭闹或烦躁不安	1 1		
实施	再次核对	5	再次核对腕带信息，姓名、性别、日龄，必要时核对其父母姓名	5		
	放置用物	5	将用物携至床边并按顺序摆好，浴盆置于床边凳上或操作台上	5		
	调水温	5	用水温计或手腕内侧测试水温是否适宜	5		
	擦洗面部	5	用单层面巾由内眦向外眦擦拭眼睛，更换小毛巾部位擦拭另一眼。然后擦耳廓及面部，用棉签清洁鼻孔	5		
	清洗头部	12	1. 抱起患儿，以左前臂托住患儿背部，左手掌托住头颈部，拇指与中指分别将患儿双耳折叠向前按住，防止水流入造成内耳感染 2. 左臂及腋下夹住患儿臀部及下肢，将头靠近小盆 3. 用温水湿润头发，根据需要使用婴儿洗发水，右手将洗发水涂于手上，洗头、耳后，然后再用温水冲洗干净，用小毛巾吸干头部水分	4 4 4		
	清洗身体	20	1. 放入浴盆：在盆内底部铺垫一块浴巾，以免患儿滑跌。移开大毛巾及纸尿裤，以左手握住患儿左肩及腋窝处使其颈枕于手腕处，用右手握住左腿靠近腹股沟处使其臀部位于手掌上，右前臂托住双腿，轻放患儿于浴盆水中 2. 清洗身体前部：松开右手，用小毛巾淋湿患儿全身，根据需要涂抹沐浴露，按顺序洗，以防遗漏部位（颈下、胸、腹、腋下、上肢、手、腹股沟、下肢、足、外生殖器）。边洗边用水冲净 3. 清洗背部：右手从患儿前方握住左肩及腋窝处，使患儿头颈部俯于护士右前臂，左手清洗患儿后颈、背部及臀部，边洗边用水冲净浴液 4. 抱出浴盆：按入浴盆的方法抱出患儿，迅速用浴巾包裹并擦干水分	5 5 5 5		

项 目		项目总分	操 作 要 求	标准分数	得分	备注
实施	观察患儿皮肤及全身情况	6	1. 脐部护理：如脐带未脱落，进行脐部护理。左手拇指、示指绷紧脐轮周围皮肤，或轻提脐带结扎线暴露脐根部；右手持棉签用碘伏由脐根部环形擦拭，每次使用1根棉签，可反复擦拭数次，直至脐窝清洁无分泌物为止，用干棉签擦干脐部	4		
			2.（口述）有臀红者，臀部擦护臀霜或鞣酸软膏	2		
	整理包被	4	包好纸尿裤，穿好清洁衣服，核对腕带和床号，必要时修剪指甲。安抚患儿	4		
	整理床单位	2	整理床单位	2		
	处理用物，洗手、记录	6	1. 清洗消毒污染的衣被，医疗垃圾按医院规定处理	2		
			2. 洗手	2		
			3. 记录	2		
评价	操作质量	6	1. 语言亲切，关爱患儿	3		
			2. 操作熟练、正确。动作轻巧、舒适安全	3		
	操作时间	3	操作时间＜15 min	3		
	操作态度	3	态度认真、和蔼	3		
	指导沟通	3	患儿安置妥当。能与患儿家属良好沟通，并能进行正确指导	3		
总分				100		

早产儿护理技能

 学习目标

1. 具有严谨慎独的工作精神，严格遵守操作原则和查对制度，关爱患儿，具备良好的沟通应变能力、临床思维能力及人文关怀素养。

2. 掌握身长（高）测量、头围测量、暖箱使用的操作目的、要点和注意事项；熟悉早产儿的护理评估及健康宣教。

3. 能够熟练、正确地为患儿实施身长（高）测量、头围测量，正确使用暖箱。

【导入案例】

一、一般资料

患儿，男，2天。

主诉：因"35周早产，呛奶2天"入院。

现病史：患儿胎龄35周，因其母宫缩发动顺产娩出，出生体重2.4 kg，羊水清，生后刺激哭声微弱，1 min阿普加评分8分，5 min评分9分。患儿口周发绀，已开奶，呛奶2天，无呕吐、腹胀，已排胎便，已排尿。

既往史：无传染病史；无手术外伤史；无输血史；无药物过敏史。

个人史：患儿胎龄35周，患儿母亲宫缩发动顺产娩出，未进行预防接种。

家族史：否认三代内家族性遗传疾病史。

二、护理体检

生命体征为T 35.5 ℃，P 138次/min，R 64次/min，BP 75/44 mmHg，WT 2.4 kg，SpO_2 94%。

查体：发育不成熟，易激惹，呼吸微弱，节律不规则，毳毛多，指（趾）甲未过指（趾）端，足底纹理少，双足略青紫，四肢末梢皮肤凉，前囟平软，口周发绀，双肺呼吸音弱，未闻及啰音。腹软，肝右侧锁骨中线肋下1 cm，剑突下1 cm，质软，边锐，脾左肋下未触及，肠鸣音2次/min。四肢肌张力减弱。握持反射减弱。

三、实验室及其他检查

（1）血常规和C反应蛋白（CRP）组合：白细胞 $8.56 \times 10^9/L$，红细胞 $2.92 \times 10^{12}/L$，血红蛋白96 g/L，血小板 $307.00 \times 10^9/L$，中性粒细胞百分比37.1%，C反应蛋白0.500 mg/L。

（2）血气分析：pH 7.35，PO_2 88 mmHg，PCO_2 50 mmHg，BE 3.5 mmol/L，SpO_2 94%，

钾 4.5 mmol/L，钠 143 mmol/L，离子钙 1.44 mmol/L，血糖 5.7 mmol/L。

（3）胃食管造影检查：食管黏膜皱襞完整，未见增粗、迂曲、狭窄。水平胃，胃黏膜完整，未见明显异常。

四、心理及社会评估

家庭成员来自城镇家庭，父母均为大学毕业，自由职业，经济状况较可。家庭成员对患儿治疗均持积极态度。

五、主要诊疗过程

入院初步诊断：早产儿（胎龄等于或大于 32 周，但小于 37 周）。

入院后完善相关检查，患儿为早产儿，各系统发育不成熟。入院后置于暖箱中，予以保暖；呼吸系统发育不成熟，加强气道管理；易呛奶，予抗感染治疗预防吸入性肺炎；吞咽、消化功能差，予以营养支持；予肠道微生态制剂调节肠道菌群；给予维生素 K_1 防治新生儿出血。经治疗后，患儿病情好转，第 14 天出院。

任务一 早产儿护理评估及护理诊断

根据提供的病例，评估该患儿本次入院相关的健康史、阳性体征、辅助检查等，提出入院时该患儿存在的主要护理问题。

一、健康史

35周早产，呛奶2天。

二、身体状况（阳性体征）

体温35.5 ℃，发育不成熟，易激惹，呼吸微弱，节律不规则，毳毛多，指（趾）甲未过指（趾）端，足底纹理少，双足略青紫，四肢末梢皮肤凉，前囟平软，口周发绀，双肺呼吸音弱，未闻及啰音。四肢肌张力减弱。握持反射减弱。

三、辅助检查

（1）血常规和C反应蛋白组合：红细胞2.92×10^{12}/L，血红蛋白96 g/L。结果提示存在早产儿贫血。

（2）血气分析：pH 7.35，PO_2 88 mmHg，PCO_2 50 mmHg，SpO_2 94%。结果提示二氧化碳分压偏高，血氧饱和度偏低。

（3）胃食管造影检查：食管黏膜皱襞完整，未见增粗、迂曲、狭窄。水平胃，胃黏膜完整，未见明显异常。结果提示患儿呛奶原因排除先天性食管发育异常，可能与早产儿吞咽能力差有关。

四、心理及社会状况

患儿父母均为大学毕业，经济状况较可，且对治疗均持积极态度。经评估家属配合度高，社会支持较好。

五、主要诊疗过程

入院初步诊断：早产儿（胎龄等于或大于32周，但小于37周）。

患儿为早产儿，各系统发育不成熟。入院后置于暖箱中，予以保暖；呼吸系统发育不成熟，加强气道管理；易呛奶，予抗感染治疗预防吸入性肺炎；吞咽、消化功能差，予以营养支持；予肠道微生态制剂调节肠道菌群；给予维生素K_1防治新生儿出血。经治疗后，患儿病情好转，第14天出院。

六、护理诊断/问题

（1）体温过低　与体温调节功能差等有关。

（2）自主呼吸受损　与呼吸中枢发育不成熟、呼吸肌无力有关。

（3）有感染的危险　与免疫功能不完善、呛奶引发吸入性肺炎有关。

（4）有窒息的危险　与呛奶有关。

（5）潜在并发症：出血。

任务二 身长（高）测量

患儿入院后，护士为其进行身长（高）的测量以评估其发育情况。

【主要用物】

身长测量板（3岁以下）或立位测量器（3岁及以上）、清洁布、手消毒剂、护理记录单。

【实施操作】

一、操作流程

具体操作流程见表6.2.1。

表6.2.1 身长（高）测量操作流程

简要流程	操 作 要 点	图 示
护士准备	素质要求：着装整洁	
评估解释	1. 核对解释：核对患儿信息，向患儿家属解释并取得配合 2. 评估患儿：评估患儿的生命体征、胎龄、日龄等	
操作准备	1. 护士：工作服整洁，洗手、戴口罩 2. 用物：备齐用物，放置合理 3. 环境：环境整洁，光线充足，温湿度适宜 4. 患儿：更换尿布，脱去鞋帽	
操作过程	【卧位测量法】（3岁以下） 1. 核对：核对患儿床号、姓名、腕带 2. 将清洁布铺于测量板上 3. 摆体位：脱去患儿鞋帽，仅穿单衣裤，将其仰卧于测量板上，将头扶正，头顶紧贴测量板的顶端（图6.2.1） 4. 读数：测量者一手按住患儿双膝使其双下肢伸直，一手推动滑板紧贴患儿足底，读出身长厘米数 5. 穿好衣服，包好包被 6. 洗手，记录测量结果 【立位测量法】（3岁及以上） 1. 核对：核对患儿床号、姓名、腕带 2. 摆体位：脱去患儿鞋帽，仅穿单衣裤，呈立正姿势，双眼平视正前方，头部保持正中位，双臂自然下垂，足跟并拢，足尖分开约60°，足跟、臀部、两肩胛、枕骨粗隆同时紧贴测量杆 3. 读数：将推板轻轻推至头顶，推板与测量杆成90°，读出身高厘米数 4. 穿好衣服 5. 洗手记录：洗手，记录测量结果	 图6.2.1 身长测量法
操作后	1. 整理用物，及时清洗，消毒备用 2. 洗手	

二、简要操作流程图

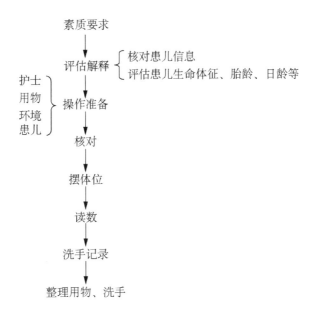

素质要求

评估解释 { 核对患儿信息
评估患儿生命体征、胎龄、日龄等 }

护士
用物
环境
患儿

操作准备

核对

摆体位

读数

洗手记录

整理用物、洗手

三、操作注意事项

（1）身长测量时，测量板与婴幼儿足底垂直，推动滑板时动作应轻快。

（2）3岁以下仰卧位测量身长，3岁及以上立位测量身高。

（3）读数要准确，精确至 0.1 cm。

四、健康教育

（1）向家属宣教测量身长（高）的目的及注意事项。

（2）向家属宣教体格监测的重要意义。

【操作测评】

操作测评内容见表 6.2.2。

表 6.2.2　身长（高）测量操作评分标准

项	目	项目总分	操 作 要 求	标准分数	得分	备注
评估	患儿情况	5	1. 核对患儿信息 2. 评估患儿的生命体征、胎龄、日龄等	2 3		
计划	护士准备	2	洗手、戴口罩方法正确	2		
	用物准备	3	准备齐全、放置合理	3		
	环境准备	2	环境整洁，光线充足，温湿度适宜	2		
	患儿准备	3	更换尿布，脱去鞋帽	3		
实施	身长测量					
	核对	6	核对患儿床号、姓名、腕带	6		
	铺清洁布	4	将清洁布铺于测量板上	4		

项 目		项目总分	操 作 要 求	标准分数	得分	备注
实施	摆体位	25	1. 脱去患儿鞋帽，仅穿单衣裤 2. 将其仰卧于测量板上，将头扶正，头顶紧贴测量板的顶端	10 15		
	读数	20	一手按住患儿双膝使其双下肢伸直，一手推动滑板紧贴患儿足底，读出身长厘米数	20		
	穿衣	5	穿好衣服，包好包被	5		
	洗手记录	5	洗手，记录测量值	5		
	整理用物	5	整理用物，洗手	5		
			身高测量			
	核对	5	核对患儿床号、姓名、腕带	5		
	摆体位	30	1. 脱去患儿鞋帽，仅穿单衣裤 2. 呈立正姿势，双眼平视正前方，头部保持正中位，双臂自然下垂，足跟靠拢，足尖分开约 60°，足跟、臀部、两肩胛、枕骨粗隆同时紧贴测量杆	10 20		
	读数	20	将推板轻轻推至头顶，推板与测量杆成 90°，读出身高厘米数	20		
	穿衣	5	穿好衣服	5		
	洗手记录	5	洗手，记录测量值	5		
	整理用物	5	整理用物，洗手	5		
评价	操作质量	6	1. 操作熟练、正确、动作连贯 2. 测量结果准确	3 3		
	操作时间	3	操作时间 < 10 min	3		
	操作态度	3	态度严谨、认真	3		
	指导沟通	3	关爱患儿，治疗性沟通有效，体现对患儿的关爱	3		
总分				100		

任务三　头围测量

患儿入院后，护士为其进行头围的测量以评估其颅骨及脑的发育。

【主要用物】
软尺、手消毒剂、护理记录单。

【实施操作】

一．操作流程

具体操作流程见表 6.2.3。

表 6.2.3　头围测量操作流程

简要流程	操 作 要 点	图　　示
护士准备	素质要求：着装整洁	
评估解释	1. 核对解释：核对患儿信息，向患儿家属解释并取得配合 2. 评估患儿：评估患儿的生命体征、胎龄、日龄等	
操作准备	1. 护士：工作服整洁，洗手、戴口罩 2. 用物：备齐用物，放置合理 3. 环境：环境整洁，光线充足，温湿度适宜 4. 患儿：更换尿布，脱去帽子	
操作过程	1. 核对：核对患儿床号、姓名、腕带 2. 测量： （1）脱去帽子，头发过长或过多应将其拨开 （2）将软尺零点固定于一侧眉弓上缘，软尺紧贴头皮绕枕骨结节最高点及另一侧眉弓上缘回到零点 3. 读数：读出头围厘米数 4. 洗手记录：洗手，记录测量结果（图 6.2.2）	 图 6.2.2　头围的测量
操作后	1. 整理用物，及时清洗，消毒备用 2. 洗手	

二、简要操作流程图

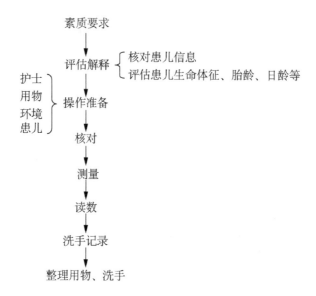

三、操作注意事项

（1）头围测量须经过三个解剖位置：两侧眉弓上缘及枕骨结节。

（2）测量过程中保护婴幼儿安全。

（3）所测数值与前次差异较大时，应重新测量。

四、健康教育

（1）向家属宣教测量头围的目的及注意事项。

（2）向家属宣教体格监测的重要意义。

【操作测评】

操作测评内容见表6.2.4。

表6.2.4 头围测量操作评分标准

项　　目		项目总分	操　作　要　求	标准分数	得分	备注
评估	患儿情况	5	1. 核对患儿信息 2. 评估患儿的生命体征、胎龄、日龄等	2 3		
计划	护士准备	2	洗手、戴口罩方法正确	2		
	用物准备	3	准备齐全、放置合理	3		
	环境准备	2	环境整洁，光线充足，温湿度适宜	2		
	患儿准备	3	更换尿布，脱去帽子	3		
实施	核对	10	核对患儿床号、姓名、腕带	10		
	测量	30	1. 脱去帽子，头发过长或过多应将其拨开 2. 将软尺零点固定于一侧眉弓上缘，软尺紧贴头皮绕枕骨结节最高点及另一侧眉弓上缘回到零点	10 20		

项	目	项目总分	操 作 要 求	标准分数	得分	备注
实施	读数	10	读出头围厘米数	10		
	洗手记录	10	洗手，记录测量值	10		
	整理用物	10	整理用物，洗手	10		
评价	操作质量	6	1. 操作熟练、正确、动作连贯 2. 测量结果准确	3 3		
	操作时间	3	操作时间＜ 10 min	3		
	操作态度	3	态度严谨、认真	3		
	指导沟通	3	关爱患儿，治疗性沟通有效，体现对患儿的关爱	3		
总分				100		

任务四　暖箱的使用

患儿入院后，经评估需要入暖箱，正确将该患儿置入暖箱。

【主要用物】

已消毒的暖箱、蒸馏水、床褥、床单、早产儿鸟巢、纸尿裤、体温计、手消毒剂、护理记录单。

【实施操作】

一、操作流程

具体操作流程见表 6.2.5。

表 6.2.5　暖箱使用操作流程

简要流程	操作要点	图　示
护士准备	1. 素质要求：着装整洁 2. 两人核对医嘱	
评估解释	1. 核对解释：核对患儿信息，向患儿家属解释并取得配合 2. 评估患儿：评估患儿的胎龄、日龄、生命体征、出生体重、皮肤是否完整等	
操作准备	1. 护士：工作服整洁，洗手、戴口罩 2. 用物：备齐用物，放置合理 　暖箱已消毒备用，性能良好；铺好箱内婴儿床，放置早产儿鸟巢 3. 环境：环境整洁，光线充足，温湿度适宜 4. 患儿：更换纸尿裤	
操作过程	【入箱前准备】 1. 核对：核对患儿床号、姓名、腕带 2. 加湿化水：将蒸馏水加入暖箱水槽中至水位线（图6.2.3） 3. 预热：打开电源，根据患儿日龄及体重设置箱温 4. 调节湿度：维持箱内湿度在55%～65% 【入箱】 1. 入箱：将患儿除去包被，仅穿单衣及纸尿裤侧卧于暖箱内（图6.2.4） 2. 调节体位：根据病情选择合适体位，该患儿选择头高足低位，将床头抬高15° 3. 记录：记录入箱时间、体温 4. 观察：密切观察患儿面色、呼吸、心率、体温变化，体温未升前，每1h巡视记录，正常后每2～4h测量并记录1次；根据体温变化调节箱温	 图 6.2.3　加湿化水

简要流程	操 作 要 点	图 示
操作过程	5. 消毒：暖箱每日擦拭，水槽内蒸馏水每日更换；长期使用暖箱时，每周更换 1 次暖箱并进行彻底消毒 【出箱】（患儿体重达到 2 000 g 或以上，体温正常） 1. 核对：再次核对医嘱及患儿信息 2. 穿衣：为患儿穿好衣服，包好包被 3. 洗手记录：洗手，记录出箱时间、生命体征、体重 4. 暖箱终末消毒	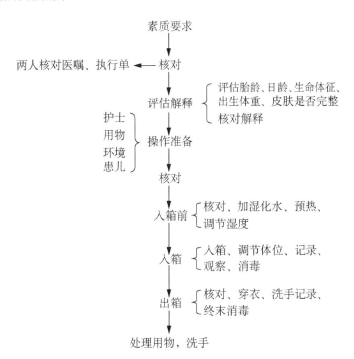 图 6.2.4　入箱
操作后	1. 整理用物，及时清洗，消毒备用 2. 洗手	

二、简要操作流程图

```
                    素质要求
                      │
                      ▼
两人核对医嘱、执行单 ◄─── 核对
                      │
                      ▼          ┌ 评估胎龄、日龄、生命体征、
                    评估解释 ┤  出生体重、皮肤是否完整
        ┌             │          └ 核对解释
  护士   │             ▼
  用物   ├──── 操作准备
  环境   │             │
  患儿   └             ▼
                    核对
                      │
                      ▼          ┌ 核对、加湿化水、预热、
                    入箱前 ┤  调节湿度
                      │          └
                      ▼          ┌ 入箱、调节体位、记录、
                    入箱   ┤  观察、消毒
                      │          └
                      ▼          ┌ 核对、穿衣、洗手记录、
                    出箱   ┤  终末消毒
                      │          └
                      ▼
              处理用物，洗手
```

三、操作注意事项

（1）定时测量体温，根据体温调节箱温，并做好记录。

（2）为维持箱内温度恒定，一切操作尽量在箱内进行，尽可能少打开箱门。

（3）工作人员入箱操作、检查、接触患儿前，必须洗手，防止交叉感染。

（4）根据患儿病情调节体位。该患儿呛奶，为预防窒息及吸入性肺炎的发生，采取侧卧位，保持头高足低。

四、健康教育

患儿经过治疗，病情好转，拟于今日出院。请为其家属进行健康教育。

（1）指导家属注意加强体温的监测及预防感染等护理措施。鼓励母乳喂养，指导早

产儿出院后定期门诊检查。

（2）指导早产儿出生后 2 周开始使用维生素 D 制剂，出生后 2 个月左右补充铁剂，预防佝偻病和贫血。

（3）按照计划免疫程序进行预防接种，并定期进行生长发育监测。

【操作测评】

操作测评内容见表 6.2.6。

表 6.2.6 暖箱使用操作评分标准

项　目		项目总分	操　作　要　求	标准分数	得分	备注
评估	患儿情况	5	1. 核对患儿信息 2. 评估胎龄、日龄、生命体征、出生体重、皮肤是否完整等	2 3		
计划	护士准备	2	洗手、戴口罩方法正确	2		
	用物准备	3	1. 准备齐全、放置合理 2. 暖箱已消毒备用，性能良好；铺好箱内婴儿床，放置早产儿鸟巢	1 2		
	环境准备	3	环境整洁，室温 24～26 ℃，相对湿度 55%～65%	3		
	患儿准备	2	更换纸尿裤	2		
实施	入箱前准备					
	核对	6	核对患儿床号、姓名、腕带	6		
	加湿化水	5	将蒸馏水加入暖箱水槽中至水位线	5		
	预热	4	打开电源，根据患儿日龄及体重设置箱温	4		
	调节湿度	5	维持箱内湿度在 55%～65%	5		
	入箱					
	入箱	3	将患儿包被除去，仅穿单衣及纸尿裤侧卧于暖箱内	3		
	调节体位	5	根据病情选择合适体位，该患儿选择头高足低位，将床头抬高 15°	5		
	记录	5	记录入箱时间、体温	5		
	观察	8	1. 口述：密切观察患儿面色、呼吸、心率、体温变化，体温未升前，每 1 h 巡视记录，正常后每 2～4 h 测量并记录 1 次 2. 根据体温变化调节箱温	4 4		
	消毒	6	1. 口述：暖箱每日擦拭，水槽内蒸馏水每日更换 2. 长期使用暖箱时，每周更换 1 次暖箱并进行彻底消毒	3 3		

项 目		项目总分	操 作 要 求	标准分数	得分	备注
实施			出箱			
	核对	5	再次核对医嘱及患儿信息	5		
	穿衣	5	为患儿穿好衣服，包好包被	5		
	洗手记录	5	1. 洗手 2. 记录出箱时间、生命体征、体重	2 3		
	终末消毒	3	口述：暖箱终末消毒	3		
	整理用物	3	用物及时清洗，消毒备用	3		
	洗手	2	洗手	2		
评价	操作质量	6	1. 操作熟练、正确、动作连贯 2. 查对到位，操作流程合理	3 3		
	操作时间	3	操作时间＜ 10 min	3		
	操作态度	3	态度严谨、认真	3		
	指导沟通	3	关爱患儿，治疗性沟通有效，体现对患儿的关爱	3		
总分				100		

项目三

腹泻患儿护理技能

 学习目标

1. 具有严谨求实的工作态度，严格遵守无菌操作原则和查对制度。具有团结协作的精神和严谨、细致、慎独的职业素养。具备关爱、尊重患儿及家属，主动为患儿缓解不适，促进患儿恢复健康的职业态度和精神。

2. 掌握儿童体重测量、头皮针静脉输液、臀红护理的操作前准备、操作方法和注意事项。能够准确评估患儿的臀红程度。

3. 能够具体问题具体分析，对本案例中的患儿进行相应的护理评估，正确做出相应的护理诊断。能够熟练、正确地为患儿进行体重测量、头皮针静脉输液、臀红护理。

【导入案例】

一、一般资料

患儿，男，7月余。

主诉：发热伴腹泻、呕吐2天。

现病史：患儿2天前开始发热，体温37.8 ℃，起病1天即出现呕吐，每天呕吐4～6次，为胃内容物，呈非喷射性，量大。随后腹泻，大便每天10余次，为黄色稀水便，蛋花汤样带少量黏液，无脓血及特殊臭味，无气促、呼吸困难，无抽搐。曾在当地医院治疗1天无效，转院。患儿自患病以来，精神、食欲、睡眠欠佳，尿少2天。

既往史：既往体健，否认传染病史，否认外伤史和手术史，否认输血史，否认药物、食物过敏史。

个人史：系第2胎，第1产，足月顺产，部分母乳喂养，尚未添加转乳期食物。按计划进行预防接种。

家族史：家族中无遗传性疾病，父母亲非近亲婚配，身体健康。

二、护理检查

生命体征为 T 37.5 ℃，P 130次/min，R 35次/min，BP 80/50 mmHg，SpO₂ 95%。

查体：精神欠佳，面色苍白，反应差，哭声微弱，肢端湿冷。全身皮肤黏膜无黄染、皮疹，皮肤弹性较差，未见明显水肿。全身浅表淋巴结无肿大及压痛。头部外形正常无畸形，颈软，毛发稀黄。前囟、眼窝明显凹陷。眼睑无水肿、下垂及闭合不全，巩膜无黄染，结膜无充血水肿，双侧瞳孔等大等圆，对光反射正常。口唇黏膜干燥。胸廓对称，双肺呼吸音清晰。心律齐，心率 130 次 /min，心音有力。腹软，肠鸣音亢进。肝肋下 3.5 cm，质软，无触痛。脾肋下未触及。脊柱、四肢无畸形，活动可。指（趾）甲床苍白。生理反射存在，病理反射未引出。

三、实验室及其他检查

（1）血常规：红细胞 3×10^{12}/L，血红蛋白 70 g/L，白细胞 8.0×10^9/L，淋巴细胞（L）百分比 65%，中性粒细胞百分比 40%，血小板 150×10^9/L，网织红细胞（Rtc）百分比 0.9%。

（2）大便常规：黄绿色伴少量黏液、奶瓣。大便镜检有脂肪滴。白细胞 4～5/HP。

（3）血生化：血钾 3.8 mmol/L，血钠 146 mmol/L，血清总钙 2.25 mmol/L。

（4）血气分析：pH 7.30，血 HCO_3^- 20 mmol/L，CO_2CP 16 mmol/L。

（5）病原学检查：ELISA 法检测轮状病毒抗体阳性。

（6）有关铁代谢的检查：血清铁蛋白（SF）12 μg/L（正常参考值 15～200 μg/L），血清铁（SI）8.8 μmol/L（正常参考值 9.0～32.2 μmol/L）。

四、心理及社会状况

家属担心患儿病情，情绪急躁，文化程度中等，对疾病有一定的认识，但是欠缺一些喂养及相关疾病护理知识。患儿家庭居住环境良好，经济状况尚可，卫生习惯良好。

五、主要诊疗过程

入院诊断为：急性轮状病毒肠炎、中度脱水伴轻度代谢性酸中毒、营养性缺铁性贫血（中度）。

入院当天完善相关辅助检查，如血常规、大便常规、血生化、血气分析、病原学检查等。给予患儿液体疗法，以纠正脱水、电解质和酸碱平衡紊乱；合理用药（应用益生菌、蒙脱石散）；营养支持，调整饮食等对症治疗，加强护理，预防并发症。患儿血红蛋白为 70 g/L，血清铁为 8.8 μmol/L，给予口服铁剂治疗。入院 3 天后，腹泻症状缓解，脱水症状消失，体温恢复正常，无全身中毒症状发生。第 4 天复查血象，网织红细胞百分比为 1.4%。嘱患儿家属定期复查血常规，以观察铁剂的疗效。出院前患儿精神状态良好，体温在正常范围内，大便正常。

任务一 腹泻患儿护理评估及护理诊断

根据提供的案例，评估该患儿本次入院相关的健康史、阳性体征、辅助检查等，询问患儿目前症状、睡眠、饮食、二便等情况，并提出该案例中患儿的主要护理诊断。

一、健康史

患儿月龄为 7 月余。2 天前开始发热，体温 37.8 ℃，起病 1 天即出现呕吐，每天呕吐 4～6 次，为胃内容物，呈非喷射性，量大。随后腹泻，大便每天 10 余次，为黄色稀水便，蛋花汤样带少量黏液，无脓血及特殊臭味，无气促、呼吸困难，无抽搐。尿少 2 天。部分母乳喂养，尚未添加转乳期食物。

二、身体状况（阳性体征）

查体患儿体温 37.5 ℃。精神状态差，面色苍白，反应差，哭声微弱，肢端湿冷。皮肤弹性差，未见明显水肿。毛发稀黄。前囟、眼窝明显凹陷。口唇黏膜干燥。腹软，肠鸣音亢进。肝肋下 3.5 cm，质软，无触痛。指（趾）甲甲床苍白。

三、辅助检查

（1）血常规：红细胞 3×10^{12}/L，血红蛋白 70 g/L，淋巴细胞百分比 65%。

（2）大便常规：黄绿色伴少量黏液、奶瓣。大便镜检有脂肪滴。白细胞 4～5/HP。

（3）血生化：血钾 3.8 mmol/L，血钠 146 mmol/L。

（4）血气分析：pH 7.30，血 HCO_3^- 20 mmol/L，CO_2CP 16 mmol/L。

（5）病原学检查：ELISA 法检测轮状病毒抗体阳性。

（6）有关铁代谢的检查：血清铁蛋白 12 μg/L，血清铁 8.8 μmol/L。

四、心理及社会状况

家属对患儿疾病产生担心、着急，对疾病有一定的认识，文化程度中等，但是欠缺一些喂养及相关疾病护理知识。患儿家庭居住环境良好，经济状况尚可，卫生习惯良好。

五、主要诊疗过程

入院诊断为：急性轮状病毒肠炎、中度脱水伴轻度代谢性酸中毒、营养性缺铁性贫血（中度）。

入院当天完善相关辅助检查。给予患儿液体疗法、合理用药、营养支持等对症治疗，加强护理，预防并发症。同时发现患儿存在缺铁性贫血，给予口服铁剂治疗。入院 3 天后，腹泻症状缓解，脱水症状消失，体温恢复正常，无全身中毒症状发生。第 4 天复查血象，网织红细胞百分比升高。嘱患儿家属定期复查血常规，以观察铁剂的疗效。出院前患儿精神状态良好，体温在正常范围内，大便正常。

六、护理诊断/问题

（1）体液不足 与吐、泻丢失和摄入量不足有关。

（2）腹泻 与轮状病毒感染有关。

（3）体温过高　与轮状病毒感染等有关。

（4）营养失调：铁元素低于机体的需要量　与喂养不当有关。

（5）有皮肤完整性受损的危险　与大便刺激臀部皮肤有关。

（6）知识缺乏：家属缺乏喂养知识及腹泻、缺铁性贫血的防治知识。

任务二　体重测量

患儿入院当天，须纠正脱水、电解质和酸碱平衡紊乱，给予液体疗法。补液量的确定须根据患儿的体重计算。请为该患儿测量体重。

【操作目的】

评价患儿体格发育和营养状况；为临床观察病情变化、用药、输液、奶量计算提供依据。

【主要用物】

电子体重秤、一次性垫巾、免洗手消毒剂、护理记录单（按需准备）。

【实施操作】

一、操作流程

具体操作流程见表 6.3.1。

表 6.3.1　体重测量操作流程

简要流程	操作要点	图示
护士准备	素质要求：仪表大方，举止端庄，态度和蔼，语言温和恰当。着装整洁	
评估解释	1. 核对解释：核对患儿信息，包括姓名、床号、住院号，向患儿家属解释操作目的，以取得配合 2. 评估患儿：年（月）龄、性别、营养及生长发育情况	
操作准备	1. 护士：修剪指甲，摘手表饰物。工作服整洁，洗手、戴口罩 2. 用物：备齐用物，放置合理 3. 环境：环境安静、整洁，光线适中。温湿度适宜 4. 患儿或家属：知晓于晨起空腹排尿后或进食 1～2 h 后测量	
操作过程	1. 再次核对患儿姓名、性别、腕带、年（月）龄，必要时核对其父母姓名 2. 将电子体重秤接通电源，确认功能正常 3. 将一次性垫巾铺在体重秤上，体重秤校正调零 4. 脱去患儿衣服及纸尿裤，将患儿轻轻放于秤盘上，操作者一手悬于患儿上方，适当防护，以防坠落（图 6.3.1）。称量时患儿不可接触其他物体或摇动，数值稳定后准确读数至 10 g 5. 告知家属测量的结果。亲自或嘱家属为患儿穿好衣服及纸尿裤 6. 口述：若天气寒冷或患儿体温偏低、病重，先称出	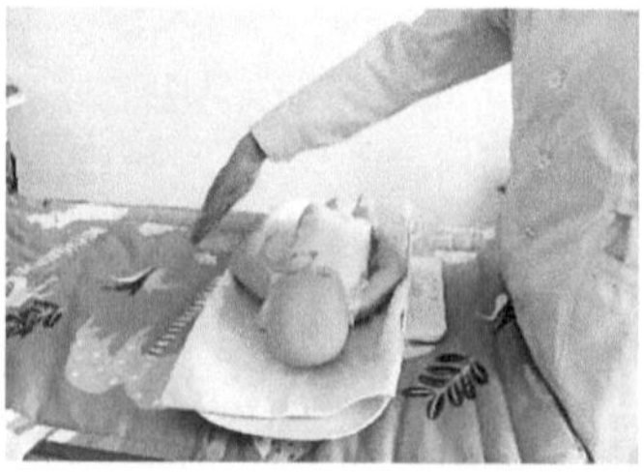 图 6.3.1　称量时一手悬于患儿上方

简要流程	操 作 要 点	图 示
操作过程	患儿衣服、纸尿裤、毛毯的重量，然后给患儿穿上称过的衣服，包好毛毯再测量重量，减去衣物重量即得患儿体重 7. 口述：不合作或病重的患儿，由成人抱着一起称重，称后减去衣物及成人体重即得患儿体重 8. 整理用物 9. 洗手、记录	
操作后	1. 用物处理：整理用物，垃圾分类处理 2. 洗手、记录、摘口罩	

二、简要操作流程图

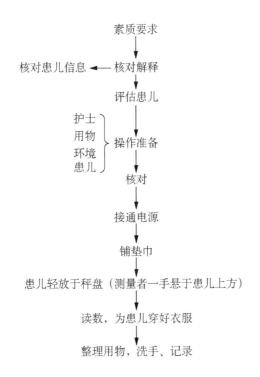

素质要求

核对患儿信息 ◄—— 核对解释

评估患儿

护士
用物
环境
患儿 } 操作准备

核对

接通电源

铺垫巾

患儿轻放于秤盘（测量者一手悬于患儿上方）

读数，为患儿穿好衣服

整理用物，洗手、记录

三、操作注意事项

（1）测量体重前必须校正磅秤。

（2）每次测量应在同一磅秤、同一时间进行，以进食1～2 h后或晨起空腹排尿后为佳。

（3）测得数值与前次差异较大时，应重新测量核对，患儿体重变化较大应报告医生。

四、健康宣教

（1）向家属解释患儿体重变化的原因及体重的临床意义。

（2）向家属介绍患儿腹泻期间的饮食调整及痊愈后添加辅食的重要性。

【操作测评】

操作测评内容见表 6.3.2。

表 6.3.2　体重测量操作评分标准

项	目	项目总分	操 作 要 求	标准分数	得分	备注
评估	患儿情况	7	1. 核对患儿腕带信息 2. 评估患儿年（月）龄、性别、病情、营养及生长发育情况 3. 向患儿家属解释操作目的，以取得配合	3 2 2		
计划	护士准备	2	修剪指甲，摘手表饰物。工作服整洁，洗手、戴口罩	2		
	用物准备	2	准备齐全、放置合理	2		
	环境准备	2	环境安静、整洁，光线适中。温湿度适宜	2		
	患儿准备	2	知晓于进食 1～2 h 后或晨起空腹排尿后测量	2		
实施	患儿体重测量	70	1. 再次核对患儿姓名、性别、腕带、年（月）龄，必要时核对其父母姓名 2. 将电子体重秤接通电源，确认功能正常 3. 将一次性垫巾铺在体重秤上，电子秤校正调零 4. 脱去患儿衣服及纸尿裤，将患儿轻轻放于秤盘上，操作者一手悬于患儿上方，适当防护，以防坠落。称量时患儿不可接触其他物体或摇动，数值稳定后准确读数至 10 g 5. 告知家属测量的结果。亲自或嘱家属为患儿穿好衣服及纸尿裤 6. 口述：若天气寒冷或患儿体温偏低、病重，先称出患儿衣服、纸尿裤、毛毯的重量，然后给患儿穿上称过的衣服，包好毛毯再测量重量，减去衣物重量即得患儿体重 7. 口述：不合作或病重的患儿，由成人抱着一起称重，称后减去衣物及成人体重即得患儿体重 8. 整理用物 9. 洗手、记录	10 5 10 10 10 10 5 5 5		
评价	操作质量	6	1. 体重测量有效，语言亲切 2. 操作规范、熟练，动作轻巧、准确	3 3		
	操作时间	3	操作时间＜ 5 min	3		
	操作态度	3	态度认真、和蔼，关爱患儿	3		
	指导沟通	3	能与患儿及家属良好沟通，并能进行正确指导	3		
总分				100		

任务三　头皮针静脉输液

患儿入院当天，须纠正脱水、电解质和酸碱平衡紊乱，给予液体疗法。医生已根据患儿体重计算出补液量，护士遵医嘱静脉输液。请为该患儿进行头皮针静脉输液。

【主要用物】

治疗盘、液体及药物、输液器、头皮针、棉签、安尔碘、弯盘、输液贴、治疗巾、执行单、医嘱单，根据需要准备肥皂、纱布、剃刀、约束用品。

【实施操作】

一、操作流程

具体操作流程见表6.3.3。

表6.3.3　头皮针静脉输液操作流程

简要流程	操作要点	图示
护士准备	1. 素质要求：着装整洁 2. 双人核对：双人核对医嘱单、执行单	
评估解释	1. 核对解释：核对患儿床号、姓名及腕带信息，向患儿家属解释并取得配合 2. 评估患儿：评估患儿局部皮肤及血管情况、用药史、过敏史、配合程度等	
操作准备	1. 护士：工作服整洁，洗手，戴口罩 2. 用物：备齐用物，放置合理 3. 环境：环境整洁，光线充足，半小时前无人打扫 4. 患儿：患儿家属知晓用药目的及配合要点，患儿排尿	
操作过程	【准备药液】 1. 核对：核对医嘱单、执行单、输液贴 2. 检查药液：检查药液包装、质量及有效期 3. 检查用物：依次检查用物的包装、质量及有效期 4. 消毒瓶塞，取出输液器，将针头插入瓶塞至针头根部，关闭输液器调节器 【头皮静脉穿刺】 1. 核对：核对患儿床号、姓名及腕带信息 2. 将药液挂于输液架上	

简要流程	操 作 要 点	图 示
操作过程	3. 排气：打开输液器开关，排气（液体不排出头皮针） 4. 对光检查有无气泡 5. 摆体位：协助患儿取仰卧或侧卧位，头下垫治疗巾及小枕。助手固定患儿躯干及上肢，双手扶头，必要时采用全身约束法 6. 选择静脉：操作者立于患儿头端，选择穿刺静脉，一般选用额上静脉、颞浅静脉和耳后静脉。必要时剃去局部毛发 7. 准备输液贴 8. 消毒穿刺部位：消毒皮肤两遍 9. 再次核对：患儿姓名、床号及药物 10. 再次排气，检查气泡 11. 固定皮肤：操作者用一手拇指、示指分别固定静脉两端皮肤 12. 进针：在距静脉最清晰点向后移 0.3 cm 将针头近似平行刺入头皮，然后将针头稍挑起，沿静脉走行向心方向穿刺（图 6.3.2） 13. 松调节器：见回血后松开调节器 14. 固定：如点滴通畅，针尖处无肿胀，用胶布固定 15. 调节滴速：滴速每分钟不超过 20 滴 16. 再次核对：患儿床号、姓名及药物信息 17. 填写输液卡，挂于输液架 18. 安置体位：将患儿置于舒适体位 19. 健康指导：向家长指导注意事项 20. 洗手记录：洗手，记录输液时间、滴速、有无不良反应 21. 整理用物 【拔针】 1. 核对：患儿姓名、床号及腕带 2. 关闭调节器 3. 拔出针头 4. 压迫止血 5. 安置体位 6. 交代注意事项 7. 洗手，记录输液结束时间	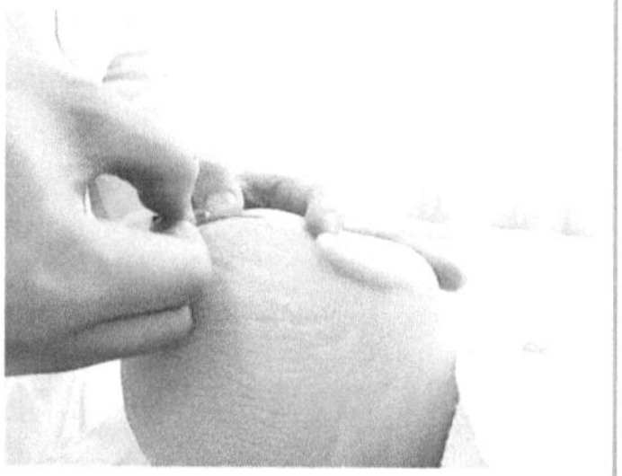 图 6.3.2　头皮静脉穿刺进针
操作后	1. 整理用物，及时清洗，消毒备用 2. 洗手	

二、简要操作流程图

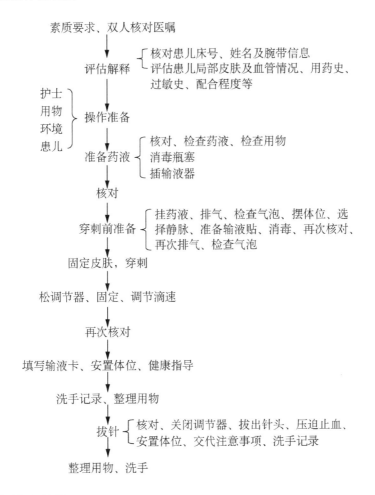

三、操作注意事项

（1）严格执行无菌技术操作与查对制度，合理安排输液顺序，注意配伍禁忌。

（2）穿刺中注意巡视患儿，观察患儿面色及一般情况。

（3）需 24 h 输液者，应更换输液装置，超过 48 h 应更换注射部位及输液器。

（4）需长期输液者，要注意保护和合理使用静脉，必要时选择静脉留置针。

（5）根据患儿病情、年（月）龄及药物性质等调节输液速度。

（6）加强输液后巡视，观察有无全身输液反应及局部反应，以及各连接管处有无漏液、输液是否通畅等。

（7）穿刺后若回血呈鲜红色，说明误入动脉，应拔出针头，压迫至无出血，重新选择静脉穿刺。

（8）备皮时，动作要轻柔、敏捷，以免损伤皮肤。

四、健康宣教

（1）指导家属输液过程中不可随意调节滴速，若出现任何不适，及时联系护士。

（2）向家属宣教静脉输液的目的。

（3）指导家属注意安抚患儿情绪。

【操作测评】

操作测评内容见表 6.3.4。

表 6.3.4　头皮针静脉输液操作评分标准

项目		项目总分	操作要求	标准分数	得分	备注
评估	患儿情况	6	1. 双人核对医嘱 2. 核对患儿床号、姓名及腕带信息 3. 评估局部皮肤及血管、用药史、过敏史、配合程度等	2 2 2		
计划	护士准备	2	洗手、戴口罩方法正确	2		
	用物准备	3	准备齐全、放置合理	3		
	环境准备	2	环境整洁，光线充足，半小时前无人打扫	2		
	患儿准备	2	患儿家属知晓用药目的及配合要点，患儿排尿	2		
实施	准备药液					
	核对	2	核对医嘱单、执行单、输液贴	2		
	检查药液	2	检查药液包装、质量及有效期	2		
	检查用物	2	依次检查用物的包装、质量及有效期	2		
	插输液器	1	消毒瓶塞，取出输液器，将针头插入瓶塞至针头根部，关闭输液器调节器	1		
	头皮静脉穿刺					
	核对	3	核对患儿床号、姓名及腕带信息	3		
	挂药液	1	将药液挂于输液架上	1		
	排气，检查气泡	4	1. 打开输液器开关，排气 2. 对光检查有无气泡	2 2		
	摆体位	2	协助患儿取仰卧或侧卧位，头下垫治疗巾及小枕	2		
	选择静脉	2	操作者立于患儿头端，选择穿刺静脉，必要时剃去局部毛发	2		
	准备输液贴	2	准备输液贴	2		
	再次核对	3	核对患儿姓名、床号及药物	3		
	再次排气，检查气泡	4	1. 再次排气 2. 检查气泡	2 2		
	固定皮肤	2	操作者用一手拇指、示指分别固定静脉两端皮肤	2		
	进针	3	在距静脉最清晰点向后移 0.3 cm 将针头近似平行刺入头皮，然后将针头稍挑起，沿静脉走行向心方向穿刺	3		
	松调节器	3	见回血后松开调节器	3		
	固定	3	如点滴通畅，针尖处无肿胀，用胶布固定	3		
	调节滴速	6	滴速每分钟不超过20滴	6		

项 目		项目总分	操 作 要 求	标准分数	得分	备注
实施	再次核对	3	核对患儿床号、姓名及药物信息	3		
	填输液卡	2	填写输液卡，挂于输液架	2		
	安置体位	2	将患儿置于舒适体位	2		
	健康指导	3	向家属指导注意事项	3		
	洗手记录	2	记录输液时间、滴速、有无不良反应	2		
	整理用物	2	分类处理垃圾	2		
	拔针	10	1. 核对患儿床号、姓名及腕带信息 2. 关闭调节器 3. 拔出针头 4. 压迫止血 5. 安置体位，安抚患儿 6. 交代注意事项 7. 洗手，记录输液结束时间	2 1 1 1 2 2 1		
	整理用物	1	分类处理垃圾，洗手	1		
评价	操作质量	6	1. 操作熟练、正确，动作连贯 2. 查对到位，无菌意识强，操作无污染	3 3		
	操作时间	3	操作时间＜15 min	3		
	操作态度	3	态度严谨、认真	3		
	指导沟通	3	关爱患儿，治疗性沟通有效，体现对患儿的关爱	3		
总分				100		

任务四　臀红的护理

患儿入院第 2 天，出现肛周皮肤潮红，无皮疹、破溃。请为该患儿进行臀红护理。

臀红是婴儿臀部皮肤因长期受尿液、粪便及漂洗不净的湿纸尿裤刺激、摩擦或局部湿热如用塑料膜、橡胶布等，发生皮肤潮红、溃破甚至糜烂及表皮剥脱，又称纸尿裤皮炎。臀红多发生于外生殖器、会阴及臀部，皮损易继发感染。

臀红分类：

（1）轻度：主要表现为表皮潮红。

（2）重度：又分为三度。重 I 度表现为局部皮肤潮红，伴有皮疹；重 II 度除以上表现外，还有皮肤破溃、脱皮；重 III 度表现为局部皮肤大片糜烂或表皮剥脱，可继发感染。

臀红预防：

（1）保持臀部清洁干燥，勤换纸尿裤。

（2）腹泻患儿应勤洗臀部，涂油保护。

（3）勿用油布或塑料布直接包裹患儿臀部。

（4）应选用质地柔软、吸水性强的棉织品做纸尿裤。

（5）若用尿布，应漂净肥皂沫。

【操作目的】

保持臀部皮肤清洁、干燥，减轻疼痛，促进受损皮肤康复。

【实施操作】

一、操作流程

具体操作流程见表 6.3.5。

表 6.3.5　臀红的护理操作流程

简要流程	操 作 要 点	图　　示
护士准备	素质要求：仪表大方，举止端庄，态度和蔼，语言温和恰当，动作轻柔，着装整洁	
评估解释	1. 核对解释：核对患儿腕带信息，包括姓名、床号、住院号。向患儿家属解释操作目的，以取得配合 2. 评估患儿：臀部皮肤情况，正确判断臀红程度（案例中患儿为轻度臀红）；年（月）龄、性别、病情、营养及生长发育情况	
操作准备	1. 护士：修剪指甲，摘手表饰物。工作服整洁，洗手、戴口罩 2. 用物：纸尿裤、小毛巾 2 条、湿纸巾、盛温开水的小盆、垃圾桶、棉签、护臀膏、药物（紫草油、3%～	

简要流程	操 作 要 点	图　　示
操作准备	5%鞣酸软膏等）、免洗手消毒剂。备齐用物，放置合理 3. 环境：环境安静、整洁，光线充足。关闭门窗，室温 26～28 ℃ 4. 患儿：生命体征正常，情绪稳定，无哭闹、烦躁不安	
操作过程	1. 再次核对患儿姓名、性别、腕带、年（月）龄，必要时核对其父母姓名 2. 备好用物：按操作顺序将用物放于治疗车上，推至床旁，降下床栏杆 3. 清洗臀部：患儿取仰卧位，轻轻掀开患儿下半身盖被，解开污湿纸尿裤，用纸尿裤上端洁净处由前向后轻拭会阴及臀部，对折盖上污湿部分垫于臀下（图 6.3.3）。用手（避免用小毛巾直接擦洗）蘸温水（禁用肥皂）从前向后清洗臀部，并用软毛巾轻轻吸干水分，不可来回擦拭。取出污湿纸尿裤，卷折放入垃圾桶内。用清洁纸尿裤垫于臀下 4. 暴露臀部：条件允许时可不穿纸尿裤，将臀部暴露于空气或阳光下 10～20 min，每天 2～3 次。暴露时应注意为患儿做好保暖，避免受凉 5. 局部涂药：轻度臀红者局部涂油膏后，可适当环形按摩，以促进皮肤血液循环 6. 整理衣物：为患儿穿好干净的纸尿裤，拉平衣服，盖好被子。安抚患儿	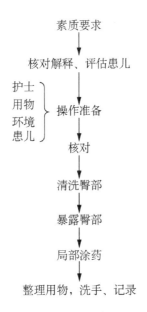 图 6.3.3　由前向后清洁臀部
操作后	1. 用物处理：整理用物，垃圾分类处理 2. 洗手、记录、摘口罩	

二、简要操作流程图

$$素质要求$$
↓
$$核对解释、评估患儿$$
↓

护士 ⎫
用物 ⎬ 操作准备
环境 ⎭
患儿
↓
$$核对$$
↓
$$清洗臀部$$
↓
$$暴露臀部$$
↓
$$局部涂药$$
↓
$$整理用物，洗手、记录$$

三、操作注意事项

（1）根据臀部皮肤受损程度选择油类或药膏。案例中患儿轻度臀红，可涂护臀膏、紫草油或鞣酸软膏。

（2）若出现皮肤破损，应用棉签呈放射状滚动涂抹油类或药膏，不可在皮肤上反复涂擦，以免加剧疼痛和导致脱皮。

四、健康宣教

（1）解释操作目的及注意事项，以取得患儿家属的配合。

（2）指导家属观察患儿臀部皮肤的情况，进行臀红的相关护理并及时更换纸尿裤。

【操作测评】

操作测评内容见表 6.3.6。

表 6.3.6　臀红的护理操作评分标准

项目		项目总分	操作要求	标准分数	得分	备注
评估	患儿情况	7	1. 核对患儿腕带信息 2. 评估患儿臀部皮肤情况，以及年（月）龄、性别、病情、营养及生长发育情况 3. 向患儿家属解释操作目的，以取得配合	3 2 2		
计划	护士准备	2	修剪指甲，摘手表饰物。工作服整洁，洗手、戴口罩	2		
	用物准备	2	准备齐全、放置合理	2		
	环境准备	2	环境安静、整洁，光线充足。关闭门窗，室温 26～28 ℃	2		
计划	患儿准备	2	生命体征正常，情绪稳定，无哭闹、烦躁不安	2		
实施	臀红护理	70	1. 再次核对患儿姓名、性别、腕带、年（月）龄，必要时核对其父母姓名 2. 备好用物：按顺序将用物放于治疗车上，推至床旁，降下床栏 3. 清洗臀部：患儿取仰卧位，轻轻掀开患儿下半身盖被，解开污湿纸尿裤，用纸尿裤上端洁净处由前向后轻拭会阴及臀部，对折盖上污湿部分垫于臀下 4. 用手（避免用小毛巾直接擦洗）蘸温水（禁用肥皂）从前向后清洗臀部，并用软毛巾轻轻吸干水分，不可来回擦拭。取出污湿纸尿裤，卷折放入垃圾桶内。用清洁纸尿裤垫于臀下 5. 暴露臀部（口述）：条件允许时可不穿纸尿裤，将臀部暴露于空气或阳光下 10～20 min，每天 2～3 次。暴露时应注意为患儿做好保暖，避免受凉 6. 局部涂药：轻度臀红者局部涂油膏后，可适当环形按摩，以促进皮肤血液循环 7. 整理衣物：为患儿穿好干净的纸尿裤，拉平衣服，盖好被子。安抚患儿 8. 整理用物并记录	10 5 10 10 10 10 10 5		

项　目		项目总分	操　作　要　求	标准分数	得分	备注
评价	操作质量	6	1. 语言亲切 2. 操作规范、熟练，动作轻巧准确	3 3		
	操作时间	3	操作时间＜ 10 min	3		
	操作态度	3	态度认真、和蔼，关爱患儿	3		
	指导沟通	3	患儿安置妥当。能与患儿及家属良好沟通，告知家属患儿臀部情况，并能进行正确指导	3		
总分				100		

项目四

支气管肺炎患儿护理技能

 学习目标

1. 具有较好的护患沟通与团队合作能力，关心爱护患儿、减少患儿痛苦、工作认真负责的职业精神以及耐心解释病情、用心健康宣教的工作态度。

2. 掌握支气管肺炎患儿的护理评估、常见护理诊断/问题内容。

3. 能够熟练地为患儿实施给氧和人工喂养技术。能针对患儿进行护理评估、实施整体护理。

【导入案例】

一、一般资料

患儿，女，10个月。

主诉：因"发热、咳嗽3天，呼吸困难半天"入院。

现病史：患儿一直母乳喂养，至今未引入转乳期食物。3天前因受凉开始发热，体温在38.5～39℃，咳嗽初为干咳，以后闻有痰声，给予退热、消炎、止咳治疗，效果不佳。近1天来，患儿咳嗽渐加重，咳嗽时有痰液咳出，今天下午因憋喘、呼吸困难来诊。

既往史：无传染病史，无手术外伤史及输血史，无药物、食物过敏史。

个人史：患儿为第一胎，足月顺产，母乳喂养，按计划进行预防接种。

家族史：否认三代内家族性遗传疾病史。

二、护理检查

生命体征为 T 39.2℃，P 152次/min，R 58次/min，BP 80/50 mmHg。

查体：体重8 kg，身长70 cm，头部可见方颅。面色灰白，精神萎靡，口周发绀，鼻翼扇动，呼吸急促，有轻度的三凹征。心音低钝，心律齐，腹平软，肝右肋下1.5 cm。听诊两肺有痰鸣音及固定的中、细湿啰音，肠鸣音正常。

三、实验室及其他检查

（1）血常规：白细胞 13.56×10^9/L，红细胞 5.53×10^{12}/L，血红蛋白 120 g/L，中性粒细胞百分比 61.10%，淋巴细胞百分比 38.60%，血小板 280.00×10^9/L，血钾 4.5 mmol/L，血钠 143 mmol/L，血钙 1.54 mmol/L，碱性磷酸酶升高。血气分析：pH 7.35，PO_2 78 mmHg，PCO_2 50 mmHg，SpO_2 90%。

（2）影像学检查：肺部胸片显示双肺纹理增粗，两肺中下野可见大小不等的片状阴影。长骨 X 线检查可见临时钙化带模糊。

四、心理及社会状况

患儿家庭成员来自城镇，父母均大学毕业，在企业工作，由于工作繁忙对患儿照顾较少，平时由老人看护患儿，其缺乏对喂养相关知识的了解。家庭成员对患儿治疗均持积极态度。

五、主要诊疗过程

入院初步诊断为支气管肺炎、维生素 D 缺乏性佝偻病激期。

入院当天完善相关辅助检查，如血常规、尿常规、大便常规、血生化、血气分析、病原学检查。立即吸氧，缓解缺氧症状；予以降温措施，防止热性惊厥；同时协助患儿变换体位、拍背、雾化吸入等以促进排痰，保持呼吸道通畅；予抗感染治疗；保证充足的营养供给；加强护理、监测病情变化，预防并发症。经治疗后，患儿病情好转，出院时患儿体温在正常范围内，无呼吸困难、憋喘，无咳嗽、咳痰。

任务一 支气管肺炎患儿护理评估及护理诊断

根据提供的病例，评估该患儿本次入院相关的健康史、阳性体征、辅助检查等，并提出目前该患儿的主要护理诊断/问题。

一、健康史

10个月婴儿，3天前因受凉开始发热，体温在38.5～39 ℃，咳嗽初为干咳，以后闻有痰声，给予退热、消炎、止咳治疗，效果不佳。近1天来，患儿咳嗽渐加重，咳嗽时有痰液咳出，看诊当天下午出现憋喘、呼吸困难。

二、身体状况（阳性体征）

患儿高热，头部可见方颅，面色灰白，精神萎靡，口周发绀，鼻翼扇动，呼吸急促，有轻度的三凹征。听诊两肺有痰鸣音及固定的中、细湿啰音。

三、辅助检查

（1）血常规：白细胞 $13.56 \times 10^9/L$，中性粒细胞百分比61.10%；血钙1.54 mmol/L，碱性磷酸酶升高。

（2）血气分析：pH 7.35，PO_2 78 mmHg，PCO_2 50 mmHg，SpO_2 90%。

（3）影像学检查：肺部X线检查显示双肺纹理增粗，两肺中下野可见大小不等的片状阴影。长骨X线检查可见临时钙化带模糊。

四、心理及社会状况

家庭成员来自城镇家庭，平时工作繁忙对患儿照顾较少，缺乏对喂养相关知识的了解。

五、主要诊疗过程

入院初步诊断为支气管肺炎、维生素D缺乏性佝偻病激期。

入院当天完善相关辅助检查，并对患儿进行对症治疗和护理，包括立即吸氧、降温、促进排痰、抗感染治疗、营养供给等措施，加强护理、监测病情变化。经治疗后，患儿病情好转，出院时患儿体温在正常范围内，无呼吸困难、憋喘，无咳嗽、咳痰。

六、护理诊断/问题

（1）体温过高 与细菌感染有关。

（2）气体交换受损 与肺部细菌感染导致的肺通气、换气功能障碍有关。

（3）清理呼吸道无效 与呼吸道分泌物过多、黏稠不易排出有关。

（4）潜在并发症：心力衰竭。

（5）营养失调：低于机体需要量 与生长发育快、维生素D摄入不足有关。

（6）知识缺乏：家长缺乏喂养知识。

任务二 给氧

该患儿出现呼吸困难、口周发绀、鼻翼扇动、呼吸急促等情况，说明患儿缺氧，应立即给氧，提高血氧含量及动脉血氧饱和度，缓解缺氧症状。

【主要用物】
治疗车上层：一次性湿化瓶、一次性吸氧管、氧流量表、治疗碗（内盛冷开水）、棉签、纱布、弯盘、手电筒、速干手消毒剂、用氧记录单、笔。治疗车下层：医疗垃圾桶、生活垃圾桶。必要时备头罩、面罩。

【实施操作】
一、操作流程
具体操作流程见表 6.4.1。

表 6.4.1 给氧操作流程

简要流程	操作要点	图示
护士准备	1. 素质要求：着装整洁，举止端庄，语言柔和，表达清晰 2. 核对：医嘱和执行单	
评估解释	1. 核对解释：核对患儿床号、姓名、腕带；向患儿家属解释操作目的、方法、注意事项，以取得配合 2. 评估：年龄、病情、意识、鼻黏膜、鼻中隔情况、心理状况	
操作准备	1. 护士：工作服整洁，洗手、戴口罩 2. 用物：备齐用物，放置合理 3. 环境：环境干净、整洁 4. 患儿：协助患儿取舒适体位	
操作过程	1. 核对患儿信息 2. 安装氧气表（中心供氧法）：将湿化瓶安装在流量表上，检查、关闭流量开关，将流量表安装在中心供氧装置上（听到"咔嚓"声代表接头已被锁住）（图 6.4.1） 3. 给氧： （1）检查鼻腔，用棉签蘸清水清洁鼻腔，检查鼻导管，并连接在流量表上 （2）根据医嘱调节氧流量 （3）湿润鼻导管，并检查鼻导管是否通畅 （4）将导管轻轻插入患儿鼻腔 （5）于耳后或颌下固定鼻导管（图 6.4.2）	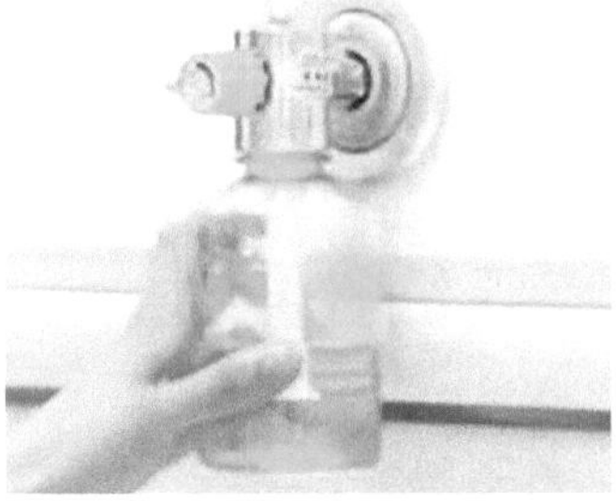 图 6.4.1 安装氧气表

续表

简要流程	操 作 要 点	图 示
操作过程	若为面罩给氧，将面罩置于患儿面部，遮盖口鼻（图6.4.3） 若为头罩给氧，则将头罩罩于患儿头部，并固定（图6.4.4） 4. 观察告知：密切观察患儿病情及用氧效果，按需调节氧流量，告知患儿家属安全用氧的注意事项 5. 整理记录：协助患儿取舒适卧位，整理床单位，用物分类处置，洗手、摘口罩，记录用氧时间、氧流量，签名 6. 遵医嘱停氧：核对解释，拔出鼻导管，清洁鼻部，关闭流量开关，分离鼻导管与湿化瓶，取下流量表和湿化瓶	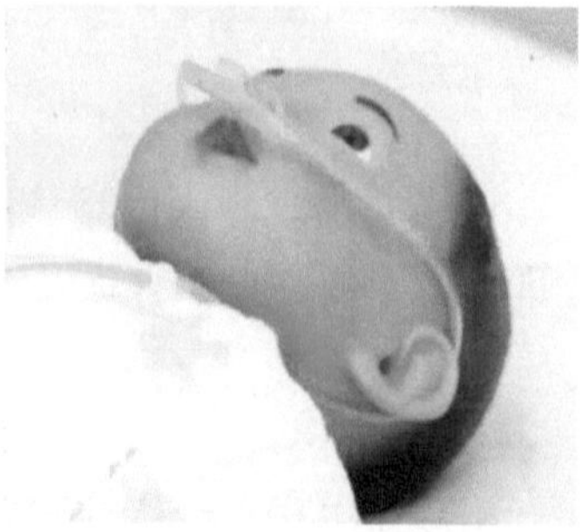 图 6.4.2　双侧鼻导管给氧 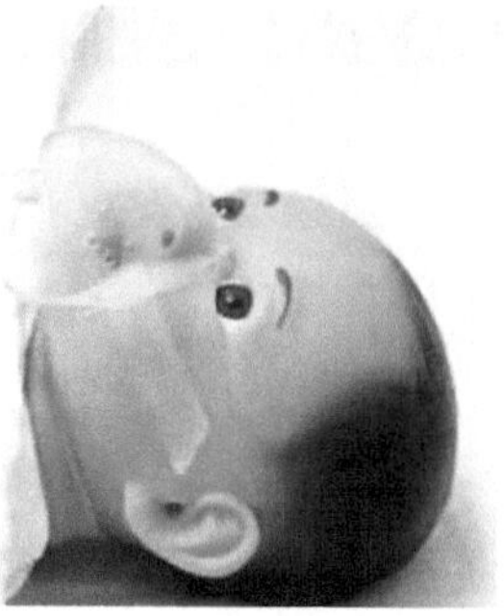 图 6.4.3　面罩给氧 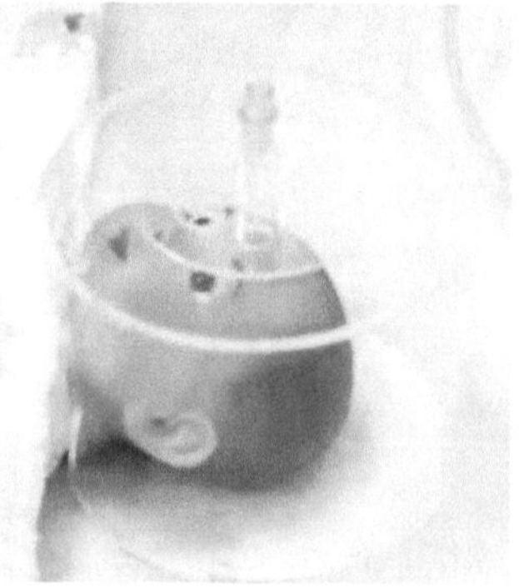 图 6.4.4　头罩给氧
操作后	1. 整理：协助患儿取舒适卧位，整理床单位 2. 用物处理：整理用物，垃圾分类处理 3. 洗手、摘口罩 4. 记录：记录停氧时间，签名	

二、简要操作流程图

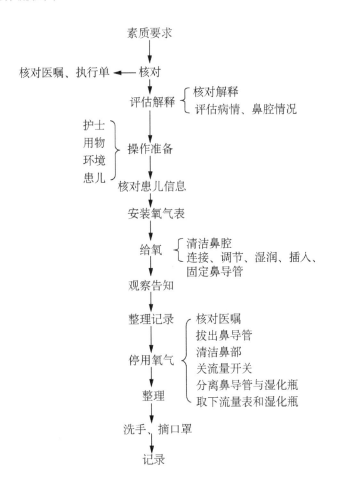

素质要求

核对医嘱、执行单 ◄——— 核对

评估解释 ｛ 核对解释
评估病情、鼻腔情况

护士
用物
环境
患儿 ｝ 操作准备

核对患儿信息

安装氧气表

给氧 ｛ 清洁鼻腔
连接、调节、湿润、插入、
固定鼻导管

观察告知

整理记录 ｛ 核对医嘱
拔出鼻导管
停用氧气 ｛ 清洁鼻部
关流量开关
分离鼻导管与湿化瓶
整理 ｛ 取下流量表和湿化瓶

洗手、摘口罩

记录

三、操作注意事项

（1）严格执行操作规程，注意用氧安全。

（2）正确调节氧流量：氧流量控制在 0.5～1 L/min，氧浓度不超过 40%；若患儿躁动不安或鼻导管给氧效果不佳，可用面罩或头罩给氧，氧流量 2～4 L/min，氧浓度为 50%～60%。供给氧气时，先调节好氧流量，再插入鼻导管；停氧时，先拔出鼻导管，再关流量表；如用氧期间需要改变氧流量，应先分离鼻导管，调节好流量后再接上导管。

（3）注意预防氧中毒，记录给氧日期、时间、氧流量和持续用氧的时间，患儿缺氧状况好转后应及时停止给氧。

四、健康宣教

（1）指导家长协助病情观察，发现异常及时与医护人员联系。

（2）向家长介绍注意事项，加强保暖，避免着凉，避免与呼吸道感染患者接触。

【操作测评】

操作测评内容见表 6.4.2。

表 6.4.2　给氧操作评分标准

项　目		项目总分	操　作　要　求	标准分数	得分	备注
评估	患儿情况	7	1. 评估患儿病情全面 2. 评估鼻腔情况正确	3 4		
计划	护士准备	2	洗手、戴口罩方法正确	2		
	用物准备	2	准备齐全、放置合理	2		
	环境准备	2	环境整洁，符合操作要求，光线适中	2		
	患儿准备	2	体位舒适	2		
实施	核对解释	4	1. 核对患儿信息 2. 解释清楚并取得配合	2 2		
	安装氧气表	11	1. 检查湿化瓶方法正确 2. 安装湿化瓶方法正确 3. 检查、关闭流量开关方法正确 4. 安装流量表方法正确	2 3 3 3		
	供给氧气	24	1. 清洁鼻腔方法正确 2. 一次性鼻导管与流量表连接正确 3. 根据医嘱调节氧流量准确 4. 湿润鼻导管、检查鼻导管通畅，方法正确 5. 将鼻导管插入患儿鼻腔方法正确 6. 固定鼻导管方法正确	4 4 4 4 4 4		
	观察告知	6	1. 观察患儿病情及效果及时 2. 按需调节氧流量方法正确 3. 告知患儿及家属用氧的注意事项	2 2 2		
	整理、记录	8	1. 患儿卧位舒适，床单位整洁 2. 用物、医疗废物处理符合要求 3. 洗手、摘口罩方法正确 4. 记录用氧时间、氧流量准确	2 2 2 2		
	停用氧气	8	1. 核对解释正确 2. 拔出鼻导管、清洁鼻部方法正确 3. 关闭流量表、分离鼻导管与湿化瓶方法正确 4. 取下流量表及湿化瓶方法正确	2 2 2 2		
	整理	9	1. 患儿卧位舒适，床单位整洁 2. 用物、医疗废物处理符合要求 3. 洗手、摘口罩方法正确 4. 记录停氧时间准确	2 3 2 2		
评价	操作质量	6	1. 操作熟练、正确、动作连贯 2. 查对到位，无菌意识强，操作无污染	3 3		
	操作时间	3	操作时间 < 10 min	3		
	操作态度	3	态度严谨、认真	3		
	指导患儿	3	关爱患儿，治疗性沟通有效，体现对患儿的关爱	3		
总分				100		

任务三　人工喂养

患儿10个月，一直母乳喂养，而此时母乳营养价值下降，可以逐步引入转乳期食物并进行人工喂养，以便及时补充能量和营养物质，保证婴儿充足的营养供给，以满足生长发育的需要。

【主要用物】

治疗车上层：婴儿配方奶粉、奶粉专用量勺、无菌乳头、干净小毛巾2条、无菌镊子、温度计、温开水（40～45 ℃）、饭巾、托盘、记录单、速干手消毒剂、笔。治疗车下层：污毛巾筒、污乳瓶筒。

【实施操作】

一、操作流程

具体操作流程见表6.4.3。

表6.4.3　人工喂养操作流程

简要流程	操 作 要 点	图　　示
护士准备	1. 着装整洁，举止端庄，语言柔和，动作轻柔 2. 医嘱和执行单	
评估核对	1. 核对：核对患儿床号、姓名与执行单是否相符，向家属做好解释并取得配合 2. 评估：年龄、营养状况、意识状态、进食情况、吞咽情况	
操作准备	1. 护士：工作服整洁，洗手、戴口罩 2. 用物：备齐用物，放置合理 3. 环境：环境干净、整洁，温湿度适宜 4. 患儿：已更换尿布	
操作过程	1. 核对：床号、姓名、腕带 2. 配备乳液：检查婴儿配方奶粉质量、有效期、开启时间；按比例先在乳瓶中加入温开水，再取奶粉倒入乳瓶；用镊子选择大小合适的无菌乳头，选用呈线状流出的乳头，按无菌操作套在瓶口上，旋紧，轻轻摇匀乳液（图6.4.5） 3. 喂乳姿势和体位：为患儿围好饭巾，护士坐在凳上，使患儿头、肩部枕于护士左臂肘弯呈半卧位（图6.4.6）。不宜抱起者，床头抬高15°～30°，患儿平卧头偏向一侧，以防溢乳呛入气管	 图6.4.5　配备乳液

简要流程	操作要点	图示
操作过程	4. 喂乳： （1）检查奶嘴：再次检查奶嘴孔的大小是否合适 （2）试温：右手将乳瓶倒转，滴 1～2 滴乳液于手背部或手臂内侧试温，以温热（40 ℃左右）不烫手为宜（图 6.4.7） （3）喂乳与观察：轻触患儿一侧面颊，刺激其发生吸吮反射，含住乳头吸吮。倾斜乳瓶，使乳液充满整个乳头，随时观察患儿的面色、呼吸等情况，及时擦拭嘴边溢出乳液（图 6.4.8） （4）擦口角：喂乳后用毛巾轻擦患儿口角旁乳液 5. 排出胃内空气：喂毕将患儿竖抱，将其头部靠于喂乳者肩部，轻拍患儿背部，排出胃内的空气（图 6.4.9） 6. 整理：整理床单位，床头抬高 15°～30° 半小时，并使患儿保持右侧卧位	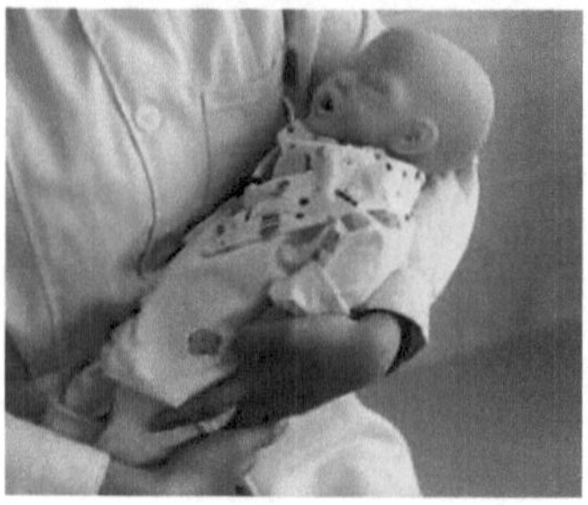 图 6.4.6　喂乳姿势 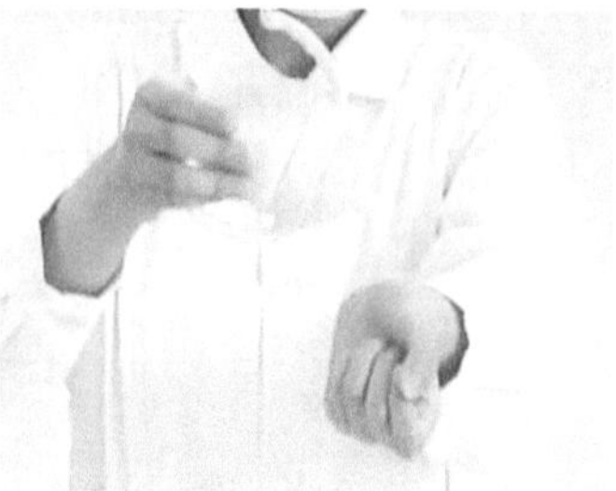 图 6.4.7　试奶温 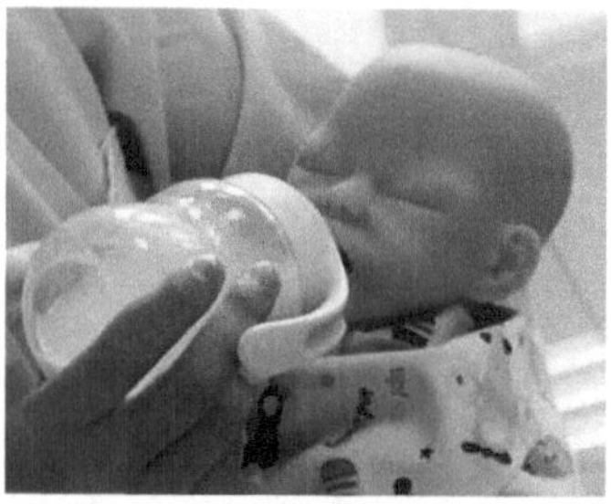 图 6.4.8　喂乳 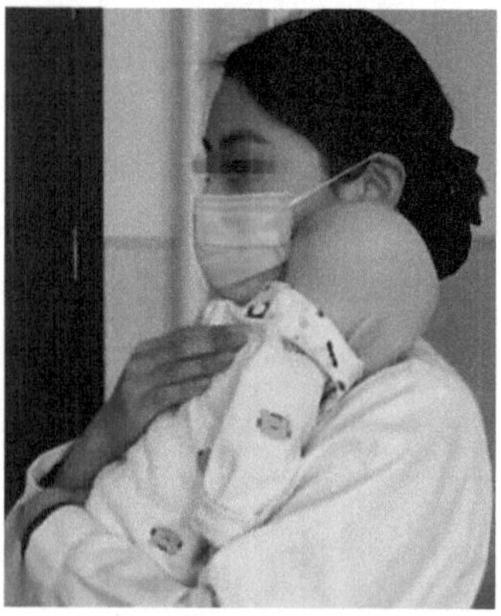 图 6.4.9　拍背
操作后	1. 用物处理：整理用物 2. 洗手、摘口罩 3. 记录：哺喂情况及进乳量	

二、简要操作流程图

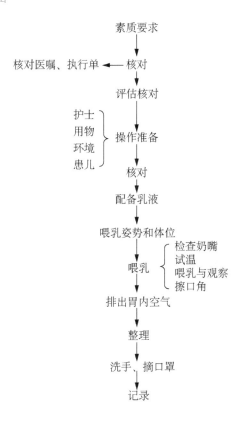

三、操作注意事项

（1）哺喂时乳液要始终充满乳头，以免患儿吸入过多的气体而引起腹胀或呕吐。乳瓶瓶颈不要压在患儿的唇上，以免妨碍吸吮和吞咽。

（2）乳头孔堵塞时，应按无菌操作重新更换乳头。

（3）在喂乳过程中，注意观察患儿吸吮能力及进乳情况，如吸吮过急、有呛咳，应暂停哺喂，轻拍后背，稍休息后再喂。

（4）哺喂过程中，要对患儿微笑、说话，亲切地抱患儿，让患儿感受到关爱，以创造良好的进食环境。

四、健康宣教

向患儿及家属解释保证营养和水分的重要性。

【操作测评】

操作测评内容见表 6.4.4。

表 6.4.4　人工喂养操作评分标准

项　　目		项目总分	操　作　要　求	标准分数	得分	备注
评估	护士准备	3	衣帽整洁，洗手、戴口罩	3		
	患儿情况	4	核对解释清晰合理，评估身体状况全面	4		

项	目	项目总分	操 作 要 求	标准分数	得分	备注
计划	护士准备	2	洗手、戴口罩方法正确	2		
	用物准备	2	准备齐全、放置合理	2		
	环境准备	2	环境整洁，符合操作要求，光线适中	2		
	患儿准备	2	已更换尿布	2		
实施	操作过程	60	1. 核对 2. 检查配方奶粉质量 3. 配备乳液方法正确 4. 奶嘴大小合适，套于瓶口方法正确 5. 喂乳姿势、体位正确 6. 检查奶嘴孔大小方法正确 7. 测试奶温方法正确 8. 喂乳方法正确。哺喂过程中观察患儿面色、呼吸，与患儿进行情感交流 9. 喂乳后擦拭奶渍方法正确 10. 喂乳后排出胃内空气的方法正确 11. 喂乳后体位正确	3 4 8 5 6 4 5 10 4 6 5		
	整理	10	1. 用物处理恰当 2. 洗手、摘口罩方法正确 3. 正确记录	4 3 3		
评价	操作质量	6	1. 操作熟练、正确，动作连贯 2. 查对到位，操作无污染	3 3		
	操作时间	3	操作时间＜ 10 min	3		
	操作态度	3	态度严谨、认真	3		
	指导沟通	3	关爱患儿，能对患儿家属进行正确指导	3		
总分				100		

参考文献

1. 李小寒，尚少梅 . 基础护理学［M］. 6 版 . 北京：人民卫生出版社，2017.

2. 侯玉华，周敏 . 护理专业技术实训［M］. 北京：人民卫生出版社，2020.

3. 张连辉，邓翠珍 . 基础护理学［M］. 4 版 . 北京：人民卫生出版社，2019.

4. 王秀琴，肖靖琼，王芃 . 护理技能综合实训［M］. 武汉：华中科技大学出版社，2021.

5. 中华医学会糖尿病学分会 . 中国 2 型糖尿病防治指南（2020 年版）［J］. 中华糖尿病杂志，2021，13
   （4）：315-409.

6. 中华医学会糖尿病学分会，中华医学会感染病学分会，中华医学会组织修复与再生分会 . 中国糖尿
   病足防治指南（2019 版）（I）［J］. 中华糖尿病杂志，2019，11（2）：92-108.

7. 中华医学会糖尿病学分会 . 中国血糖监测临床应用指南（2021 年版）［J］. 中华糖尿病杂志，2021，
   13（10）：936-948.

8. 冯丽华，史铁英 . 内科护理学［M］. 4 版 . 北京：人民卫生出版社，2018.

9. 尤黎明，吴瑛 . 内科护理学［M］. 6 版 . 北京：人民卫生出版社，2017.

10. 葛均波，徐永健，王辰 . 内科学［M］. 9 版 . 北京：人民卫生出版社，2018.

11. 便携式血糖仪临床操作和质量管理指南：WS/T 781—2021［S］. 2021.

12. 李乐之，路潜 . 外科护理学［M］. 6 版 . 北京：人民卫生出版社，2017.

13. 邵莉 . 基于案例的临床技能实训教程［M］. 上海：上海交通大学出版社，2022.

14. 黄艳，李亚兰 . 新入职护士规范化培训：常见护理操作与专业技术规范［M］. 北京：人民卫生出版
    社，2019.

15. 高凤 . 儿科护理［M］. 4 版 . 北京：高等教育出版社，2022.

16. 崔焱，张玉侠 . 儿科护理学［M］. 7 版 . 北京：人民卫生出版社，2021.

17. 彭月娥 . 护理技能综合实训［M］. 北京：中国医药科技出版社，2021.